重症护理教学案例

主　编　王欣然　李黎明　米　洁

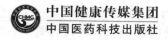

中国健康传媒集团
中国医药科技出版社

内 容 提 要

本书以重症患者救治的典型事例和疑难问题为基础，提出解决问题的思路和例证，同时融入思政元素加强人才的职业教育。本书案例源自于临床中的救治案例；案例具有典型性，包括特殊情境和典型案例问题的故事；案例具有浓缩性，从多角度呈现问题，提供丰富的信息；案例具有启发性，经过研究，能够引起讨论，提供分析和反思。本书适合各级医疗机构重症医学科及高等医学院校护理专业师生参考学习。

图书在版编目（CIP）数据

重症护理教学案例/王欣然，李黎明，米洁主编 . —北京：中国医药科技出版社，2024.4

ISBN 978 - 7 - 5214 - 4541 - 1

Ⅰ.①重… Ⅱ.①王…②李…③米… Ⅲ.①险症—护理学—教案（教育） Ⅳ.①R459.7

中国国家版本馆 CIP 数据核字（2024）第 071202 号

美术编辑 陈君杞
版式设计 诚达誉高

出版　**中国健康传媒集团**│中国医药科技出版社
地址　北京市海淀区文慧园北路甲 22 号
邮编　100082
电话　发行：010 - 62227427　邮购：010 - 62236938
网址　www. cmstp. com
规格　710 × 1000mm¼₆
印张　23¾
字数　399 千字
版次　2024 年 4 月第 1 版
印次　2024 年 4 月第 1 次印刷
印刷　北京京华铭诚工贸有限公司
经销　全国各地新华书店
书号　ISBN 978 - 7 - 5214 - 4541 - 1
定价　**89.00 元**

获取新书信息、投稿、为图书纠错，请扫码联系我们。

编 委 会

张川林（重庆医科大学附属第一医院）

张倩倩（首都医科大学附属北京安贞医院）

张淑梅（河南科技大学第一附属医院）

张媛媛（阜外华中心血管病医院）

陈　芳（浙江医院）

邵小平（上海交通大学医学院附属第六人民医院）

武文静（山西白求恩医院）

金艳鸿（首都医科大学附属北京友谊医院）

胡　芬（武汉大学中南医院）

昝　涛（吉林大学第一医院）

袁　翠（北京大学第一医院）

倪冬姝（中国医科大学附属第一医院）

徐东平（浙江省人民医院）

郭　京（首都医科大学宣武医院）

唐　晟（中国人民解放军总医院第一医学中心）

黄海燕（华中科技大学同济医学院附属协和医院）

曹　岚（中南大学湘雅医院）

韩　娟（西安交通大学第一附属医院）

景　峰（上海交通大学医学院附属瑞金医院）

熊　杰（华中科技大学同济医学院附属同济医院）

黎　艳（广西壮族自治区人民医院）

潘文彦（复旦大学附属中山医院）

前　言

　　为适应重症医学的飞速发展，迫切需要培养拥有坚定职业信仰、丰富理论知识以及娴熟操作技能的重症护理专科人才。人才培养过程中案例教学是有效的方式和方法，需要编写高质量的重症护理教学案例。本书由 50 位国内重症护理专家共同编写，案例以重症患者救治的典型事例和疑难问题为基础，涵盖重症护理中常见疾病，提出解决问题的思路和方法。

　　本书在体例结构上，每节设定【教学目标】帮助学生从识记、理解、运用三个层面全面、重点了解教与学的内容。【主题与背景】呈现患者基本信息以及患者主诉、现病史、既往史、个人史、家族史、查体、主要治疗经过等关键护理评估内容，让学生对病例有初步的认知。【护理问题与措施】充分突出个案特色，结合病例特点提出有针对性的护理问题和措施，以培养学生发现问题、解决问题的能力。【问题分析】帮助学生系统梳理案例涉及的疾病护理相关知识。【案例总结】带领学生提炼本案例重点、难点问题，强化对知识的理解和运用。本书紧跟时代发展，加强思政教育，设立了【思政元素】模块，将案例中融入的思政元素凝练升华从而加强对学生的职业教育。每节文末【诠释与研究】补充新知识，以拓宽学生的知识面，培养创新能力。

　　本书在内容上，力求做到既突出重症护理的专科特点，又与临床工作充分结合。案例源自于临床中的救治案例；案例具有典型性，包括特殊情境和典型案例问题的故事；案例具有浓缩性，从多角度呈现问题，提供足够的信息；案例具有启发性，经过研究，能够引起讨论，提供分析和反思。

　　本书编写得到了各参编单位领导和专家的大力支持，在此深表感谢！由于时间和水平有限，难免有疏漏和不妥之处，敬请广大读者批评指正，以便进一步修订完善。

王欣然

2024 年 1 月

目　录

第一章　呼吸系统疾病

第一节　重症肺炎患者的护理

教学目标

【识记】能复述重症肺炎的概念、重症肺炎患者气道护理的要点。

【理解】能正确解释重症肺炎的临床表现、诊断标准。

【运用】能准确应用 SIRS 评分工具对重症患者病情进行评分；能提出患者的护理问题并采取对应的护理措施。

主题与背景

1. 基本信息

患者，男，75 岁，已婚，高中文化水平，家庭社会支持系统一般，入院时间为 7 月 5 日 9：00。诊断：重症肺炎；急性呼吸衰竭；不全肠梗阻；回肠造口术后；肺部腺癌；高血压 2 级很高危；冠状动脉粥样硬化性心脏病；脑梗史；前列腺增生伴钙化；左侧膝关节骨折手术史。

2. 护理评估

（1）主诉：发热伴氧饱和度偏低 1 天。

（2）现病史：患者 5 日前全麻下行腹腔镜探查 + 末端回肠祥式造口术，术后第 5 日患者进食时突发呛咳，精神萎靡，有发热，体温 38.6℃，血氧饱和度进行性下降，查血炎性指标偏高，胸部 CT 提示：肺部感染，遂拟"重症肺炎"转入重症医学科。

（3）既往史：3 月前因呼吸不畅于当地医院行支气管镜 + 肺部结节穿刺活检；术后病理：肺腺癌，首先考虑转移性腺癌。数年前因左侧膝关节骨折，行钢钉固定术（已取出）；5 天前于我院全麻下行腹腔镜探查 + 末端回肠祥式造口术。患者既往高血压 20 余年，最高 170/100mmHg，现口服厄贝沙坦片 150mg（第日一次）控制，冠心病数年，现口服单硝酸异山梨酯缓释胶囊、阿司匹林 100mg（每日一次）控制；10 余年前因脑梗死住院药物治疗，现口服血塞通治疗；无手术史，无药物过敏史。

（4）个人史：生长于上海，否认吸烟史、饮酒史，家人身体健康。

（5）家族史：否认遗传性疾病及类似病史。

（6）查体：T 38.6℃，P 115 次/分，R 30 次/分，BP 135/49mmHg，SpO_2 90%。视诊：发育正常，消瘦体型，胸廓无畸形，患者神志萎靡，表情痛苦，查体合作。触诊：语颤正常，未触及胸膜摩擦感，未触及皮下捻发感。叩诊：双肺叩诊呈清音。听诊：双肺呼吸音欠清，双下肺闻及湿啰音，未闻及胸膜摩擦音，语音传导未及异常。血常规：白细胞 23.89×10^9/L，C 反应蛋白 156.28mg/L，白细胞介素 6213.100pg/ml，白蛋白（干化学）31.24g/L。血气分析：二氧化碳分压（PCO_2）35.3mmHg，氧分压（PO_2）71.7mmHg。胸部 CT 提示：肺部感染。肺泡灌洗液 NGS 结果回报：屎肠球菌、白色念珠菌、耶氏肺孢子菌感染。

（7）主要治疗经过：患者入科后予特级护理，面罩吸氧 5L/min + 双侧鼻导管吸氧 5L/min，血氧饱和度维持 90% 以上，3 天后患者咳痰时突发胸闷气促，SpO_2 进行性下降至 84%，改面罩吸氧 3L/min + 双鼻高流量吸氧，氧浓度 44%，氧流量 45L/min。2 小时后患者氧合无改善，血气分析：PCO_2 45.8mmHg，PO_2 52.7mmHg，呼吸频率 35 次/分，医生行经口气管插管，改为有创机械通气治疗。治疗措施：美罗培南、利奈唑胺联合醋酸卡泊芬净抗感染，盐酸氨溴索祛痰，脂肪乳、氨基酸等营养支持，低分子量肝素钙抗凝等治疗。

护理问题与措施

1. 患者气管插管时经气道吸出大量黄色黏稠脓性痰液，护士应该采取哪些护理措施确保患者气道通畅、预防痰液堵塞气道？

（1）密切监测生命体征、血氧及患者是否有呼吸困难、发绀加重、烦躁不安等呼吸道阻塞的情况发生。

（2）保持人工气道通畅，配合医生行纤维支气管镜肺泡灌洗，予盐酸氨溴索等化痰药物雾化 Q6h，按需吸痰，记录痰液的色、质、量。

（3）促进患者有效排痰，予半卧位，Q2h 翻身拍背，胸部叩击，体位引流，使用排痰机振动排痰，每日排痰 2~3 次，每次排痰时间为 10~15 分钟，听诊双侧呼吸音及痰鸣音。

（4）做好气道湿化，采用持续主动湿化方式，根据患者的痰液黏稠度、冷凝水的情况动态调整气道湿化情况，避免出现湿化不足或湿化过度。对于痰液黏稠者，可使用痰液稀释剂、黏液促排剂等药物进行气道湿化。

2. 重症肺炎（SP）患者常伴有发热，白细胞 $23.89 \times 10^9/L$，入院后体温波动在 $38.6 \sim 39.7℃$，此时护士可以采取哪些护理措施？

（1）密切监测体温变化。

（2）遵医嘱予以冰袋/冰帽/冰毯物理降温或遵医嘱药物降温。

（3）体温超过 $38.5℃$ 时遵医嘱抽取血培养，并关注培养结果，遵医嘱合理使用抗生素，观察用药后效果。

（4）做好基础护理，严格执行无菌操作，防止院内感染。

（5）动态监测患者白细胞、中性粒细胞、降钙素原等炎性指标变化。

3. 肺源性呼吸困难常作为 SP 的首发症状，为该患者进行气道护理时，护士还可以采取哪些护理措施？

（1）做好动态气道评估，评估人工气道是否通畅，固定是否妥善。

（2）Q6h 进行气囊压力监测，维持气囊压力为 $25 \sim 30cmH_2O$。每次测量时充气压力宜高于理想值 $2cmH_2O$。

（3）做好气道湿化，选择合适的气道湿化方式，定期对患者湿化效果进行评价，避免出现湿化不足或过度的情况。

（4）有效清除痰液，增加背部叩击频次，帮助松动痰液，使用排痰机振动辅助患者痰液清除。按需吸痰，吸痰时间不超过 15 秒，严格执行无菌操作，对于易发生误吸的患者，推荐使用带声门下吸引的气管导管。帮助患者采取适当的体位，如半坐位或侧卧位，有助于促进呼吸道通畅。

（5）氧疗：鼻导管吸氧联合面罩吸氧各 $5L/min$，维持动脉血氧饱和度 $SaO_2 > 90\%$。$SaO_2 < 90\%$ 时改用 High - Flow 高频流量吸氧，$PaO_2 < 60mmHg$ 时准备气管插管。

（6）根据医嘱给予支气管扩张剂，改善呼吸道通畅。

4. 患者系呛咳误吸引发的吸入性肺炎，入科后采取禁食禁饮，当前患者白蛋白为 $31.24g/L$，存在营养失调、低于机体需要量的情况，护士应当如何评估营养风险和采取护理措施？

（1）观察患者的营养状况，如体重、皮肤弹性、皮褶厚度等。

（2）使用危重症营养风险评分（NUTRIC 评分）动态评估患者营养风险情况；监测总蛋白、白蛋白、前白蛋白、血红蛋白等。

（3）禁食期间遵医嘱予以肠外营养支持。根据病情需要留置鼻空肠管，尽早行肠内营养，鼻饲过程中应抬高床头 $30° \sim 45°$，控制温度在 $37 \sim 40℃$，速度由慢至快，量由少至多。预防误吸。

（4）准确记录 24 小时出入量。

5. 若患者病情进一步加重，出现意识障碍，面对潜在并发症——肺性脑病，护士应采取哪些措施？

（1）密切监测患者的意识状态、神经系统功能和呼吸情况，当患者出现烦躁不安、表情淡漠、神志恍惚、精神错乱、嗜睡和昏迷等症状时，及时通知医生并协助处理。

（2）避免过度镇静（RASS 评分 –2 ~ 0）：在控制疼痛和焦虑的基础上，慎用镇静药物。

（3）合理用氧，给予持续低流量、低浓度吸氧，防止高浓度吸氧抑制呼吸，加重缺氧和二氧化碳潴留，根据动脉血气分析结果调整氧浓度。

（4）控制感染。

（5）遵医嘱应用呼吸兴奋剂，观察药物的疗效和不良反应。

6. 患者既往有肺腺癌病史，护士对患者应做好哪些宣教？

（1）指导患者家属学会呼吸功能训练的方法。

（2）指导患者及家属学会气道廓清技术。

（3）指导患者及家属呼吸肌运动训练方法。

（4）按医生要求随访复诊。

问题分析

1. **什么是重症肺炎？**

肺炎指终末气道、肺泡和肺间质的炎症，可由多种病因引起，如感染、理化因素、损伤等。肺炎的严重程度取决于局部炎症的严重程度、肺部炎症的播散以及全身炎症反应的程度。因不同病因、不同病原菌在不同场合导致的肺组织（细支气管、肺泡、间质）炎症，有着相似或相同的病理生理过程，发展到一定疾病阶段，均可恶化加重成为重症肺炎（SP），引起器官功能障碍甚至危及生命。

目前多采用 IDSA/ATS 制订的重症肺炎判定标准，包括 2 项主要标准和 9 项次要标准。符合下列 1 项主要标准或 ≥3 项次要标准者即可诊断。

主要标准：①气管插管需要机械通气；②感染性休克积极液体复苏后仍需要血管活性药物。

次要标准：①呼吸频率 ≥30 次/min。②PaO_2/FiO_2 ≤250mmHg。③多肺叶浸润。④意识障碍和（或）定向障碍。⑤血尿素氮 ≥20mg/dl。⑥白细胞减少症（WBC $< 4 \times 10^9 / L$）。⑦血小板减少症（PLT $< 100 \times 10^9 / L$）。⑧体温降低（中心体温 $< 36℃$）。⑨低血压需要液体复苏。

重症肺炎的诊断标准较为繁琐复杂，近年来国外有学者推荐在美国 IDSA/ATS 标准上进行一定的简化，中国 2015 年成人社区获得性肺炎（CAP）指南采用新的简化诊断标准：符合下列 1 项主要标准或 ≥3 项次要标准者可诊断为重症肺炎，需密切观察、积极救治，并建议收住监护病房治疗。主要标准：①气管插管需要机械通气。②感染性休克积极体液复苏后仍需要血管活性药物。次要标准：①呼吸频率 > 30 次/min。②$PaO_2 / FiO_2 < 250mmHg$。③多肺叶浸润。④意识障碍和（或）定向障碍。⑤血尿素氮 ≥7mmol/L。⑥低血压需要积极的液体复苏。

2. 重症肺炎的常见病因有哪些？

（1）病原体感染：重症肺炎通常由细菌、病毒或真菌等病原体引起。常见的细菌包括肺炎链球菌、金黄色葡萄球菌、大肠埃希菌等；常见的病毒包括流感病毒、呼吸道合胞病毒、腺病毒等；常见的真菌包括念珠菌、曲霉菌等。

（2）免疫功能低下：重症肺炎常发生于免疫功能低下的人群，如老年人、慢性病患者、孕妇、新生儿等。免疫功能低下会导致身体对病原体的抵抗力下降，从而容易感染肺炎。

（3）误吸：误吸胃内容物、口腔分泌物等物质进入肺部，引起肺部感染，进而导致重症肺炎。

（4）医院内感染：医院内交叉感染是重症肺炎的另一个常见原因。医院内病原体种类繁多，容易通过医护人员的手、医疗器械等媒介传播给患者。

3. 重症肺炎有哪些临床表现？

重症肺炎的临床表现：咳嗽咳痰和肺源性呼吸困难，根据疾病严重程度不一，可伴有全身炎症反应，如高热、低氧血症，严重时可出现脓毒性休克、意识障碍等。主要临床表现如下所述。

（1）呼吸道症状：包括咳嗽、气促或呼吸困难等。咳嗽常为干咳或有痰。重症患者可能出现呼吸衰竭，需要高流量吸氧或无创辅助通气或机械通气支持治疗。

（2）发热：体温升高，可以持续较长时间，并且有时可能反复出现。

（3）乏力和全身不适：患者可能感到疲劳、虚弱、无力，全身肌肉酸痛。

（4）胸闷或胸痛：部分重症患者可能感到胸闷或胸痛。

（5）消化系统症状：少数患者可能出现恶心、呕吐、腹泻等胃肠道功能紊乱的症状。

4. 针对该患者病情严重程度应采取何种评分方法？

该患者感染较重，评估感染严重程度的工具有：①SIRS 评分，详见表 1 - 1 - 1。②SOFA 评分，Sepsis3.0 提出当患者达到"感染 + SOFA 评分 ≥2 分"可以诊断脓毒症。SOFA 评分是通过测定主要器官功能损害程度对患者进行预后判断的评分系统，多用于 ICU。③快速序贯器官衰竭评分（qSOFA），而最新的脓毒症和脓毒性休克指南提出，不推荐使用 qSOFA 作为脓毒症或脓毒性休克的单一筛查工具。

患者因为肺部感染较重入住 ICU。为评估患者病情严重程度，可采用 SIRS 评分进行评估，得分越高说明患者感染程度越高、病情越严重（表 1 - 1 - 1）。

表 1 - 1 - 1　SIRS 评分标准

项目（单位）	1 分	2 分	3 分
体温（℃）	体温 >38 或 <36	>38.5	>39
心率（次/分）	>90	>110	>130
呼吸（次/分）	>20	>24	>28
白细胞计数（$\times 10^9$/L）	>12 或 <4	>16	>20

案例总结

本案例患者是一名典型的 SP 患者。患者全麻术后第 5 日精神萎靡，有发热，体温 38.6℃，血氧饱和度进行性下降，查血炎性指标偏高，胸部 CT 提示：肺部感染，遂拟"重症肺炎"转入 ICU 治疗。予以鼻导管 + 面罩吸氧，面罩 + 经鼻高流量吸氧、有创机械通气、抗感染、祛痰、营养支持等对症治疗。患者于 7 月 25 日病情稳定出院。

本案例 SP 患者是在急性肺炎的基础上伴有呼吸衰竭，主要临床表现为发热、咳嗽无力、痰多、氧合差和急性呼吸衰竭。患者存在的护理问题有：清理呼吸道无效；体温过高；营养失调：低于机体需要量；潜在并发症：肺性脑病；知识缺乏。围绕这些护理问题，制定了详细的护理措施。

针对本案例患者主要临床表现——肺部感染，介绍了适合的感染评估方法——SIRS 评分，有助于准确评估感染严重程度，做好感染防治与护理。

最后，在掌握 SP 相关知识及治疗的同时，应加强人文护理、肺康复护理、健康知识宣教等，制定个性化护理计划并贯穿于 ICU 整个住院过程中。

思政元素

SP 患者的主要症状为肺部感染引发的一系列局部及全身炎症反应，重症患者较轻症患者区别主要表现为精神萎靡、全身乏力，在护理过程中，护士对患者的乏力不适要感同身受，在安慰、鼓励的同时，对患者的感染严重程度采用科学评估工具 SIRS、APACHE II 进行动态评估，遵医嘱根据药敏试验结果合理选择使用抗生素并动态调节剂量，最大限度减轻患者在 ICU 的不适感；在此过程中充分体现了护士尊重、体贴患者的仁爱精神和"严肃认真，精益求精"的职业素养。

诠释与研究

基于 eCASH 理念的进阶式肺康复

SP 合并呼吸衰竭时，机械通气是最有效的治疗手段之一，而长时间接受机械通气治疗的患者易出现肌肉失用性萎缩，生理功能下降，呼吸肌难以适应撤机时负荷，严重者出现呼吸机依赖，并可能会引发与肺相关的深静脉血栓形成（DVT）、谵妄等并发症。有研究显示，有创机械通气 5~7 天后重症监护室获得性衰弱（ICU AW）发生率为 25%~65%，长期机械通气患者 ICU AW 发生率 >60%。《危重症患者机械通气的撤机》（2017 美国指南）建议，机械通气治疗超过 24 小时的患者进行康复活动，能增加肌肉力量，提高肺通气量，改善呼吸功能，减少呼吸机依赖，但临床机械通气患者肺康复训练依从性较差。

镇静镇痛护理是提高机械通气患者治疗安全性和舒适度的关键举措。"ICU 成人疼痛、躁动和谵妄（PAD）临床治疗指南"以及最近欧洲学者提出的一项与镇痛和镇静策略优化密切相关的、针对机械通气患者远期预后改善的综合性管理策略（eCASH），强调早期（early）、舒适（comfort）、以镇痛（analgesia）为基础、最小剂量使用镇静药物（minimal sedation）并给予患者充分的人文关怀（maximal humane care），即"eCASH"理念。基于 eCASH 理念，优化镇静镇痛治疗效果，结合肺康复训练可提高患者舒适度。依据 IMS 量表评估患者全身的功能状态，确定患者适合的活动等级，按照干预流程进行训练。研究发现，基于 eCASH 理念的进阶式肺康复护理能有效改善机械通气患者的肺氧合功能；加速机械通气患者的康复，能有效减少机械通气患者肺部并发症，减少谵妄及 ICU AW 的发生，帮助患者早日脱机。

（吕剑虹）

参考文献

［1］孙啸宇，陆宗庆，张金，等．《拯救脓毒症运动：脓毒症与脓毒性休克治疗国际指南（2021）》摘译与解读［J］．中国中西医结合急救杂志，2021，28（6）：645－652．

［2］中国医疗保健国际交流促进会急诊医学分会，中华医学会急诊医学分会，中国医师协会急诊医师分会，等．中国脓毒症早期预防与阻断急诊专家共识［J］．中国急救医学，2020，40（7）：577－588．

［3］严重急性低氧性呼吸衰竭急诊治疗专家共识组．严重急性低氧性呼吸衰竭急诊治疗专家共识［J］．中华急诊医学杂志，2018，27（8）：844－849．

［4］湖南省医疗质量控制专家委员会，湖南省重症医学医疗质量控制中心．新型冠状病毒感染重症救治专家建议［J］．实用休克杂志（中英文），2022，6（6）：363－366．

［5］中华医学会呼吸病学分会感染学组．中国成人医院获得性肺炎与呼吸机相关性肺炎诊断和治疗指南（2018 年版）［J］．中华结核和呼吸杂志，2018，41（4）：255－280．

［6］中医康复临床实践指南·心肺康复制定工作组，刘西花，李晓旭，等．中医康复临床实践指南·心肺康复［J］．康复学报，2020，30（4）：259－265，269．

［7］汤铂，陈文劲，蒋丽丹，等．重症后管理专家共识［J］．中华内科杂志，2023，62（5）：480－493．

第二节　急性呼吸窘迫综合征患者的护理

教学目标

【识记】能复述急性呼吸窘迫综合征（ARDS）的概念。

【理解】能正确解释 ARDS 的病理生理过程、严重程度分级、肺保护策略、常用的选择呼气末正压（PEEP）方法。

【运用】能提出 ARDS 患者的护理问题并采取对应的护理措施；能紧急处理危及生命的低氧血症；能识别 ARDS 高危人群并实施预防 ARDS 的措施。

主题与背景

1. 基本信息

患者，女，67 岁，已婚，初中文化，家庭社会支持系统良好，入院时间为 9 月 15 日 17：50。诊断：重症肺炎；ARDS（重度）；感染性休克；急性肾功能不全；胸腔积液。

2. 护理评估

（1）主诉：家属代诉突发呼吸困难伴高热 3 天。

（2）现病史：患者于 3 天前无明显诱因出现发热，最高 38.5℃，精神食欲差，无寒战，无明显呼吸困难，自行服用对乙酰氨基酚退热，晚上体温降至 36.7℃。次日早上醒后感呼吸困难，气喘明显，四肢无力，不能自行站立，家属自行驾车送至当地医院诊治，患者神志尚清楚，可自诉病情，不伴咳嗽、发热，不伴胸痛，无头痛头晕，无尿频尿急。急诊行胸部 X 线检查后，呼吸困难加重，气喘明显，予以紧急行气管插管机械通气后收住 ICU，在抗感染、机械通气、血管活性药及连续性肾脏替代治疗（CRRT）等治疗后病情无好转，反呈恶化趋势，紧急院外会诊行体外膜氧合（ECMO）后转至我院 ICU 继续治疗。

（3）既往史：平素健康状况良好，否认肝炎、结核、伤寒等传染病史，否认外伤史，否认青霉素及已知食物过敏史。

（4）个人史：生长于江苏南京，否认吸烟史、饮酒史，家人身体健康。

（5）家族史：家族中否认遗传性疾病及类似病史。

（6）查体：T 36.0℃，P 105 次/分，R 20 次/分，BP 107/83mmHg，SpO_2 80%。身高 140cm，体重 40kg。视诊：患者发育正常，正常体型，胸廓无异常，腹部平坦；镇静镇痛状态，球结膜水肿，双侧瞳孔直径均为 2mm，对光反射迟钝；经口气管插管呼吸机辅助呼吸，气管插管距门齿处 19cm，模式为 SIMV，PEEP $10cmH_2O$，VT 140ml，FiO_2 80%，左侧股静脉为 ECMO 引血管，左股动脉和右颈内静脉为供血管，血流速分别为 2.5 L/min 和 3L/min，气流速为 2L/min，FiO_2 100%；右锁骨下留置双腔中心静脉导管并持续泵入去甲肾上腺素 100μg/min、肾上腺素 0.15μg/(kg·min)、瑞芬太尼 0.2μg/(kg·min) 和咪达唑仑 10mg/h 等药物；右侧胸腔引流管可见少量黄色引流液；右桡动脉置管监测有创动脉压。触诊：腹肌柔软，无压痛、反跳痛，未触及腹部肿块，肝脾肋下未触及。叩诊：腹部呈鼓音，移动性浊音阴性。听诊：双肺呼吸音增强，双肺底可闻及高调哮鸣音，未闻及明显湿性啰音。肠鸣音减弱，心律齐，未闻及明显杂音。1 天前血常规：白细胞计数 $1.4×10^9$/L；血小板计数 $64×10^9$/L；淋巴细胞计数 $0.29×10^9$/L；降钙素原 52.4ng/ml；B 型钠尿肽（BNP）>35000ng/ml；入科前头胸腹盆部 CT 平扫：两肺多发渗出、实变；左侧胸腔积液；双侧胸膜增厚。入科时动脉血气乳酸 15mmol/L。全基因组测序（肺泡灌洗液）检出肺炎链球菌、铜绿假单胞菌以及烟曲霉、光滑念珠菌等。

（7）主要治疗经过：患者转入后立即予以重症监护，机械通气、小潮气量肺保护、ECMO、俯卧位、血管活性药物、抗感染、追加两性霉素 B 抗真菌、镇痛镇静、抗凝、连续性肾脏替代治疗（CRRT）、增强免疫、肠内营养等治疗措施。

护理问题与措施

1. 患者因重症肺炎导致 ARDS，入院前抗感染治疗未能控制病情，入院后明确感染源是治疗的关键之一，护士应采取哪些护理措施？

（1）使用抗生素前，采取无菌技术留取血、痰、尿及胸腔引流液等微生物培养标本。

（2）痰液标本经气道吸引留取，该患者有支气管镜肺泡灌洗医嘱，责任护士协助医师完成该处置并规范留取。

（3）规范使用抗生素，注意不同抗生素的维持时间和间隔时间的要求。

（4）加强气道评估和气道分泌物的引流。

（5）追踪检验结果，准确记录。

（6）观察病情变化。

2. 患者入院后肺泡灌洗液除检出常见细菌外，同时检出烟曲霉、光滑念珠菌且载量较高，追加两性霉素 B 雾化＋静脉滴注，有哪些特殊注意事项？

（1）溶媒：两性霉素 B 为疏松块状或粉末，应使用 5% 葡萄糖溶解，不可使用生理盐水。

（2）该患者静脉试用 5mg 开始，密切观察患者，未出现寒战、高热、严重头痛、恶心呕吐甚至血压下降等，后每日增加 5mg，直至剂量达到 1mg/kg，计划累积总量 1.0g。期间全面关注患者神经系统、心血管系统、血液系统、肝功能、尿液、血钾的情况。

（3）每剂滴注时间为 6 小时及以上，配制及整个输注过程中，均需遮光。

（4）该患者两性霉素 B 5mg Q12h 雾化吸入，连接机械通气吸气端进行。

3. 该 ARDS 患者施行小潮气量通气，护士应采取哪些护理措施促进肺泡复张，改善氧合？

（1）监测患者氧合及内环境，观察患者 SpO_2，必要时行动脉血气分析。

（2）减少呼吸机相关肺损伤，观察潮气量、气道平台压力及其相互之间的关系。

（3）选择密闭式吸痰技术，避免开放式吸痰加重肺泡塌陷。

（4）气道分泌物吸引后使用控制性肺膨胀、压力控制法等肺复张手法促进肺泡复张，改善氧合。

（5）护理干预尽可能减少甚至避免影响 PEEP，以维持肺泡处于开放状态。

4. 患者为重度 ARDS，护士应采取哪些液体管理措施减轻肺水肿？

（1）该患者为重度 ARDS，在维持循环稳定、保证器官灌注的前提下限制性液体管理。

（2）了解患者单位时间的液体管理目标并落实。该患者入院后液体管理策略为负平衡，目标 –100～0ml/h，由于自身尿量无法实现该平衡，实施 CRRT。合理计划各项治疗，CRRT 精准控制每小时液体出量，逐渐减少容量负荷，减轻肺水肿。

（3）动态滴定液体平衡目标。在达成每小时液体管理目标的过程中密切观察患者的生命体征及血流动力学指标，发现心率、血压、CVP、中心静脉宽度、每搏输出量变异度、动脉压力变异度等异常及时汇报医师，以动态调整液体平衡目标。

5. 患者实施了 ECMO 治疗，护士应相应采取哪些护理措施？

（1）ECMO 治疗过程中，除局部穿刺点等导管常规护理外，必须保持体外循环管路引血及回血通畅，避免局部打折、夹闭、滑脱等。

（2）保持体外循环管路呈密闭通路。

（3）该患者置入鼻肠管行肠内营养，ECMO 治疗期间少用脂肪乳剂，减少乳剂对氧合器的影响，镇静需要使用的丙泊酚则通过中心静脉导管匀速泵入。

（4）密切观察皮肤、黏膜、穿刺点、消化道等出血以及神志、瞳孔改变等。

（5）规范采集标本，避免操作对凝血指标的异常。

问题分析

1. 什么是急性呼吸窘迫综合征？

急性呼吸窘迫综合征（ARDS）是发生于严重感染、休克、创伤及烧伤等疾病过程中，由于肺毛细血管内皮细胞和肺泡上皮细胞损伤引起弥漫性肺间质及肺泡水肿，以进行性低氧血症、呼吸窘迫为特征的临床综合征。X 线胸片呈现斑片状阴影为其影像学特征；肺容积减少、肺顺应性降低和严重的通气/血流比例失调为其病理生理特征。

2. ARDS 有哪些病理生理特点？

（1）肺容积减少，实际参与通气的肺泡减少，ARDS 早期就存在。

（2）肺顺应性降低，表现为需要较高的气道压力才能达到所需的潮气量。

（3）肺通气/血流比例失调，广泛的肺不张和肺泡水肿引起局部肺单位只有血流而无通气，是导致 ARDS 患者严重低氧血症的主要原因。

3. ARDS 患者机械通气时如何根据吸入氧浓度设置 PEEP？

ARDS 患者机械通气时，应采用能防止肺泡塌陷的最低 PEEP。目前临床常用 ARDSnet 推荐根据吸入氧浓度设置 PEEP 水平（表 1-2-1），设置 PEEP 后密切监测 SpO_2 及平台压等呼吸力学指标，并进行适当调整，5 分钟后氧合的变化可以用来判断治疗呈改善或恶化趋势。

表 1-2-1　根据吸入氧浓度设置 PEEP 水平

FiO$_2$（%）	0.3	0.4	0.5	0.6	0.7	0.8	0.9	1.0
PEEP（cmH$_2$O）	5	5~8	8~10	10	10~14	14	14~18	18~24

4. 预防 ARDS 的非药物措施有哪些？

预防 ARDS 发生或加重的措施包括：高危患者限制性液体管理、变化体位、避免长时间吸入纯氧或高浓度的氧、机械通气时设置小潮气量、设置呼气末正压、避免开放呼吸回路、气道吸引后适当肺复张等。

5. ARDS 患者俯卧位的翻转指征包括哪些？

中/重度 ARDS 顽固性低氧血症患者，当增加 PEEP、肺复张手法等仍然不能改善氧合，在 PEEP≥5cmH$_2$O，FiO$_2$≥60%，PaO$_2$/FiO$_2$≤150mmHg 时可行俯卧位通气。

宜 12~16 小时甚至更长时间俯卧位，当氧合不再改善甚至呈下降趋势或氧合较仰卧位减低 20% 或其他情况，如特殊治疗需改变体位时，转为仰卧位。

案例总结

本案例患者是一名重症 ARDS 患者。患者重症肺炎引起的进行性呼吸困难，进展迅速，在当地医院治疗病情无好转，以"重症肺炎；呼吸衰竭；感染性休克；脓毒血症"转入我科。入科评估为重度 ARDS，予以有创机械通气、肺保护、ECMO、抗感染、镇静镇痛、连续肾脏替代治疗、提高免疫、抗凝、肠内营养等治疗，一周后患者病情好转。

本案例患者是因肺部感染引起 ARDS，因此明确感染微生物，选用针对性抗菌药物，是治疗原发疾病的重要环节，在临床工作中规范留取标本是明确感染微生物的重要护理措施之一；重度 ARDS 患者由于肺容积明显减少，肺顺应性降低，肺保护策略关系到肺功能的恢复，肺复张可以使塌陷的肺泡开放，PEEP 帮助复张的肺保持开放，改善氧合，因此所采取的护理措施均应围绕保持肺泡开放，避免肺泡塌陷的原则；动态滴定液体平衡目标，在稳定循环、保证组织灌注的前提下，实施限制性液体管理策略。

患者 ICU 急救期间存在的护理问题主要有：寻找感染原因、保护肺功能，限制性液体管理，实施俯卧位治疗，维持 ECMO 正常运行等，护理措施围绕上述主要问题制定。

本案例介绍了重度 ARDS 患者采用的俯卧位和 ECMO 治疗，结合患者介绍了俯卧位指征、护理重点及效果评估，不同 ECMO 的主要区别，有助于指导重度 ARDS 患者的护理，帮助护士了解 ARDS 的护理重点。

最后，在掌握 ARDS 相关知识及护理的同时，应加强人文护理、尊重患者，制定个性化护理计划并贯穿于患者整个住院治疗过程中。

思政元素

ARDS 患者突出表现为难治性低氧血症，多数患者有明显的呼吸窘迫症状，在护理过程中，护士对患者的痛苦感同身受，在安慰鼓励的同时，科学动态评估患者的呼吸困难，及时给予有效的氧疗措施，提高患者的血氧饱和度，改善患者呼吸窘迫的感受，最大程度减轻患者痛苦；此外中度、重度 ARDS 患者通常需要进行气管插管呼吸机辅助呼吸，患者无法通过说话的方式表达自己的需求、痛苦与不适，常常出现焦虑、恐惧，护士应主动关心患者，提供适当的沟通工具如卡片等，及时了解患者所需，多为患者提供帮助，解决患者的生理及心理需求，从而减轻患者焦虑程度。在护理过程中充分体现护士"尊重患者、感同身受"的仁爱精神和"求真务实、一丝不苟"的职业素养。

诠释与研究

脉搏氧饱和度在 ARDS 患者病情评估中的应用

氧合情况是 ARDS 病情评估的重要内容之一。脉搏氧饱和度（SpO_2）是临床中测量动脉血氧饱和度的常用方法，可以及时反映患者体内血氧饱和度的情况，结合吸入氧浓度（FiO_2）、气道压力、呼吸频率（RR）等相关参数，可以较全面地反映患者的氧合状况且无创，可连续监测，在 ARDS 患者的病情评估中，发挥着越来越重要的作用。

SpO_2 是临床最熟悉的监测患者氧合的指标。通常情况下，SpO_2 与动脉氧分压（PaO_2）有较好的相关关系。SpO_2 正常值≥96%，相对应的 $PaO_2 > 80mmHg$，无低氧血症；当 $SpO_2 < 90\%$ 时，$PaO_2 < 60mmHg$，存在中度及以上的低氧血症；如果患者的 SpO_2 持续下降，提示患者病情恶化，需采取更加积极的治疗措施。

脉搏氧合指数：SpO_2/FiO_2 比值。Rice 及其同事首次将 SpO_2/FiO_2 比值（限制 $SpO_2 \leqslant 97\%$）描述为 PaO_2/FiO_2 比值的有效替代指标，反映患者的氧合，量化 ARDS 的程度，提出 SpO_2/FiO_2 比值为 315 可替代 PaO_2/FiO_2 为 300mmHg 的 ARDS 的临界指标，SpO_2/FiO_2 比值为 235 可

替代 PaO_2/FiO_2 比值为 200mmHg 的阈值标准，2021 年 ARDS 全球共识会议已用于识别 ARDS 及其不同程度。

脉搏氧饱和度指数（OSI）：呼吸机管理包括 PEEP 策略的差异，均影响 SpO_2 及 SpO_2/FiO_2 的值。OSI（$FiO_2 ×$ 平均气道压力$/SpO_2$）$× 100$，是氧指数（OI）的无创替代指标，可能对评估呼吸衰竭的严重程度更敏感，能更好地反映其严重程度。但 OI 和 OSI 在儿科人群中呈强线性相关性，在成年人群中的研究相对不足，诊断和预后价值需要进一步研究。

ROX 指数：是结合了呼吸频率和氧饱和度指数的指标，计算公式为 SpO_2/FiO_2 比值除以 RR，可以更全面地反映患者的呼吸功能和氧气交换能力。在一项高流量吸氧的前瞻性肺炎患者队列中发现，ROX 指数超过 4.88 时可以避免插管，小于 3.85 则高度预测插管难以避免，ROX 能评估识别出高流量吸氧患者中可以避免有创机械通气的患者。在 ARDS 患者中，如果 ROX 指数持续下降，可能提示患者的病情恶化，需要加强呼吸支持和治疗措施。

VOX（volume – oxygenation）指数：SpO_2/FiO_2 比值除以潮气量（VT），是一个新的预测急性低氧性呼吸衰竭患者经鼻高流量氧疗（high – flow nasal cannula，HFNC）失败的指标。研究发现，与 ROX 指数相比，VOX 可以更好地预测 HFNC 失败，可能与潮气量比呼吸频率能更好地估计呼吸驱动的早期增加有关，HFNC 患者高呼吸驱动，导致强烈的吸气阻力，从而产生高 VT。监测 VOX 指数，可以评估治疗效果并及早发现插管时机。但由于样本量较少，仍需进一步观察研究。

ARDS 患者的病情评估是重症医学科护士一项重要的临床能力，在临床工作中应结合病情、治疗等多种因素，按需多指标综合考量。

（朱艳萍）

参考文献

［1］桂莉，金静芬．急危重症护理学［M］.5 版．北京：人民卫生出版社，2022.
［2］刘大为，邱海波，郭凤梅.ICU 主治医师手册［M］.2 版．北京：江苏凤凰科学技术出版社 2023.

［3］李庆印，左选琴，孙红 . ACCCN 重症护理［M］. 3 版 . 北京：人民卫生出版
　　社，2019.

［4］严重急性低氧性呼吸衰竭急诊治疗专家共识组 . 严重急性低氧性呼吸衰竭急诊
　　治疗专家共识［J］. 中华急诊医学杂志，2018，27（8）：844 - 849.

［5］中国医疗保健国际交流促进会临床微生物与感染分会 . 血液培养技术用于血流感
　　染诊断临床实践专家共识［J］. 中华检验医学杂志，2022，45（2）：105 - 121.

第三节　慢性阻塞性肺疾病急性加重患者的护理

教学目标

【识记】能复述慢性阻塞性肺疾病急性加重（AECOPD）的概念及病因。

【理解】能正确阐述慢性阻塞性肺疾病急性加重的临床表现，对其严重程度进行分级。

【运用】能提出患者的护理问题并采取对应的护理措施；能正确掌握慢性阻塞性肺疾病急性加重患者无创通气治疗时的护理要点。

主题与背景

1. 基本信息

患者，女，73 岁，已婚，小学文化水平，家庭社会支持系统一般，入院时间为 12 月 31 日 19：16。诊断：慢性阻塞性肺疾病急性加重；急性呼吸衰竭；多器官功能障碍；2 型糖尿病。

2. 护理评估

（1）主诉：反复咳喘 10 余年，再发加重 4 天。

（2）现病史：患者 10 余年前于季节变换或受凉后反复发作咳喘，每年发作累积时间超过 3 个月，曾于外院诊断慢性阻塞性肺疾病，长期家庭氧疗。4 天前受凉后出现咳嗽、气喘，咳少量白色黏痰。1 天前患者气喘呈进行性加重，血氧饱和度进行性下降，现患者为求进一步治疗，拟以"慢性阻塞性肺疾病急性加重"收治我科。

（3）既往史：5 年前患糖尿病，现规律口服降糖药中，5 年前有腔隙性脑梗死病史，有慢性阻塞性肺疾病 10 余年。有手术史，时间：2000 年，治疗方式：甲状腺癌切除术，术后诊断：甲状腺癌，术后效果良好。否认肝炎、结核、伤寒等传染病史，否认外伤史，无过敏史。

（4）个人史：无吸烟史；无饮酒史。无吸毒或其他药物嗜好。无工业毒物、粉尘、放射性物质接触史。

（5）家族史：家族中有类似患者，母亲因慢性阻塞性肺疾病去世。否认家族遗传病。

（6）查体：T 37.6℃，P 83 次/分，R 27 次/分，BP 129/61mmHg，SpO_2 86%。患者神志清楚，精神萎靡，肥胖体型；全身皮肤无出血点、瘀斑，皮肤、巩膜未见黄染；胸廓双侧对称，桶状胸，两肺呼吸音低，可闻及少许哮鸣音及湿啰音；心律齐，各心脏瓣膜听诊区未及明显病理性杂音；腹软，无压痛、反跳痛及肌紧张，未触及腹部肿块，肝脾肋下未触及；肠鸣音正常，未闻及血管杂音。血常规：白细胞 $13.3 \times 10^9/L$，中性粒细胞 90.3%，淋巴细胞 4.1%，血小板计数 $110 \times 10^9/L$，血红蛋白 122g/L，白蛋白 27g/L。血气分析：pH 7.238；PCO_2 118.2mmHg；PO_2 57.1mmHg；葡萄糖（Glu）14.75mmol/L；乳酸（Lac）1.1mmol/L；HCO_3^- 50.9mmol/L；SaO_2 80.4%。胸部平扫 CT：①两肺感染，左肺上叶及两肺下叶为著，两肺下叶支气管轻度扩张，建议治疗后复查。②气管腔内高密度影，考虑黏液栓。

（7）主要治疗经过：患者于入科后立即予无创呼吸机辅助通气，3 小时后患者 SpO_2 无明显改善，呼吸频率 30 次/分，麻醉科医生床旁行经口气管插管，气道内吸出大量黄脓痰，改为有创机械通气治疗，后患者肺通气氧合逐渐改善。于入院第 5 天撤离呼吸机，通过自主呼吸试验（SBT）后拔除气管插管并序贯予高流量氧疗，监测 $PaCO_2$ 53mmHg、PaO_2 65mmHg 左右。治疗措施：右美托咪定镇静、瑞芬太尼镇痛；利奈唑胺联合哌拉西林钠他唑巴坦钠抗感染，后依据痰培养结果目标性调整为伏立康唑、头孢他啶抗感染；氨茶碱平喘；艾司奥美拉唑抑酸护胃；左甲状腺素片补充甲状腺素；利尿减轻水肿；肠内营养期间予胰岛素微量泵入控制血糖。

护理问题与措施

1. 经患者气管插管内吸出大量黄脓痰，CT 提示气管腔内高密度影，考虑黏液栓，对本患者的气道湿化管理，护士应重点关注哪些方面？

（1）根据气道分泌物的量、颜色、性状及呼吸支持水平，本患者选择主动湿化方式。

（2）使用加热湿化系统时，绝对湿度水平应维持 33 ~ 44mg/L，

Y 形口处气体温度为 34 ~ 41℃，相对湿度为 100% 。

（3）痰液黏稠或感染患者，可使用黏液稀释剂、黏液促排剂等药物行气道湿化。

（4）及时清除呼吸道分泌物，保持呼吸道通畅，包括定时更换体位、拍背和使用辅助排痰装置。

（5）及时评估气道湿化效果，根据痰液性状及时调整湿化方式。

2. 该患者入 ICU 后首先选用了无创通气治疗，无创机械通气治疗目前仍然是 AECOPD 合并 Ⅱ 型呼吸衰竭患者的首选呼吸支持方式。无创通气治疗期间，护士如何做好护理?

（1）做好患者教育：该患者神志清，告知患者无创通气的目的、操作过程，减轻患者紧张情绪，取得患者配合，保证治疗的顺利实施。

（2）正确上机：调整好患者的体位，选择合适的鼻面罩与患者连接，调节好头带松紧度，连接呼吸机管路，遵医嘱合理设置呼吸机参数。

（3）监测无创通气效果：密切监测呼吸机潮气量、通气频率及气道压力，观察患者的生命体征、神志、血氧饱和度等，观察人机配合情况，如有人机对抗，及时查找原因，协助医生根据病情调整通气模式及参数，及时监测血气分析，判断通气效果，随时做好急救的准备。

（4）保持呼吸道通畅：鼓励患者进行有效咳嗽咳痰，协助翻身叩背促进痰液排出，做好无创通气时的气道湿化，首选加热湿化器。在该过程中护士需关注避免湿化过度尤其是冷凝水的产生，如痰液黏稠还可遵医嘱行雾化治疗，必要时经口鼻腔辅助吸引。

（5）预防并发症：无创通气常会引起口咽干燥、幽闭症、器械相关压力性损伤、胃胀气、误吸、痰液引流不畅等并发症，护士应关注并采取相应的措施预防并发症的发生。

3. 患者住院期间反复发热，白细胞 $13.3 \times 10^9/L$，护士可以采取哪些护理措施?

（1）加强病情观察，密切监测体温变化，遵医嘱予物理降温或药物降温，同时观察呼吸、脉搏和血压的变化。

（2）正确留取血培养、痰培养等微生物检测标本，及时送检并关注培养结果。

（3）关注患者感染指标变化，遵医嘱正确应用抗生素。

（4）关注患者痰液颜色、性状及量的变化，鼓励患者自主咳嗽排痰，保持痰液引流通畅。

（5）根据患者情况选择合适的途径补充营养和水分。

4. 患者存在高碳酸血症，通过持续监测呼气末 CO_2（$ETCO_2$）了解 CO_2 潴留的情况。对于 $ETCO_2$ 监测，护士应当关注哪些？

（1）正确安装呼气末二氧化碳模块，水槽与模块连接紧密不松脱，避免影响数值的准确性。

（2）了解影响 $ETCO_2$ 监测的因素，观察波形变化，准确读值。

（3）当 $ETCO_2$ 过高或过低时，及时排除外部原因，汇报医生处理。

（4）比较 $PaCO_2$ 和 $ETCO_2$ 数值的差异，若差异显著升高，则提示可能出现了病情变化，需及时汇报医生。

（5）重复使用的装置和附件，应按要求进行清洁消毒，避免交叉感染。

问题分析

1. 什么是慢性阻塞性肺疾病急性加重（AECOPD）？

AECOPD 是慢性阻塞性肺疾病（慢阻肺）自然病程中经常发生的临床事件，与患者的健康状况、生活质量下降、劳动力丧失、肺功能减退、医疗支出增加、死亡风险提高密切相关。2023 版慢性阻塞性肺病全球倡议组织（GOLD）提出 AECOPD 新定义为，AECOPD 是一种急性事件，慢阻肺患者呼吸困难和（或）咳嗽、咳痰症状加重，症状恶化发生在 14 天内，可能伴有呼吸急促和（或）心动过速，多因呼吸道感染、空气污染造成局部或全身炎症反应加重，或者因损伤气道的其他原因所致。

2. AECOPD 有哪些临床表现？

主要症状是气促加重，常伴有喘息、胸闷、咳嗽加剧、痰量增加、痰液颜色和（或）黏度改变以及发热等。此外，还可出现心动过速、全身不适、失眠、嗜睡、疲乏、抑郁和精神紊乱等症状。痰量增加及出现脓性痰常提示细菌感染。AECOPD 症状持续 7～10 天。AECOPD 促使疾病进展，有些慢阻肺患者有频繁急性加重倾向（定义为每年有 2 次及以上的急性加重），健康状态也更差。因此，对于初始就医的 AECOPD 患者应认真询问病史，了解既往急性加重风险与严重程度（表 1－3－1）。

表 1 - 3 - 1　AECOPD 严重程度分级

分级	临床表现					
	呼吸频率（次/分）	有无辅助呼吸肌的应用	意识状态的改变	呼吸支持	$PaCO_2$	呼吸衰竭
Ⅰ级	20 ~ 30	无	无	鼻导管、文丘里等	无升高	无
Ⅱ级	>30	有	无	文丘里	升高或 50 ~ 60mmHg	急性，无生命危险
Ⅲ级	>30	有	急剧改变	>40% 氧浓度	升高或 >60mmHg 或 pH≤7.25	急性，生命危险

3. AECOPD 患者出院后应如何避免病情急性加重?

AECOPD 患者出院时，应该明确制定有效的长期家庭维持治疗方案，包括长期家庭氧疗、家庭无创呼吸机使用必要性与方法。对药物吸入技术进行再次培训，安排出院 4 ~ 8 周后随访，提供并发症的研判、紧急处理和随访计划。

患者出院后随访内容包括：评价患者对家庭日常生活环境的适应能力；检测肺功能（如 FEV_1）；对患者的药物吸入技术进行再次评价以及评估患者对治疗方案的理解程度。并对是否需要长期氧疗和（或）家庭雾化治疗进行再评价；考察患者体力活动和日常活动的能力，可进行慢阻肺评估测试的问卷调查，以及了解患者并发症的情况。制定治疗计划，增加合理的干预，缩短急性加重的康复时间。对于急性加重过程中存在低氧血症的患者，出院前、出院后 3 个月均应检测动脉血气分析（ABG）和（或）SpO_2。如患者仍存在低氧血症，则需要长期氧疗。如吸氧仍然不能缓解呼吸困难症状，且影响睡眠、吃饭，则应考虑家庭无创通气呼吸机（NIV）。

AECOPD 通常是可以预防的。戒烟、流感疫苗接种和肺炎球菌疫苗接种、冬季保暖、正确用药等都很关键。其中正确吸入支气管舒张剂、吸入糖皮质激素对改善呼吸困难症状与肺功能、减少急性加重有益。口服 N - 乙酰半胱氨酸、羧甲司坦等具有抗氧化作用的药物，可以减少 AECOPD 发生率。慢阻肺患者免疫调节剂治疗可降低危重程度及急性加重频率。AECOPD 患者出院后尽早进行肺康复，能显著改善出院后 3 个月时的运动能力和健康状态。

案例总结

本案例患者是一名典型的 AECOPD 患者。患者有 10 余年慢性阻塞性肺疾病病史，本次因 4 天前受凉后出现咳嗽、气喘、发热，以"慢性阻塞性肺疾病急性加重期、Ⅱ型呼吸衰竭"收入我科。入院后予以无创机械通气、有创机械通气、镇静镇痛、抗感染、抑酸护胃、利尿、肠内营养等对症治疗。病情稳定后予出院。

本案例患者是在慢性阻塞性肺疾病的基础上出现急性加重，主要临床表现为气喘、咳嗽加剧、痰量增加以及发热。患者存在的护理问题有：气体交换受损；清理呼吸道无效；体温过高；营养失调；低于机体需要量；体液过多；有皮肤完整性受损的风险。围绕这些护理问题，制定了详细的护理措施。

本案例介绍了 AECOPD 患者的病史特征，可以了解患者急性加重风险，同时介绍了 AECOPD 严重程度分级。为了减少慢性阻塞性肺疾病急性加重发生频率及住院次数，介绍了 AECOPD 的药物及非药物预防措施。

最后，在掌握 AECOPD 相关知识及治疗的同时，应加强人文关怀，早期进行康复锻炼，注重健康宣教，制定家庭护理计划并做好出院随访，预防 AECOPD 的发生，促进患者健康。

思政元素

本案例中的 AECOPD 患者使用有创机械通气辅助呼吸，气管插管会给患者带来不适。在护理过程中，护士要对患者的疼痛进行动态评估，遵医嘱使用瑞芬太尼镇痛并动态调节剂量，减轻患者痛苦，维持患者处于最合适的镇静镇痛状态；此外，气喘气促、痰液过多也是患者胸闷的主要原因，护士要持续关注患者的氧合情况，采用药物或通过翻身拍背、机械排痰促进痰液排出，从而减轻患者胸闷气喘，改善患者的呼吸功能。在此过程中充分体现了护士关爱患者的人文素养，以及专业娴熟、忠于职守的职业道德。

诠释与研究

AECOPD 患者肺康复治疗

肺康复是慢阻肺急性加重期非药物治疗的重要方法，是一种基于对患者的全面评估并量身定制的综合干预治疗方案，包括但不限于运动训练、教育和行为改变，目的是改善慢性呼吸道疾病患者的身心状况和促使患者长期坚持促进健康的行为。肺康复综合方案包括运动训练、呼吸肌训练、排痰训练以及健康教育。

运动训练可改善慢阻肺患者的骨骼肌功能和心肺适应性，缓解其呼吸困难症状，提高运动耐量。从运动部位来划分，运动训练可分为上肢肌力训练、下肢肌力训练和全身训练。慢阻肺患者往往因呼吸肌无力或萎缩而导致气短及运动能力下降。呼吸肌训练能增强慢阻肺患者的呼吸肌力量，缓解其呼吸困难症状。目前常用的呼吸肌训练方式有缩唇呼吸、腹式呼吸、呼吸操、呼吸训练器。多数研究结果表明呼吸康复运动训练可减轻 AECOPD 患者的呼吸困难和咳嗽，提高运动耐力和排痰量。排痰训练具体方式有体位引流、背部叩击、胸部振动排痰及有效咳嗽锻炼。排痰训练主要目标为促使患者排出痰液，减少气道阻塞，降低对通气功能的影响，减少肺部感染。AECOPD 患者的健康教育主要包括慢阻肺疾病相关知识，如何预防慢阻肺急性加重，肺康复治疗方案及意义，戒烟，氧疗，药物应用等内容。医护人员可通过微信平台、短视频、宣传手册、医院讲座等多种形式向患者进行健康教育，帮助其解决疾病相关疑问，并提高其对慢阻肺的认知及肺康复治疗的依从性。

根据目前研究结果，可通过电话随访或运动日记来判断患者康复的依从性，但关于慢阻肺患者肺康复依从性的评估尚无统一标准。未来关于如何有效评估 AECOPD 患者肺康复锻炼的依从性仍需进行更深层次的探索。

（冯　波）

参考文献

［1］张波，桂莉 . 急危重症护理学 ［M］. 4 版 . 北京：人民卫生出版社，2017.
［2］慢性阻塞性肺疾病急性加重诊治专家组 . 慢性阻塞性肺疾病急性加重诊治中国专家共识（2023 年修订版）［J］. 国际呼吸杂志，2023，43（2）：132 – 149.
［3］何罗玮 . 慢阻肺患者急性加重再入院相关危险因素研究 ［D］. 吉林大学，2023.
［4］曹爱琴 . 肺康复对慢性阻塞性肺疾病急性加重期患者临床疗效分析 ［D］. 昆明医科大学，2022.
［5］金文静，郭晓霞，周超 . 慢性阻塞性肺疾病急性加重期肺康复治疗时机和频次的

研究 ［J］. 临床内科杂志, 2022, 39 （10）: 684 - 687.

［6］刘秋文, 李平东, 曾秋璇, 等. 慢性阻塞性肺疾病急性加重患者出院随访的最佳证据总结 ［J］. 循证护理, 2023, 9 （06）: 958 - 963.

［7］李华芬, 李平东, 曾秋璇, 等. 慢性阻塞性肺疾病患者肺康复教育的最佳证据总结 ［J］. 护理学杂志, 2022, 37 （03）: 79 - 83.

［8］杨雪凝, 李雪儿, 王松, 等. 慢性阻塞性肺疾病患者呼吸肌训练的最佳证据总结 ［J］. 中华护理杂志, 2022, 57 （01）: 49 - 55.

第四节　重症哮喘患者的护理

教学目标

【识记】能复述重症哮喘的概念、护理方法。

【理解】能正确阐述重症哮喘的临床表现、不同程度哮喘急性发作的症状。

【运用】能准确应用镇静评估工具对患者进行程序化镇静策略；能提出患者的护理问题并采取对应的护理措施。

主题与背景

1. 基本信息

患者, 女, 59 岁, 已婚, 家庭社会支持系统一般, 入院时间为 5 月 15 日 15:30。诊断: 重症哮喘 （危重症）; 呼吸衰竭。

2. 护理评估

（1）主诉: 自诉呼吸困难 2 小时, 持续加重。

（2）现病史: 患者 2 小时前因突发呼吸困难, 喘息加重, 使用自备沙丁胺醇喷雾剂后未见缓解, 端坐呼吸, 气促, 大汗淋漓, 呼吸困难症状加重, 遂急诊以 "重症哮喘" 入院。

（3）既往史: 支气管哮喘病史 10 余年, 未规律治疗, 既往支气管激发试验和舒张试验阳性, 未规律使用药物, 自觉症状明显时会自行使用沙丁胺醇喷雾剂。对粉尘螨、屋尘螨过敏, 过敏性鼻炎。否认肝炎、结核、伤寒等传染病史, 否认外伤史, 否认青霉素及已知食物过敏史。

（4）个人史: 生长于湖北, 否认吸烟史、饮酒史, 家人身体健康。

（5）家族史: 家中母亲有粉尘螨、屋尘螨过敏史。

（6）查体: T 36.5℃, P 132 次/分, R 32 次/分, BP 156/89mmHg, $SpO_2$75%。视诊: 发育正常, 患者端坐呼吸, 气促, 神志淡漠。触诊:

全身皮肤湿冷。听诊：双肺呼吸音极低，未闻及哮鸣音。动脉血气分析显示：pH 7.28，$PaCO_2$ 65mmHg，PaO_2 50mmHg，SaO_2 78%。无法完成呼气峰值流量检测。

（7）主要治疗经过：患者入科后立即予以重症监护，高流量氧疗（气流速 35L /min，FiO_2 80%）；同时给予沙丁胺醇＋异丙托溴铵雾化吸入，琥珀酸氢化可的松 400mg 静脉点滴，氨茶碱 250mg 静脉点滴，1 小时后患者症状加重，意识模糊、嗜睡。P 121 次/分，R 28 次/分，BP 146/79mmHg，SpO_2 85%。动脉血气分析示 pH 7.31，$PaCO_2$ 68mmHg，PaO_2 58mmHg。医生床旁行经口气管插管。机械通气参数：V – SIMV 模式，Vt 480ml，f 24 次/分，PEEP 3cmH$_2$O，FiO_2 70%。监测气道峰压（P_{peak}）为 35cmH$_2$O。治疗措施：咪达唑仑镇静，瑞芬太尼镇痛，苯磺顺阿曲库铵肌松，糖皮质激素静脉滴注联合雾化吸入 β$_2$ 受体激动剂和抗胆碱药物。患者于 5 月 19 日拔除气管插管，5 月 23 日转出重症医学科。

护理问题与措施

1. 患者入科后给予沙丁胺醇＋异丙托溴铵雾化吸入，琥珀酸氢化可的松 400mg 静脉点滴，氨茶碱 250mg 静脉点滴，此时护士应该如何观察药物疗效和不良反应？

（1）糖皮质激素：观察患者是否出现口腔念珠菌感染和声音嘶哑，指导患者雾化吸入后及时用清水含漱口咽部。口服药宜饭后服用，以减少对胃肠道黏膜的刺激。

（2）β$_2$ 受体激动药：指导患者按医嘱用药，不宜长期、单一、大量使用。指导患者正确使用雾化吸入器，以保证药物的疗效。

（3）茶碱类药物静脉注射时浓度不宜过高，速度不宜过快（＞10分钟），以防中毒症状发生。不良反应有恶心、呕吐、心律失常、血压下降及多尿，偶有呼吸中枢兴奋，严重者可致抽搐甚至死亡。用药时监测血药浓度可减少不良反应，安全浓度为 5 ~20μg/ml。

2. 重症哮喘患者常规需要雾化吸入治疗，护士在给患者雾化时应注意哪些内容？

（1）吸入方式为深吸气，促使药物到达支气管。先清除口腔内的分泌物及食物残渣后再吸入。

（2）患者取舒适体位，病情允许下取坐位、半坐卧位及侧卧位，雾化吸入后及时进行翻身、拍背，促进痰液排出。

（3）药液浓度由小到大，速度由慢到快。

（4）应选择饭前进行，避免药物作用引起恶心、呕吐反应。

（5）雾化液需要现用现配，避免冷刺激诱发哮喘和咳嗽。

（6）雾化吸入一般为 15～20 分钟，护理人员应加强巡视，若发生咳嗽、气喘等气道高反应情况，应及时停止雾化吸入。

3. 患者病情加重，需进行有创机械通气，此时护士应该如何做好气道护理？

（1）加强翻身、拍背，根据患者痰液量及时吸痰。气道有分泌物积聚时，应及时吸引气道分泌物。

（2）做好气道温湿化，使用主动加温加湿装置。

（3）呼吸回路冷凝水收集装置保持最低位置，及时倾倒冷凝水，避免逆流。

（4）每 6～8 小时监测气囊压，保持气囊压在 25～30cmH$_2$O，吸痰前后、改变体位后应复测。

（5）每 6～8 小时进行 1 次口腔护理，使用 0.12%～2% 氯己定消毒液对患者口腔黏膜、牙龈等部位擦拭或冲洗。

4. 患者哮喘病史 10 余年，此次为复发，针对患者疾病相关知识缺乏，护士应做好哪些健康指导？

（1）疾病知识指导：指导患者增加对哮喘的激发因素、发病机制、控制目的和效果的认识，以提高治疗依从性。

（2）避免诱因指导：避免摄入引起过敏的食物，避免强烈的精神刺激和剧烈运动，避免接触刺激性气体及预防呼吸道感染。

（3）病情监测指导：指导患者识别哮喘发作的先兆表现和病情加重的征象，学会哮喘发作时紧急自我处理方法。

（4）用药指导：指导患者了解所用药物的名称、用法、用量、主要不良反应。指导患者或家属掌握正确的药物吸入技术。

（5）心理指导：给予心理疏导，保持规律生活和乐观情绪。动员家属及朋友参与对哮喘患者的管理，为其身心康复提供各方面的支持。

问题分析

1. 什么是重症哮喘？

支气管哮喘（bronchial asthma），简称哮喘，是一种异质性疾病。主要特征包括气道慢性炎症，气道对多种刺激因素呈现的高反应性，广泛多变的可逆性气流受限，以及随病程延长而导致的一系列气道结构的改变，即气道重构（图1-4-1）。

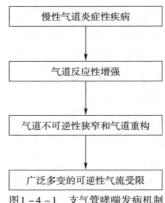

图1-4-1　支气管哮喘发病机制

支气管哮喘分为慢性持续期、急性发作期、临床控制期（表1-4-1）。重症哮喘指在过去的一年中，需要使用全球哮喘防治创议（GINA）建议的第4级或第5级哮喘药物治疗，才能够维持控制或即使在上述治疗下仍表现为"未控制"哮喘。重症哮喘分为以下两种情况：一种为第4级治疗能够维持控制，但降级治疗会失去控制；另一种为第4级治疗不能维持控制，而需要采用第5级治疗。重症哮喘可引起呼吸衰竭，为ICU收治对象。我国14岁及以上青少年和成人哮喘患病率为1.24%，其中重症哮喘占5.99%。

表1-4-1　支气管哮喘分期

慢性持续期	每周均不同频度和（或）不同程度地出现喘息、气促、胸闷、咳嗽等症状
急性发作期	喘息、气促、咳嗽、胸闷等突然发生，或原有症状加重，以呼气流量降低为特征，常因接触变应原、刺激物或呼吸道感染诱发
临床控制期	患者无喘息、气促、胸闷、咳嗽等症状4周以上，1年内无急性发作，肺功能正常

2. 重症哮喘有哪些临床表现？

不同患者临床特征及药物治疗反应性存在差异。区别不同的哮喘临床表型，有助于重症哮喘个体化治疗。表1-4-2和表1-4-3中的"重度"和"危重度"症状和体征均属于重症哮喘的临床表现。哮喘所致的呼吸衰竭临床表现见表1-4-4。

表 1 - 4 - 2　不同程度哮喘急性发作的症状

程度	精神状态	气促	体位	讲话方式	出汗
轻度	可有焦虑,尚安静	步行,上楼时	可平卧	连续成句	无
中度	时有焦虑或烦躁	稍事活动	喜坐位	单句	有
重度	常有焦虑,烦躁	休息时	端坐呼吸	单词	大汗淋漓
危重	嗜睡或意识模糊	休息时,明显	端坐呼吸或平卧	不能讲话	大汗淋漓

表 1 - 4 - 3　不同程度哮喘急性发作的体征

程度	呼吸频率	辅助呼吸肌活动及三凹征	哮鸣音	脉率(次/分)	奇脉
轻度	轻度增加	常无	散在,呼吸末期	< 100	无 <10mmHg
中度	增加	可有	响亮、弥散	100 ~ 120	可有 10 ~ 25mmHg
重度	常 >30 次/分	常有	响亮、弥散	>120	常有 10 ~ 25mmHg(成人)
危重	常 >30 次/分	胸腹矛盾呼吸	减弱乃至无	脉率变慢或不规则	无 提示呼吸肌疲劳

表 1 - 4 - 4　哮喘引起呼吸衰竭的临床表现类型

类型	急性严重哮喘	急性窒息性哮喘
基础情况	中到重度气流阻塞	正常或轻度下降的肺功能
发作	几天到数周	几分钟到数小时
病理	气道壁水肿 黏液腺增生 痰栓形成	急性支气管痉挛
对治疗的反应	慢	快

3. 什么是支气管激发试验和舒张试验,意义是什么?

支气管激发试验是通过吸入某些刺激物诱发气道收缩反应,以肺功能指标判定支气管收缩的程度,从而用于测定气道高反应性,是判断哮喘病情轻重和严重程度分级的主要指标,反应性轻者表明病情较轻,可减少用药,重者则提示应积极治疗。

支气管舒张试验是通过给予支气管舒张药物的治疗,观察阻塞气道的舒缓反应,以评价气道可逆性。同时,也可用于评价某种支气管舒张药物的疗效,以指导治疗。

试验过程：支气管受到药物刺激后，平滑肌痉挛，支气管口径变窄。已缩窄且具有可逆性的支气管在舒张药物的作用下，其口径可变宽。试验过程中通过监测肺功能指标，包括第 1 秒用力呼气容积（FEV$_1$）、呼气峰流速（PEF）等，在刺激前后的变化来间接反映支气管口径的变化（图 1 - 4 - 2）。

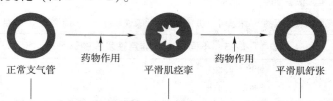

图 1 - 4 - 2　支气管激光试验和舒张试验流程

4. 对于重症哮喘患者机械通气时如何实施更有效的镇静策略？

机械通气的重症哮喘患者常采用控制性低通气策略，此策略往往会出现人机不同步，因此实施控制性低通气策略的重症哮喘患者往往需要达到深镇静，以减弱呼吸驱动力，减慢呼吸频率，避免出现人机不同步。

在镇静治疗过程中实施目标导向的镇静策略，连续评估镇静水平，及时调整药物剂量达到目标水平。评估工具：Richmond 躁动 - 镇静评分（RASS）和镇静 - 躁动评分（SAS）是评估 ICU 成人患者镇静深度和质量的最有效和可靠的量表（表 1 - 4 - 5，表 1 - 4 - 6）。

深镇静时，目标值 RASS - 3 ~ - 4 分，SAS 2 分；合并使用肌松剂时，目标值 RASS - 5 分，SAS 1 分。随着病情改善，镇静目标随之调整。

表 1 - 4 - 5　Richmond 躁动 - 镇静评分（RASS）

+4	有攻击性	有暴力行为
+3	非常躁动	试着拔出呼吸管，胃管或静脉点滴
+2	躁动焦虑	身体激烈移动，无法配合呼吸机
+1	不安焦虑	焦虑紧张但身体只有轻微的移动
0	清醒平静	清醒自然状态
-1	昏昏欲睡	没有完全清醒，但可保持清醒超过十秒
-2	轻度镇静	无法维持清醒超过十秒
-3	中度镇静	对声音有反应
-4	重度镇静	对身体刺激有反应
-5	昏迷	对声音及身体刺激都无反应

表 1 - 4 - 6 镇静 - 躁动评分（SAS）

7	危险躁动	拖拽气管内插管，试图拔除各种导管，翻越床栏，攻击医护人员，在床上辗转挣扎
6	非常躁动	需要保护性束缚并反复语言提示劝阻，咬气管插管
5	躁动	焦虑或身体躁动，经言语提示劝阻可安静
4	安静合作	安静，容易唤醒，服从指令
3	镇静	嗜睡，言语刺激或轻轻摇动可唤醒并能服从简单指令，但又迅即入睡
2	非常镇静	对躯体刺激有反应，不能交流及服从指令，有自主运动
1	不能唤醒	对恶性刺激无或仅有轻微反应，不能交流及服从指令

案例总结

本案例患者是一名典型的重症哮喘患者。哮喘病史 10 余年，其间未规律进行治疗，未规律使用药物，自觉症状明显时使用沙丁胺醇喷雾剂。患者入院前 2 小时因突发呼吸困难，以"重症哮喘"收入重症医学科。入院后使用高流量氧疗、机械通气等治疗，于 5 月 19 日拔除气管插管，5 月 23 日转出重症医学科。

本案例患者出现严重的呼吸衰竭症状，主要表现为急性支气管痉挛，重度气流受限导致的呼吸困难。患者存在的护理问题：气体交换受损；清理呼吸道无效；营养失调。潜在并发症：呼吸机相关性肺炎。围绕这些护理问题，制定了详细的护理措施。

本案例介绍了重症哮喘患者雾化吸入器使用方法、注意事项等健康指导。介绍支气管激发试验和舒张试验的临床意义及试验流程，以更好地了解重症哮喘的病理生理。围绕重症哮喘患者机械通气过程中的镇静策略（评估工具、工具应用）制定标准化的护理流程管理。

最后，在掌握重症哮喘相关知识的同时，应加强健康教育、用药指导、家庭随访、心理护理以提升患者自我管理水平。

思政元素

哮喘患者需要长期规范化治疗，国内外调查显示哮喘患者治疗依从性普遍偏低。成人患者不遵医嘱用药的发生率在 50% 左右，重症哮喘患者的依从性更差。哮喘患者的健康教育和管理是哮喘防治工作的重要组成部分，同时也是减少重症哮喘急性发作、提高患者生活质量的重要措施。

在护理过程中，应重点加强对患者的健康教育，基于不同药物、不同患者和费用选择适合的吸入装置，指导患者正确使用吸入装置及方法技巧培训。提高患者的自我管理水平，进行自我监测，并对治疗方案和哮喘控制水平周期性评估，及时反馈治疗效果以调整治疗方案。

在此过程中充分体现了护士尊重、体贴患者的仁爱精神和"严肃认真、精益求精"的职业素养。

诠释与研究

重症哮喘患者的非药物治疗

支气管热成形术（BT）是一项新的在支气管镜下进行的非药物治疗技术，通过体外的射频发射器产生的热能传导至支气管壁，加热消融增生的气道平滑肌（ASM）。此技术能够减少气道平滑肌的数量，降低ASM收缩力，改善哮喘控制水平，提高患者生活质量并减少药物的使用（图1-4-3）。可明显降低哮喘的急诊率和住院率。该技术已用于治疗重症哮喘患者，其疗效与安全性正逐渐被越来越多的研究所证实。BT还可通过减少ASM数量从而减少血管生成因子的产生并延缓气道重塑进程。

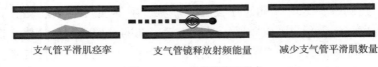

支气管平滑肌痉挛　　　　支气管镜释放射频能量　　　　减少支气管平滑肌数量

图1-4-3　支气管热成形术

围手术期管理也是保证BT安全的重要方面，术前评估肺功能以判断哮喘患者病情的严重程度以及BT手术的风险和安全性。FEV_1越低，BT手术的风险就越高。在规范治疗的情况下，哮喘患者的基础肺功能水平FEV_1占预计值>50%或者FEV_1>1 L，可以增加BT治疗的安全性。对于接受全身糖皮质激素或支气管舒张剂治疗后，FEV_1仍然占预计值<40%的患者，BT手术的风险相对较高。BT术后1年内重症哮喘急性发作率、因哮喘急性发作住院率、口服激素剂量均较术前1年明显下降，且术后重症哮喘急性发作率下降79.4%，因哮喘急性发作住院率下降89.4%。

（胡　芬）

参考文献

[1] 刘大为. 实用重症医学科 [M]. 2 版. 北京：人民卫生出版社，2020.

[2] 王吉耀，葛均波，邹和建. 实用内科学 [M]. 16 版. 北京：人民卫生出版社，2022.

[3] 中华医学会呼吸病学分会哮喘学组. 支气管哮喘防治指南（2020 年版）[J]. 中华结核和呼吸杂志，2020，43（12）：1023 - 1048.

[4] 中华医学会变态反应分会，中华医学会呼吸病学分会哮喘学组. 中国过敏性哮喘诊治指南（第一版，2019 年）[J]. 中华内科杂志，2019，58（9）：636 - 654.

[5] 谢燕清. 支气管激发试验及舒张试验结果评估 [J]. 中国实用内科杂志，2012，32（8）：587 - 590.

[6] 中华医学会呼吸病学分会哮喘学组. 重症哮喘诊断与处理中国专家共识 [J]. 中华结核和呼吸杂志，2017，40（11）：813 - 829.

[7] 宫玉翠. 慢性呼吸疾病肺康复护理专家共识 [J]. 中华护理杂志，2020，55（5）：1 - 8.

[8] 中华医学会重症医学分会. 中国成人 ICU 镇痛和镇静治疗指南 [J]. 中华重症医学电子杂志，2018，4（2）：90 - 113.

[9] 刘帅，等. 成人重症患者镇痛镇静诊疗流程 [J]. 中华重症医学电子杂志，2023，9（2）：135 - 142.

第五节　肺高压患者的护理

教学目标

【识记】能复述肺高压的概念、分型方式。

【理解】能阐述肺高压的临床表现。

【运用】能识别患者肺动脉高压危象；能提出患者的护理问题并采取对应的护理措施。

主题与背景

1. 基本信息

患者，女，28 岁，已婚，初中文化水平，家庭社会支持系统一般，入院时间为 3 月 19 日 10：05。诊断：肺动脉高压危象；心肺复苏术后；心功能不全；凝血功能障碍；系统性红斑狼疮；狼疮性肾炎。

2. 护理评估

（1）主诉：宫内孕 30 周 6 天，活动后憋气伴夜间平卧困难 5 天。

（2）现病史：患者急诊入院，后出现胎儿宫内窘迫，急诊行剖宫产术，术后出现肺动脉高压危象，血压下降，最低血压 35/21mmHg，心率 30 次/分，紧急行心肺复苏术（CPR）、气管插管，启动静脉 – 动脉体外膜肺氧合（V – A ECMO）治疗，转入重症医学科。

（3）既往史：2010 年确诊：系统性红斑狼疮（SLE），狼疮性肾炎。否认肝炎、结核、伤寒等传染病史，否认外伤史，否认青霉素及已知食物过敏史。

（4）个人史：生长于北京，否认吸烟史、饮酒史，家人身体健康。

（5）家族史：家族中否认遗传性疾病及类似病史。

（6）查体：T 36.5℃，P 114 次/分，R 36 次/分，BP 151/65mmHg，SpO_2 90%。腹隆如孕周，宫底位 – 脐上 2 横指，触诊未及明显宫缩，听诊胎心 128 次/分，胎心监护提示频繁减速。动脉血气分析（ABG）：pH 7.43，PaO_2 121mmHg，$PaCO_2$ 25mmHg，Lac 4.8mmol/L。床旁心脏超声：右心增大，重度肺高压（76mmHg），左心室射血分数（LVEF）66%。螺旋 CT 肺动脉造影（CTPA）（ – ），脑钠肽前体（NT – proBNP）9630pg/ml。

（7）主要治疗经过：患者入科后立即予以重症监护，机械通气，根据专家会诊意见，在进行产后治疗、出血处理的基础上予以降肺动脉压治疗。同时采用激素冲击、环磷酰胺治疗。治疗挑战 – 第一阶段：重度肺动脉高压合并左心功能抑制；SLE 原发病治疗；剖宫产后出血与 ECMO 抗凝的矛盾；双下肺实变；俯卧位通气治疗；肺动脉压监测指导药物治疗（瑞莫杜林、NO 吸入等）；肺灌注监测；针对 SLE 实施激素治疗等；精准抗凝，减少出血。4 月 7 日患者成功撤除机械通气，患者清醒状态下实施 V – A ECMO 治疗。治疗挑战 – 第二阶段：左心功能恢复，肺实变好转，通气恢复，但肺动脉压高，ECMO 撤机困难；SLE 原发病治疗，优化降肺动脉压药物组合，予 ECMO 代替心脏流量支持，保证右心休息以重塑心脏功能。持续清醒 ECMO 治疗（ECMO 第 19 天），开始家属探视。4 月 19 日患者肺动脉压下降，循环恢复（入室心脏超声显示 D 字征消失），撤除 ECMO（ECMO 第 31 天），4 月 22 日患者病情平稳转出重症医学科，转入内科病房继续治疗。

护理问题与措施

1. 患者因疾病造成肺血管阻力增高、心功能不全、血容量不足，此时护士应该采取哪些护理措施缓解患者心排出量减少对机体的损伤？

（1）严密观察心电图所示心率、心律的变化，及时发现心力衰竭早期征兆。及时记录血压及血氧饱和度等生命体征，发现异常及时通知医生予以处理。

（2）精准容量管理，严格限制液体输注速度。

（3）根据医嘱维持液体平衡/负平衡，减少不必要的液体摄入。

（4）合理使用血管活性药和肺高压（PH）靶向药物，并监测用药效果及毒副作用；血管活性药物使用过程中，根据血管活性药物使用的剂量选择合适浓度以及合适的泵入方式，尽量减少血压的波动以及入量过多，协调容量和血压波动的平衡。

（5）ECMO流量管理：保证转速和流量相匹配，做好ECMO运行监测。

2. 肺高压患者因肺血管阻力增高引起肺淤血、肺实变导致肺不张，导体交换受损，此时护士可以采取哪些护理措施？

（1）动态监测呼吸功能，保持呼吸道通畅。

（2）精细化人工气道管理：更换带有气囊上吸引的气管插管，并保持间断气囊上负压引流，气囊压力保持在 $25\sim30$ cmH$_2$O，妥善固定气管插管，按需吸痰；吸痰前后充分准备，避免缺氧过度换气；定时血气监测保持 PaCO$_2$ $30\sim35$mmHg，有利于扩张肺小动脉。

（3）俯卧位通气管理：俯卧位通气实施过程中密切监测呼吸以及循环指标；双重固定气管插管，防止管路脱出，定时监测气囊压力维持于 $25\sim30$cmH$_2$O，俯卧位过程中患者头偏向一侧，保持呼吸道通畅；监测镇静深度，维持 Richmond 躁动－镇静评分（RASS）为 $-3\sim-4$分；监测镇痛水平，维持重症监护疼痛观察工具（CPOT）评分为0分；预防非计划拔管、误吸、压力性损伤等并发症发生。

（4）预防肺部感染：落实呼吸机相关性肺炎（VAP）集束化防控措施；做好口腔护理及声门下吸引，合理镇静镇痛，同时保持自主呼吸和咳嗽反射。

3. 肺动脉高压危象是在肺动脉高压的基础上发生的临床危象状态，病死率极高，护士如何早期识别？可以采取哪些护理措施积极预防并开展护理工作？

（1）肺动脉高压危象是在肺动脉高压的基础上发生肺血管痉挛性收缩、肺循环阻力升高、右心排出受阻，导致突发性肺动脉高压和低心排出量的临床危象状态。主要表现为烦躁、个别患者有濒死感、心率增快、心排出量显著降低、血压下降、血氧饱和度下降等表现，临床病死率极高。针对肺动脉高压患者，护士应该设置肺动脉压、心率、氧饱和度等指标的监测范围，并关注患者的临床表现。

（2）肺动脉高压危象常在感染、劳累、情绪激动、妊娠等因素的诱发下发生，对于孕产妇更多见于分娩期和产后的最初 72 小时内。一旦诊断为肺动脉高压危象，需要立即抢救。因此，需要积极预防并加强监护。加强气道湿化，促进排痰，避免低氧血症和气道阻塞。减少各种刺激，合理使用镇痛药物给予有效的镇痛，以减轻疼痛引起的应激反应，给予小剂量盐酸右美托咪定治疗以降低外界刺激的影响。同时，对于收入 ICU 抢救的重症患者要做好导管相关血流感染、呼吸机相关性肺炎、导尿管相关泌尿系感染的预防；在后期患者开展早期活动时需要评估患者的耐受程度，循序渐进，防止氧耗增高诱发恶性不良事件。

4. 患者剖宫产术后，凝血机制异常，产后 24 小时为阴道出血高危窗口期，同时 ECMO 辅助时使用肝素以预防血栓形成，护士应当如何评估出血风险和采取护理措施？

（1）遵医嘱使用缩宫素，术后半小时开始按摩子宫，观察阴道出血的颜色、量，严密观察子宫收缩、宫底高度、切口情况并记录。

（2）术后每小时记录出入量，保持导尿管通畅，防止膀胱充盈影响子宫收缩而引起产后出血。

（3）监测血红蛋白及凝血指标变化，在血栓栓塞风险与出血并发症之间进行适宜平衡，需要护士与医生一起制定凝血监测指标的目标范围。

5. 尽管运动存在潜在风险，但研究表明早期康复可以改善 PAH 患者的运动能力和生活质量。针对患者心功能不全合并 V – A ECMO 治疗中的早期活动，护士应采取哪些护理措施？

（1）ECMO 输入端及回输端置管位于左股动脉和右股静脉，为避免置管移位、牵拉、打折，不应采取半坐位，可选择头高脚底位抬高床头避免发生 VAP。

（2）指导患者正确咳嗽、咳痰、踝泵运动，以及使用呼吸功能锻炼仪锻炼。

（3）协助患者左/右高侧卧位，鼓励经口进食。

（4）在不影响 ECMO 正常运行的情况下，采用仪器设备辅助下的下肢功能锻炼。

（5）早期活动过程中应密切监测患者的生命体征变化，监测呼吸、循环、神经系统等变化。

问题分析

1. 什么是肺高压？

肺高压（PH）是指经由右心导管术（RHC）测量的静息平均肺动脉压（mPAP）>20mmHg。重度 PH 是指 mPAP≥35mmHg，或者 mPAP>20mmHg 伴右心房压升高（>14mmHg）和/或心排血指数 <2L/（min·m²）。

2. 肺高压有哪些临床表现？

（1）肺高压的症状和体征无特异性。患者通常表现为劳力性呼吸困难和乏力，并逐渐进展到出现重度 PH 伴明显右心室（RV）衰竭。PH 患者最初表现为劳力性呼吸困难和乏力。随着 PH 进展，患者可出现右心室衰竭的症状和体征，例如劳力性胸痛或晕厥、听诊肺动脉瓣第二心音亢进、颈静脉压升高、三尖瓣反流杂音、水肿、右上腹痛、腹水和胸腔积液。

3. PH 分型

（1）根据病因和发病机制将肺高压患者分为 5 型。1 型为肺动脉高压（PAH；有时称为毛细血管前 PH）；2 型为左心疾病所致；3 型为慢性肺病和低氧血症所致；4 型为肺动脉阻塞所致；5 型为未明确或混合机制所致。在整体讨论所有 5 种类型肺高压患者时，均使用 PH 一词。

（2）PH 还可分类为毛细血管前和毛细血管后 PH。毛细血管前 PH 是由于单纯肺动脉系统压力原发性升高（如 PAH），而毛细血管后 PH 是由于肺静脉和肺毛细血管系统压力升高（肺静脉高压，如 2 型）。临床实践中，一些患者兼具毛细血管前和毛细血管后 PH 表现。

4. 针对 PH 患者如何评估病情及预后？

患者严重程度的基线评估对于预测 PH 患者的预后具有重要的意义。任何单一指标都不是可靠的预后指标；因此，需要对 PH 患者进行系统评估。基线评估决定了初始治疗的方案，后续评估治疗反应并动态调整治疗方案也是整体治疗中重要的一环。用于确定初始治疗和评估治疗反应的临床标志物是世界卫生组织公布的评价指标如通过右心导管评估的血流动力学变量，如平均肺动脉压（mPAP）、肺血管阻力、平均右房压、心排血指数、混合静脉血氧饱和度、收缩压，以及通过6分钟步行距离或心肺运动试验评估的运动耐量实验；此外，脑钠肽和尿酸可作为随访期间的生物标志物。PH患者右心室超负荷时脑钠肽可升高，其变化水平可用以预测PH患者预后。

案例总结

本案例患者是一名典型的系统性红斑狼疮（SLE）妊娠相关PAH患者。患者妊娠后出现活动后憋气伴夜间平卧困难，在当地医院出现病情变化后，以"肺动脉高压危象"收入我院。入院后予以剖宫产术，术后出现PAH危象，血压下降，最低血压35/21mmHg，心率30次/分，紧急行CPR、气管插管、启动V-A ECMO治疗，转入重症医学科。后经有创机械通气、靶向药物治疗、镇静镇痛、俯卧位通气、抗感染、营养管理、抗凝管理、容量管理、氧疗、清醒V-A ECMO、退奶治疗与乳腺炎防治等对症治疗。患者于4月22日病情平稳转出重症监护室。

本案例患者是在妊娠30W+6的基础上出现肺动脉压危象，主要临床表现为憋气、平卧困难、急性心功能障碍及衰竭。患者存在的护理问题有：心排出量减少；气体交换受损；潜在并发症：出血；活动无耐力；有感染的危险；焦虑；潜在并发症：PAH危象。围绕这些护理问题，制定了详细的护理措施。

本案例介绍了PH患者的分型和主要临床表现。针对本案例患者主要临床表现心排出量减少；气体交换受损首发症状为活动后憋气伴夜间平卧困难，使用了适合心肺功能的评估方法——6分钟步行试验，有助于准确评估心肺功能，做好原发病管理。

思政元素

PAH患者因心排出量减少，气体交换受损首发症状为活动后憋气伴夜间平卧困难。在护理过程中，护士需对患者的痛苦感同身受，在安慰、鼓励的同时，对患者的心肺功能进行动态评估，遵医嘱使用靶向药并动态调节剂量，最大限度减轻患者痛苦；此外，紧张、焦虑也是导致患者不适的主要因素之一，护士应持续关注患者情绪变化情况，实施人文关怀和心理疏导，减轻患者不适，减少刺激，从而减轻患者焦虑程度。PAH患者病情严重，病死率高，如何护理好此类患者是临床中的难题，护士应展现出自身的专业性与严谨性，不畏困难，敢于担当，通过不断学习研究找到护理 PAH 患者的最佳方案，成为危重 PH 患者康复的坚实后盾。

诠释与研究

肺高压合并妊娠患者的处置

临床研究发现 PAH 多累及女性，而 CTD（特别是 SLE）也好发于育龄期女性，这些女性患者由于种种原因仍然会面临怀孕，因此妊娠就成为 PAH 患者的一个特殊问题与挑战。正常妊娠及产期血浆容量会显著增加，但由于孕激素和雌激素介导的血管舒张作用，反使得全身血管阻力降低；而 CTD 相关性 PAH（CTD-PAH）患者因为存在肺血管病变，此时患者对因妊娠增加的血容量难以适应，故在孕期或产后极易出现 PAH 的恶化和右心力衰竭，最终导致孕妇死亡。

CTD-PAH 者的处置因阶段而异。

1. 早期妊娠建议——终止妊娠

CTD-PAH 患者一旦怀孕，不论患者心功能及提示预后的生物标志物如何，都建议终止妊娠，而且越早终止妊娠患者越安全。

2. 继续妊娠建议——严密监测

尽管强烈建议终止妊娠，一些 CTD-PAH 怀孕患者仍可能决定要继续怀孕。在这种情况下，CTD-PAH 合并怀孕患者的孕期管理应在肺高压治疗中心进行，同时患者需由一个多学科团队进行专业管理，这个团队至少包括风湿免疫专家、PAH 专业医生、心脏科医生、妇产科医生、专门管理高危妊娠和新生儿医生在内。

3. 分娩

CTD-PAH 孕妇的分娩最佳时机是不确定的，但多数文献都不主张足月分娩。病情稳定的患者，建议分娩时间选择在 34～36 周，如果孕产妇出现 PAH 症状恶化，则分娩可以再提前。分娩过程中，需常规连续监测心电图、血氧饱和度、中心静脉压和动脉血压，密切关注可能导致肺血管收缩，加重右心室功能衰竭的一些情况，如低氧、高碳酸血症、代谢性酸中毒等，并积极纠正与血流动力学相关的心律失常和贫血，合理使用升压药和正性肌力药物。

（李尊柱）

参考文献

［1］Simonneau G，Montani D，Celermajer DS，et al. Haemodynamic definitions and updated clinical classification of pulmonary hypertension［J］. Eur Respir，2019，53（1）：1801913.

［2］Nathan SD，Barbera JA，Gaine SP，et al. Pulmonary hypertension in chronic lung disease and hypoxia［J］. Eur Respir，2019，53（1）：1801914.

［3］Braganza M，Shaw J，Solverson K，et al. A Prospective Evaluation of the Diagnostic Accuracy of the PhysicalExamination for Pulmonary Hypertension［J］. Chest，2019，155（5）：982－990.

［4］Frost A，Badesch D，Gibbs JSR，et al. Diagnosis of pulmonary hypertension［J］. Eur Respir，2019，53（1）：1801904.

［5］中华医学会呼吸病学分会肺栓塞与肺血管病学组，中国医师协会呼吸医师分会肺栓塞与肺血管病工作委员会，全国肺栓塞与肺血管病防治协作组，等. 中国肺动脉高压诊断与治疗指南（2021版）［J］. 中华医学杂志，2021，101（1）：11－51.

［6］中国医师协会风湿免疫科医师分会风湿病相关肺血管/间质病学组国家风湿病数据中心，国家皮肤与免疫疾病临床医学研究中心. 2020 中国结缔组织病相关肺动脉高压诊治专家共识［J］. 中华内科杂志，2021，60（5）：406－420.

第六节　肺栓塞患者的护理

教学目标

【识记】 能复述肺栓塞的概念、静脉血栓栓塞症（VTE）的物理预防方法。

【理解】 能正确阐述肺栓塞的临床表现、VTE 的预防策略。

【运用】 能准确应用 Caprini 评分表对手术患者 VTE 风险进行评估；能提出患者的护理问题并采取对应的护理措施。

主题与背景

1. 基本信息

患者，女，59 岁，已婚，初中文化水平，家庭社会支持系统一般，入院时间为 5 月 31 日 08：19。诊断：（左侧）乳腺外上象限浸润性导管癌；（右侧）乳腺腺病；肺动脉栓塞；肺动脉压增高；双小腿肌间静脉血栓形成；肺结节；胆结石术后；高血压病 1 级 （中危）；
脂肪肝。

2. 护理评估

（1）主诉：体检发现乳腺结节。

（2）现病史：患者因体检发现乳腺结节 3 天入院，入院第 3 天在全
麻下行左侧乳腺癌乳房单纯切除术 + 前哨淋巴结活检 + 双乳区段切除
术。术后给予补液、抑酸等治疗，患者于术后第 1 天下地活动后摔倒，
意识丧失，查体见面色苍白，四肢厥冷，瞳孔对光反射灵敏，呼吸深
快，1 分钟后患者意识恢复可对答，四肢无力，心电监测示：心率 101
次/分，呼吸 26 次/分，血压 143/101mmHg，血氧饱和度 81%，血气分
析示 PaO_2/FiO_2 118mmHg。行气管插管后转入重症医学科。

（3）既往史：4 年前行胆结石手术，高血压病史 15 年，规律口
服马来酸左安地平 1 片/日，否认冠心病、糖尿病等慢性病史，无
肝炎、伤寒、结核等传染病史，无外伤史，无输血史，预防接种史
不详。

（4）个人史：生长于河北，否认吸烟史、饮酒史，家人身体健康。

（5）家族史：家族中否认遗传性疾病及类似病史。

（6）查体：T 37℃，P 132 次/分，R 30 次/分，BP 122/76mmHg，
SpO_2 90%。视诊：左乳缺如，敷料包扎完好，伤口引流管通畅，引流
液为淡血性；腹部膨隆，查体不合作，双下肢无水肿。触诊：肝脾肋下
触诊不满意。叩诊：腹部压痛、反跳痛。听诊：双肺呼吸音粗，可闻及
痰鸣音，心音有力，律齐，各瓣膜听诊区未闻及心脏杂音。化验检查：
炎症指标和凝血功能正常。下肢静脉彩超：双侧小腿肌间静脉血栓形
成；心脏彩超：左房轻度扩张，二、三尖瓣少量反流，肺动脉压增高，
左室舒张功能不全Ⅰ级。肺动脉 CT 显示：双侧肺动脉分支多发栓塞。
D - 二聚体定量 （DDi） 5.49mg/L FEU。

（7）主要治疗经过：患者入科后予以重症监护，呼吸机辅助通气，
监测通气氧合，调整呼吸机参数；行肺动脉 CT 明确低氧原因；给予祛
痰抑酸、维持电解质平衡等治疗。4 小时后氧合改善、循环暂稳定，给
予依诺肝素 6000U q12h 抗凝，注意监测乳腺术后引流情况。6 月 6 日
D - 二聚体定量 （DDi） 1.24mg/L FEU，PaO_2/FiO_2 225mmHg。6 月 19
日 D - 二聚体定量 （DDi） 0.68mg/L FEU，PaO_2/FiO_2 415mmHg。

护理问题与措施

1. 患者气管插管时经气道吸出少量粉红色黏稠痰液，气管插管后患者不能自主咳痰。此时护士应该采取哪些护理措施确保患者气道通畅，预防痰液（栓）堵塞气道？

（1）密切监测生命体征、SpO_2 变化情况。

（2）观察有无气道和肺出血发生，吸痰时动作轻柔，尽可能将吸痰压力设置在较低水平，使用浅吸技术，一次吸痰时间 <15 秒，严防气道损伤。

（3）保持人工气道通畅，按需吸痰，严密观察痰液性状和量，加强气道温湿化管理，监测患者吸入的气体温度达到 37℃，相对湿度达到 100%，预防痰栓形成，必要时遵医嘱行雾化治疗。

2. 该患者双小腿肌间静脉血栓形成，为避免突然改变体位或搬动导致静脉血栓再次脱落，护士可以采取哪些护理措施？

（1）指导患者在深静脉血栓形成的 10 ~ 14 天内，绝对卧床休息，抬高患肢 20°~30°、制动，禁止按摩、热敷、理疗及做剧烈运动，避免突然的体位改变。

（2）指导患者避免屏气用力的动作，避免剧烈咳嗽等。

（3）给予患者鼻饲含膳食纤维丰富的食物，如蔬菜汁、水果汁等，保持大便通畅，指导患者进行床上排便，必要时给予缓泻剂，以防用力排便诱发栓子再次脱落。

（4）每班观察双下肢肿胀程度、皮肤温度、色泽及足背动脉搏动，每日测量并记录双下肢周径（取髌骨上缘上 15cm 及髌骨下缘下 10cm 为测量平面），判断疗效。

（5）遵医嘱及时、正确给予低分子肝素皮下注射。

3. 肺栓塞常伴有胸部疼痛症状，且该患者为乳腺癌根治术后第 1 日，多伴有切口疼痛，护士可以采取哪些疼痛护理措施？

（1）观察记录患者胸痛的部位、性质、程度、时间、频率等。

（2）协助患者取舒适体位，以减轻患者不适。

（3）避免光和声音等各种刺激因素，操作时动作轻柔。

（4）用药护理：遵医嘱给予瑞芬太尼等镇痛药物微量泵入，根据 CPOT 疼痛评分调节药物用量；观察用药后疼痛缓解程度，注意有无呼吸抑制。

4. 该患者应用低分子肝素抗凝，观察要点有哪些?

（1）密切监测生命体征，尤其是血压、心率、心律和瞳孔等的变化，必要时行有创动脉血压监测。

（2）严密观察有无牙龈出血、鼻衄，注射部位、消化道及泌尿道等出血倾向。特别注意有无头痛、呕吐、意识障碍及肢体瘫痪、麻木等颅内出血迹象，如有异常及时报告医生。

（3）观察皮肤黏膜情况，有无出血点、淤血、瘀斑等情况。

（4）观察是否出现过敏反应、肝功能不全、血小板减少等并发症。

（5）为降低出血风险，避免反复多次行动、静脉穿刺；如需穿刺，尽量一次性完成；必要时在超声引导下穿刺置管。穿刺后按压时间适当延长，至不出血为止。

（6）监测患者应用抗凝药物期间的血浆凝血酶原时间（PT）、部分活化凝血活酶时间（APTT）。

5. 患者对乳腺手术相关知识了解少，针对患者疾病知识缺乏，护士对患者应做好哪些宣教?

（1）给患者讲解疾病相关知识，正确认识肺栓塞，教会患者预防再次发生肺栓塞的方法：如日常工作生活中，避免长时间坐卧，至少每4小时活动肢体一次，促进静脉回流，教会患者收缩腿部肌肉的方法和肢体按摩的方式，如足背屈伸、踝关节屈伸运动、股四头肌等长缩短运动（绷紧大腿），按摩比目鱼肌和腓肠肌等。

（2）指导患者穿抗血栓弹力袜，防止下肢静脉曲张，利于静脉血回流。保护肢体，防止过冷过热刺激并减少压力，穿柔软衣服，保持皮肤的完整性。

（3）指导患者按时服药，定期复查，抗凝剂有时需要终身服用，告知患者复查时间，并制定家庭护理计划，保证患者坚持服药；向患者及家属说明服药后可能出现的出血或再栓塞情况，指导患者自我监测，在出现不适时及时就医。

问题分析

1. 什么是肺栓塞?

肺栓塞是以各种栓子阻塞肺动脉或其分支为其发病原因的一组疾病或临床综合征的总称，包括肺血栓栓塞症（PTE）、脂肪栓塞综合征、羊水栓塞、空气栓塞、肿瘤栓塞等，其中PTE为最常见的类型，占90%以上，通常所称的肺栓塞即指PTE。

2. 肺栓塞有哪些临床表现?

（1）症状

①不明原因的呼吸困难及气促：患者既往无慢阻肺病史和哮喘等肺部疾病，突发显著胸闷、气短，活动后加重，常伴口唇呈青紫色。

②伴有压榨性的胸痛：多表现为胸膜炎性胸痛，含服硝酸甘油不能缓解。

③咯血：常为小量，少数患者也可大量咯血。

④晕厥：可以是肺动脉栓塞首发症状，排除脑血管疾病、心脏疾病及低血糖等，突然晕倒，应考虑肺栓塞的可能。

⑤咳嗽：常表现为干咳或伴有少量白痰。

⑥发热：多为低热，少数患者体温超过 38℃，由继发肺部感染所致。

⑦心悸、烦躁不安、惊恐甚至濒死感。

（2）常见的体征：呼吸增快、发绀、肺部湿啰音或哮鸣音，肺血管杂音，胸膜摩擦音或胸腔积液。循环系统体征有心动过速，P2 亢进及休克或急慢性肺源性心脏病相应表现。

（3）肺栓塞三联征：呼吸困难、胸痛、咯血。

3. 静脉血栓栓塞症如何预防?

深静脉血栓形成（DVT）和肺栓塞（PE）是 VTE 在不同部位和不同阶段的两种表现形式。早期识别高危患者，及时预防，可明显降低医院内 VTE 发生率。

外科手术患者，应用 Caprini 评分进行 VTE 风险分级（表 1-6-1）。根据 VTE 风险和出血风险，采取术后早期活动、机械预防、药物预防或药物预防联合机械预防等方法。多数 VTE 高风险患者，药物或机械预防至术后 7~14 天；合并恶性肿瘤的外科手术和骨科大手术患者，预防可延长至术后 28~35 天；不建议应用下腔静脉滤器作为 VTE 的一级预防。

表 1 - 6 - 1　手术患者静脉血栓栓塞症风险评估表（Caprini 评分表）

1 分	2 分	3 分	5 分
年龄 41~60 岁	年龄 61~74 岁	年龄 ≥75 岁	脑卒中（<1 个月）
小手术	关节镜手术	VTE 史	择期关节置换术
体质指数 >25kg/m²	大型开放手术	VTE 家族史	髋、骨盆或下肢骨折
下肢肿胀	（>45 分钟）	凝血因子 V Leiden 突	急性脊髓损伤
静脉曲张	腹腔镜手术	变	（<1 个月）
妊娠或产后	（>45 分钟）	凝血酶原 G20210A 突	
有不明原因或者习	恶性肿瘤	变	
惯性流产史	卧床（>72 小时）	狼疮抗凝物阳性	
口服避孕药或激素	石膏固定	抗心磷脂抗体阳性	
替代疗法	中央静脉通路	血清同型半胱氨酸	
感染中毒症		升高	
（<1 个月）		肝素诱导的血小板	
严重肺病，包括肺		减少症	
炎（<1 个月）		其他先天性或获得	
肺功能异常		性血栓形成倾向	
急性心肌梗死			
充血性心力衰竭			
（<1 个月）			
炎性肠病史			
卧床患者			

注：低危 =0~2 分；中危 =3~4 分；高危 ≥5 分；VTE：静脉血栓栓塞症

案例总结

　　本案例是一名典型的肺栓塞患者。患者于全麻术后第 1 天下地活动后摔倒，意识丧失，面色苍白，四肢厥冷，呼吸深快，血氧饱和度低至81%，行气管插管后以"急性肺栓塞"收入重症医学科，予以呼吸机辅助通气、镇静镇痛、祛痰抑酸、抗凝、维持电解质平衡等治疗。患者于 6 月 7 日转出重症医学科，6 月 23 日康复出院。

　　本案例肺栓塞患者是在全麻下乳腺癌根治术后 1 天发生的，主要临床表现为意识丧失，呼吸深快，血氧饱和度降低。患者存在的护理问题有：清理呼吸道无效；双小腿肌间静脉血栓形成；疼痛；抗凝潜在并发症：出血。围绕这些护理问题，制定了详细的护理计划和措施。

　　本案例介绍了静脉血栓栓塞症患者的预防策略，尤其针对手术患者和内科住院患者的两个 VTE 风险评估表。针对本案例患者肺栓塞形成的原因，介绍了适合手术患者的肺栓塞预防方法，有助于准确评估术后患者肺栓塞风险，做好肺栓塞的预防管理。

护理人员在患者入院时就对患者发生 DVT 的风险进行评估，然后采取针对性的护理措施。在护理全程中贯穿健康宣教，指导患者能够以规范的功能锻炼方式对血栓进行预防。

思政元素

肺栓塞患者由于发病突然，伴剧烈疼痛、呼吸困难及气促、惊恐甚至濒死感和晕厥，患者往往表现为极度恐惧和焦虑，加上监测环境紧张、压抑，病情需要绝对卧床，患者非常担心疾病预后。在护理过程中，护士对患者的痛苦要感同身受，及时安慰鼓励，正确评估患者疼痛性质及程度，解除痛苦，增强患者生活信心；在行低分子肝素皮下注射等操作时，提前告知患者，转移其注意力，消除患者紧张、恐惧心理。在此过程中建立良好的护患关系，护士耐心、细致地解释，取得患者及家属的配合非常重要。护士以实际行动彰显"诚于患者，细心博爱"的职业素养，践行"尽全力除人类之病痛，助健康之完美"的医学誓言。

诠释与研究

VTE 的物理预防方法

VTE 的预防方法有药物预防、物理（机械）预防或二者联合预防。物理方法不增加出血风险，几乎无副作用，被广泛提倡应用。VTE 物理预防方法有逐级加压弹力袜（GCS）、间歇充气加压装置（IPC）和静脉足泵（VFPs）等。在术前和术后评估为 VTE 低危的患者主要采用机械预防；VTE 中危患者，可选择药物预防或者机械预防，首选药物预防；VTE 高危患者，采取机械预防联合药物预防；严重出血风险的高危患者应接受机械预防，直至出血风险降低到可以应用抗凝药物；无出血并发症风险但具有抗凝禁忌证的患者，采用机械预防；机械预防的时间，持续应用直到患者可以正常活动或出院。

弹力袜适用于 Caprini 风险评估模型得分低于 2 分的低风险人群。GCS 通过从足踝向腿部施加梯度压力，促进血液从浅静脉通过穿支静脉流向深静脉，增加深静脉血流速度和血流量；适当的逐级加压可改善静脉瓣功能，增加骨骼肌静脉泵作用。下肢运动障碍的患者由于缺乏肌肉收缩，在穿着 GCS 时应配合被动运动。VTE 的预防选用 I 级压力 GCS，压力范围为 $15 \sim 21 mmHg$，腿长型优于膝长型；GCS 需要依据下肢直径选择不同型号，尽可能全天穿着，并在住院期间每日评估患者及 GCS 情况。使用中要时刻关注弹力袜是否穿着正确。3 次/天检查皮肤有无并发症，至少检查 1 次当前大小是否合适。

VFPs 与 IPC 的原理和功效近似。IPC 是通过加压泵装置从远心端到近心端的有序充盈产生的生理性机械引流效应加快血液流动，促进静脉血液和淋巴液的回流；逐级压力治疗可以改善血流淤滞，通过压力诱导的纤维蛋白溶解系统激活改善高凝状态，同时压力本身也可以改善内皮细胞功能紊乱。无禁忌证的情况下，心脏手术、腹部手术、重大创伤或脊髓损伤等 VTE 中风险及以上患者自入院即可使用 IPC 预防 VTE。VTE 中风险以上的外科患者，可在麻醉前即使用 IPC，在术中与术后结合抗血栓袜使用，直到患者可以正常活动或恢复到疾病前的活动水平。IPC 可分为等压加压和分级加压，无论采用哪种模式加压，均对大腿和（或）小腿施加 35～40mmHg 的压力，腿套内充气约 10 秒/次，放松 1 分钟，再重复该循环。IPC 使用期间建议每天使用时间≥18 小时，对于完全不能活动的患者，应尽量延长每天使用时间，长时间使用时需要考虑患者的耐受情况。

（刘春霞）

参考文献

［1］中国静脉介入联盟，中国医师协会介入医师分会外周血管介入专业委员会，国际血管联盟中国分部护理专业委员会．致命性肺血栓栓塞症急救护理专家共识［J］．中华现代护理杂志，2023，29（17）：2241－2250.

［2］尤黎明，吴瑛．内科护理学［M］．北京：人民卫生出版社，2019：122－128.

［3］Rivera－Lebron，BN，Rali，PM，Tapson，VF. The PERT Concept：A Step－by－Step Approach to Managing Pulmonary Embolism［J］. Chest，2021，159（1）：347－355.

［4］Konstantinides SV，Meyer G. The 2019 ESC Guidelines on the Diagnosis and Management of Acute Pulmonary Embolism［J］. Eur Heart J，2019，40（42）：3453－3455.

［5］Kruger PC，Eikelboom JW，Douketis JD，et al. Pulmonary embolism：update on diagnosis and management［J］. Med J Aust，2019，211（2）：82－87.

［6］Stevens SM，Woller SC，Kreuziger LB，et al. Antithrombotic Therapy for VTE Disease：Second Update of the CHEST Guideline and Expert Panel Report［J］.

CHEST, 2021, 160 (6): 545 – 608.

[7] 中国健康促进基金会血栓与血管专项基金专家委员会. 静脉血栓栓塞症机械预防中国专家共识 [J]. 中华医学杂志, 2020, 100 (7): 484 – 492.

[8] 方媛媛. 深静脉血栓形成的预防性护理研究进展 [J]. 中国卫生标准管理, 2023, 14 (10): 185 – 188.

[9] 全国肺栓塞和深静脉血栓形成防治能力建设项目专家委员会《医院内静脉血栓栓塞症防治质量评价与管理指南 (2022 版)》编写专家组. 医院内静脉血栓栓塞症防治质量评价与管理指南 (2022 版) [J]. 中华医学杂志, 2022, 102 (42): 3338 – 3348.

[10] 上海市肺栓塞和深静脉血栓防治联盟, 国际血管联盟中国分部护理专业委员会, 上海市护理学会外科护理专业委员会. 间歇充气加压用于静脉血栓栓塞症预防的中国专家共识 [J]. 中华普通外科杂志, 2022, 37 (7): 549 – 553.

[11] Blakeman TC, Scott JB, Yoder MA, et al. AARC Clinical Practice Guidelines: Artificial Airway Suctioning [J]. RESP CARE, 2022, 67 (2): 258 – 271.

第二章　心脏疾病

第一节　主动脉夹层患者的护理

【识记】能复述主动脉夹层的概念、主动脉夹层患者低氧时俯卧位通气方法。

【理解】能正确解释主动脉夹层的临床表现、分型与 Beck 三联征。

【运用】能准确应用重症监护疼痛观察工具对患者进行疼痛评分；能提出患者的护理问题并采取对应的护理措施。

主题与背景

1. 基本信息

患者，男，51 岁，已婚，初中文化水平，家庭社会支持系统一般，入院时间为 4 月 1 日 2：50。诊断：主动脉夹层；高血压 3 级。

2. 护理评估

（1）主诉：突发胸背部撕裂样剧烈疼痛 6 小时，持续不缓解，伴胸闷、大汗、乏力。

（2）现病史：6 小时前患者无明显诱因突发胸背部撕裂样剧烈疼痛，伴胸闷、大汗、乏力。因其疼痛持续无缓解，遂于当地医院急诊科就诊，CT 检查提示主动脉夹层。现患者为求进一步治疗，拟以"急性主动脉夹层"收入我院。

（3）既往史：患者自述有高血压病史 10 年，现间断口服降压药中。否认肝炎、结核、伤寒等传染病史，否认手术、外伤史，否认食物及已知药物过敏史。

（4）个人史：生长于河南，无吸烟史，有饮酒史，家人身体健康。

（5）家族史：家族中否认传染和遗传性疾病及类似病史。

（6）查体：T 38.0℃，P 70 次/分，R 22 次/分，BP 178/97mmHg，$SpO_2$90%，意识清楚。视诊：发育正常，肥胖体型，表情痛苦，急性面

容。触诊：腹部平软，肝脏未触及，肝颈静脉反流征阴性。叩诊：移动性浊音阴性，双肾区叩击痛阴性。听诊：双肺呼吸音粗、两肺啰音，未闻及血管杂音。血常规：白细胞 $10.26 \times 10^9/L$，中性粒细胞 $8.78 \times 10^9/L$，红细胞 $3.13 \times 10^{12}/L$，血红蛋白 98g/L。生化检查：总蛋白 46.9g/L，白蛋白 28.7g/L，丙氨酸氨基转移酶 111.0U/L，N 端 – B 型钠尿肽前体 2282pg/ml。CT 示急性主动脉夹层（A 型）。

（7）主要治疗经过：患者入科后立即予以重症监护，高流量氧气吸入，持续有创性血压监测，持续中心静脉压力监测，控制性降压，镇静镇痛，留置导尿监测尿量等治疗，于当日检查完善后行急诊手术。治疗措施：术后给予有创机械通气、镇静镇痛药物，抗生素抗感染，应用 β 受体拮抗剂控制心率和血压，盐酸氨溴索祛痰，输注白蛋白纠正血容量不足，复方氨基酸补充营养等治疗。

护理问题与措施

1. 患者 6 小时前无明显诱因突发胸背部剧烈疼痛，疼痛呈持续性且无缓解，为该患者进行疼痛护理时，护士可以采取哪些护理措施？

（1）观察记录疼痛部位、性质、程度、时间、频率及变化等。

（2）协助患者取舒适位，避免猛然转身、碰撞、身体突然用力屈伸等不适当体位，嘱患者绝对卧床休息。

（3）遵医嘱给予镇痛药物，适当肌内注射或静脉应用阿片类药物（吗啡、哌替啶），以降低交感神经兴奋导致心率和血压的上升。

2. 主动脉夹层累及主动脉其他重要分支血管，常引起脏器缺血或灌注不良的症状，此时护士应该采取哪些护理措施？

（1）密切监测患者生命体征、SpO_2 及 CVP 的变化情况。

（2）每 4 小时触摸并对比四肢动脉搏动强弱。

（3）监测肾功能，准确记录患者 24 小时出入量。

（4）观察胃肠道表现，腹部触诊、叩诊，及时发现有无腹膜刺激征。

（5）评估神经系统功能，观察神志，了解有无脑灌注不良表现。

3. 主动脉夹层患者常出现气促、胸闷、呼吸困难、低氧血症，此时护士应该采取哪些护理措施？

（1）密切监测患者生命体征、SpO_2、CVP、有创血压情况。

（2）严格控制血压，评估出入液量。

（3）关注动脉血气分析结果。

（4）呼吸道管理，根据病情给予面罩、高流量氧气吸入、无创呼吸机应用，清理呼吸道，有效吸痰，必要时给予气管插管机械通气，或俯卧位通气治疗。

4. 主动脉夹层患者常伴发热，该患者白细胞高达 $10.26 \times 10^9/L$，患者入院后体温波动在 $37.5 \sim 38.2℃$，此时护士可以采取哪些护理措施？

（1）密切监测体温变化。

（2）遵医嘱予以冰袋、冰帽及擦浴等物理降温。

（3）遵医嘱监测血常规、B 型钠尿肽（BNP）测定降钙素原等指标变化。

（4）体温超过 $39℃$ 时遵医嘱抽取血培养，关注培养结果。

（5）遵医嘱输注抗生素类药物。

5. 主动脉夹层患者最危险的是主动脉夹层破裂，常因出血、心脏压塞导致猝死。

（1）密切监测生命体征，进行 CVP、动脉血压、心排出量及肺毛细血管楔压等血流动力学连续监测，尤其是血压、脉搏的变化。

（2）监测动脉血气分析，末端 SpO_2 连续监测。

（3）观察有无消化道出血等情况。

（4）发生心脏压塞时，立即开胸进行心肺复苏和手术治疗。

6. 患者有恐惧、焦虑感，护士对患者应做好哪些心理护理？

（1）给患者讲解疾病相关知识，正确认识主动脉夹层，鼓励患者增进自信心。

（2）心理安慰、关心患者感受，耐心沟通，消除恐惧、紧张情绪。

（3）与家属沟通，让家属在精神上支持患者。

（4）必要时遵医嘱给予抗焦虑药物。

问题分析

1. 什么是主动脉夹层？

主动脉内膜和中层弹力膜发生撕裂，血液进入主动脉壁中层，顺行和（或）逆行剥离形成壁间假腔，并通过一个或数个破口与主动脉真腔相交通称为主动脉夹层（AD）。

病因和危险因素：包括高血压、动脉粥样硬化、基因突变导致的主动脉疾病、创伤、解剖变异。其中高血压是发生主动脉夹层最重要的危险因素。

2. 主动脉夹层怎样分型？

目前临床上常用 Stanford 分型和 DeBakey 分型。

Stanford 分型：分为 A 型和 B 型。凡是夹层累及升主动脉的为 Stanford A 型；夹层仅累及胸降主动脉及其远端为 Stanford B 型。

DeBakey 分型：分为 Ⅰ、Ⅱ、Ⅲ 型。Ⅰ 型：原发破口位于升主动脉或主动脉弓，夹层累及大部或全部胸升主动脉、主动脉弓、胸降主动脉、腹主动脉；Ⅱ 型：原发破口位于升主动脉，夹层累及升主动脉，少数可累及主动脉弓；Ⅲ 型：原发破口位于降主动脉峡部，夹层范围局限于胸降主动脉为 Ⅲa 型，向下同时累及腹主动脉为 Ⅲb 型。

3. 主动脉夹层有哪些临床表现？

（1）疼痛：最主要和常见表现，主要表现为前胸、后背或腹部突发性撕裂样或刀割样剧痛，随病程进展，还可能出现主动脉夹层累及的相关症状和体征。

（2）血压变化：大多数合并高血压，且两上肢或上下肢血压相差较大；低血压或严重休克。

（3）心血管系统：主动脉瓣关闭不全、心肌梗死或心脏压塞。严重者出现心力衰竭。

（4）脏器或肢体缺血：神经系统缺血、四肢缺血症状和内脏缺血。

（5）夹层动脉瘤破裂：主动脉夹层动脉瘤可破入左侧胸膜腔引起胸腔积液；也可破入食管、器官内，患者可有失血性休克表现。

4. 什么是 Beck 三联征？

低血压、心音低、颈静脉怒张，临床上称为 Beck 三联征。Beck 三联征的现象发生后，要高度考虑心包积液，尤其是要警惕心脏压塞。心脏压塞容易引发不良预后，甚至出现心搏骤停，导致患者猝死。

5. 针对该患者采取何种疼痛评估方法？

疼痛评估有多种工具：①数字评分表（NRS）适用于能够自主表达的患者。NRS 评分为一个 0～10 分的点状标尺，0 代表不痛，10 代表疼痛难忍，由患者选取一个数字描述疼痛程度。轻度疼痛的患者 NRS 评分 1～3 分，中重度疼痛患者 NRS 评分 4～7 分。②重症监护疼痛观察工具（CPOT）适用于不能自主表达且行为可观察到的患者。该量表对气管插管和非气管插管患者均适用。

患者急诊术后为经口气管插管患者，因此选择该量表来评估患者疼痛程度。CPOT 量表共有 4 个测量条目，前 3 个条目（面部表情、肢体活动、肌张力）对两类患者均适用；第 4 个条目，对于气管插管患者观察其通气依从性。进行疼痛评估时，根据患者的反应情况，每个条目计分0~2分，总分0（无痛）~8分（最痛），分值越大，患者的疼痛程度越高（表2-1-1）。

表2-1-1　重症监护疼痛观察工具（CPOT）

指标	条目	描述	得分
面部表情	放松、自然	无肌肉紧张表现	0
	表情紧张	皱眉、眉毛下垂、眼窝紧缩、轻微的面肌收缩，或其他改变（如侵入性操作中睁眼或流泪）	1
	脸部扭曲、表情痛苦	出现上述所有面部运动，并有眼睑紧闭（可以表现出张口或紧咬气管插管）	2
肢体活动	没有活动或正常体位	根本不动或正常体位	0
	防卫活动	缓慢、小心地活动，触摸或摩擦痛处，通过活动寻求关注	1
	躁动不安	拔管，试图坐起，肢体乱动/翻滚，不听指令，攻击医务人员，试图爬离床	2
肌张力	放松	被动运动时无抵抗	0
	紧张、僵硬	被动运动时有抵抗	1
	非常紧张或僵硬	强烈抵抗，无法完成被动运动	2
机械通气顺应性（插管患者）或发声（无插管患者）	耐受呼吸机或活动	无报警，通气顺畅	0
	咳嗽但可耐受	咳嗽，可触发报警但自动停止报警	1
	人机对抗	不同步：人机对抗，频繁引起报警	2
	言语正常或不发声	说话音调正常或不发声	0
	叹息，呻吟	叹息，呻吟	1
	喊叫，哭泣	喊叫，哭泣	2

6. Stanford A 型怎么治疗？

初步治疗的原则是有效镇痛、控制心率和血压，减轻主动脉剪应力，降低主动脉破裂的风险。Stanford A 型主动脉夹层一经发现均应进行积极手术治疗。国内外对于急性 Stanford A 型主动脉夹层应进行晋级外科手术治疗已经达成共识（表2-1-2）。

表 2-1-2　关于 Stanford A 型主动脉夹层外科治疗策略的推荐

推荐条目	推荐类别	证据等级
相对禁忌证：持续昏迷、胃肠道缺血伴肉眼血便或黑便、持续心肺复苏	I	C
腋动脉插管作为体外循环和脑保护首选的插管方式	I	C
停循环目标：鼻咽温度 21～25℃（中度低温）	I	B
首选顺行性脑灌注的保护方式	I	B
夹层远端吻合采用开放吻合技术	I	C
复杂型 Stanford A 型夹层（AC 型）推荐行孙氏手术	I	B
年龄 >70 岁者在消除原发破口情况下可行部分主动脉弓替换术	Ⅱa	C
A2 型夹层可行保留主动脉瓣的主动脉根部替换术（如 David 术）	Ⅱa	C
A3 型夹层可行主动脉根部复合替换术（如 Bentall 术）	I	C

案例总结

　　本案例患者是一位典型的主动脉夹层患者。患者无明显诱因突发胸背部疼痛，呈撕裂样，伴胸闷、大汗、乏力，急诊至居住地医院就诊，行 CT 检查提示主动脉夹层。遂急诊以"急性主动脉夹层"收入院。入院后予以高流量氧气吸入、持续有创性血压监测，持续中心静脉压力监测，控制性降压，镇静镇痛等治疗，于当日检查完善后行急诊手术，术后给予有创机械通气、镇静镇痛、控制血压和心率、抗感染、抗凝、稀释痰液、营养支持治疗等对症治疗。患者于 4 月 20 日康复出院。

　　本案例主动脉夹层患者是在高血压的基础上伴有急性主动脉夹层，主要临床表现为急性胸背部疼痛和急性多器官功能不全。患者存在的护理问题有：疼痛；组织灌注不良；体温过高；低氧血症；潜在并发症：猝死；恐惧、焦虑。围绕这些护理问题，制定了详细的护理措施。

　　本案例介绍了主动脉夹层心脏压塞的 Beck 三联征。针对本案例患者主要临床表现胸背部疼痛，介绍了重症患者疼痛评估方法—CPOT，有助于准确评估疼痛，做好镇痛镇静管理。

　　最后，在掌握主动脉夹层相关知识及治疗的同时，应加强人文关怀和优质护理理念，将个体化护理计划制定、实施及效果评估贯穿于 ICU 整个住院治疗过程中。

思政元素

　　主动脉夹层患者首发症状为突发前胸、后背或腹部撕裂样或刀割样剧痛。在护理过程中，对患者的不适要耐心倾听，在安抚鼓励和共情患者的同时，要采用科学评估工具 CPOT 进行疼痛的动态评估。目前对于主动脉夹层患者的疼痛干预方案主要采取三阶梯镇痛模式，即根据疼痛分级采取常规升阶镇痛方式。此外胸闷、乏力也是影响患者不适的主要因素之一，护士应持续关注呼吸形态和 SpO_2 变化情况。采用绝对卧床休息、高流量氧气吸入、镇痛、控制血压和心率，从而减轻患者胸闷、乏力程度。在此过程中充分体现了护士"尊重患者、珍爱生命"的仁爱精神和"以人为本、诚心服务"的职业素养。

诠释与研究

主动脉夹层患者低氧时俯卧位通气方法

俯卧位通气（PPV）是指在机械通气时将患者翻转为俯卧位体位，通过扩张下垂不张的肺区域以改善肺通气血流比，从而改善患者动脉血气结果和预防呼吸机相关性肺炎发生。低氧血症作为急性 A 型主动脉夹层术后最常见的并发症，会增加患者机械通气时间、ICU 住院时间、死亡率和住院费用。俯卧位通气治疗作为临床纠正体外循环术后低氧血症的主要手段，具有以下优势：一是可以减少纵隔和心脏对肺部的压迫，使腹腔内压降低，改善局部膈肌的运动，增加功能残气量；二可以重新分布肺部血流，改善重力依赖区的通气血流比；三是可以促进肺部分泌物的引流，改善患者氧合。

对呼气末正压水平以及 PPV 时间的合理控制是二者联合应用起到更好作用的基础。PPV 时间应至少维持 24 小时，若 24 小时后患者氧合指数（PaO_2/FiO_2）仍低于 150，则应延长且推荐尽早使用。早期使用无创通气（NIV）或高流量鼻导管（HFNC）主要目的是改善氧合。但这些早期 PPV 联合 HFNC 或 NIV 方法，适用于非插管患者，可避免插管。对夹层术后的低氧血症患者实施 PPV，可快速改善患者氧合状况、缩短住院时间及住院时间，且不影响血流动力学稳定。

（张媛媛）

参考文献

［1］龙明，张松峰 . 外科学［M］. 8 版 . 北京：人民卫生出版社，2016.

［2］李乐之，路潜 . 外科护理学［M］. 6 版 . 北京：人民卫生出版社，2017.

［3］中华医学会外科学分会血管外科学组. Stanford B 型主动脉夹层诊断和治疗中国
专家共识（2022 版）［J］. 中国血管外科杂志，2022，14（2）：119 - 130.

［4］李雪苹，王磊，张淮，等. Stanford A 型主动脉夹层患者术后谵妄风险预测评分
模型的构建与效果验证［J］. 中华护理杂志，2022，57（8）：950 - 957.

［5］葛均波，徐永建，王辰. 内科学［M］. 9 版. 北京：人民卫生出版社，2020.

［6］陈杰，杨晓红，路潜，等. 中文版重症监护疼痛观察工具在非气管插管患者中
应用的信效度研究［J］. 中华护理杂志，2015，50（9）：1132 - 1136.

［7］郭俊，徐景龙. PEEP 水平选择对俯卧位通气重度 ARDS 患者肺复张效果和炎性
因子的影响［J］. 中华危重病急救医学，2020，32（6）：702 - 706.

［8］李颖，阿曼古丽，莫明，等. 俯卧位通气在主动脉夹层术后低氧血症中的应用
［J］. 中国体外循环杂志，2022，20（3）：188 - 192.

［9］中国医师协会心血管外科分会大血管外科专业委员会. 主动脉夹层诊断与治疗
规范中国专家共识［J］. 中华胸心血管外科杂志，2017，33（11）：641 - 654.

第二节　急性心肌梗死患者的护理

教学目标

【识记】能复述急性心肌梗死的概念、胸痛的护理措施。

【理解】能正确解释急性心肌梗死的临床表现、危险度分级诊断。

【运用】能准确应用重症监护疼痛观察工具对患者进行疼痛评分；
能提出患者的护理问题并采取对应的护理措施。

主题与背景

1. 基本信息

患者，男，53 岁，已婚，初中文化水平，家庭社会支持系统良好，
于 6 月 25 日 21：00 收入我院心血管内科重症监护病房。诊断：急性心
肌梗死。

2. 护理评估

（1）主诉：突发胸痛 4 小时，疼痛持续剧烈，伴濒死感、大汗、
气短。

（2）现病史：患者于入院前 4 小时出现心前区压榨样疼痛，疼痛范围
约手掌大小，后放射至后背、双肩及左上肢，持续数分钟至半小时不等，
伴有大汗、恶心，无咳嗽、咳痰、呕吐、头晕和头痛等症状。患者为求明
确诊治，遂于我院心血管内科就诊。实验室检查提示心肌酶及肌钙蛋白明
显提高，心电图检查提示窦性心律，Ⅱ、Ⅲ和 AVF 导联 ST 段抬高。

（3）既往史：自诉高血压病史 30 余年，未规律服用降压药，收缩压最高达 150mmHg；血糖增高 1 年余，不规律口服二甲双胍。否认传染病史、外伤手术史、输血史、药物及食物过敏史。

（4）个人史：生长于黑龙江，有吸烟史 15 余年，平均 10 支/天；偶尔饮酒，无酗酒史；患者已婚，配偶健康状况良好。

（5）家族史：父母身体健康，否认家族传染和遗传性病史。

（6）查体：T 36.0℃，P 82 次/分，R 18 次/分，BP 183/115mmHg，神志清楚。视诊：表情痛苦，急性面容，口唇无发绀。触诊：浅表淋巴结无肿大，腹部平软，无压痛和反跳痛，双下肢未见水肿。听诊：双肺呼吸音清，未闻及干湿啰音，心律齐，心界不大，各瓣膜区未闻及病理性杂音。

（7）主要治疗经过：患者入科后立即予以心电监护、吸氧、止痛和补液等对症治疗。冠状动脉造影结果提示患者左主干末端和回旋支开口狭窄 50%，前降支开口及近段狭窄 95%，入院当天 21：10 医生在局部麻醉下为患者行冠状动脉造影术下冠状动脉介入治疗。术后患者安返重症监护室，测得生命体征 P 76 次/分，R 19 次/分，BP 160/85mmHg。神志清楚，无胸闷、疼痛、气短等不适症状。通过运用心脏康复五大处方对患者进行 PCI 术后个案管理，现患者病情得到控制，情绪稳定，血压、血糖控制理想，不合理饮食结构得到纠正，患者能积极主动参与自我管理。术后第 3 天患者心电图示：窦性心律，无异常改变，心肌酶及肌钙蛋白指标逐渐恢复正常，转入心血管内科病房。于 6 月 28 日顺利出院。

护理问题与措施

1. 疼痛是急性心肌梗死重要的征象，是最早出现的症状。为患者进行疼痛护理减轻痛苦，护士可以采取哪些护理措施？

（1）嘱患者绝对卧床休息，保持环境安静，限制探视。

（2）鼻导管给氧，以增加心肌氧的供应，减轻心肌缺血和疼痛。

（3）遵医嘱给予止痛剂及硝酸酯类药物，观察有无呼吸和循环抑制等不良反应。

（4）发病后 4 ~ 12 小时内给予流质饮食，以减轻胃扩张。随后过渡到低脂、低胆固醇清淡饮食，提倡少量多餐。

2. 患者因组织缺氧、心肌损伤，伴有心律失常，全身无力，如何指导患者运动？

（1）评估康复训练适应证，住院期间开始康复的指征包括：过去 8 小时内没有新的或再发胸痛，肌钙蛋白水平无进一步升高，没有出现新的心力衰竭失代偿先兆。

（2）解释合理运动的重要性：目前主张早期运动，实现早期康复。活动耐力恢复是一个循序渐进的过程。

（3）制订个体化运动处方：推荐住院期间 4 步早期运动和日常生活指导计划。

（4）活动中监测：住院患者运动康复和日常活动指导必须在心电监护下进行。

3. 若患者出现便秘，护士应采取哪些措施？

（1）评估患者排便次数、性状及排便困难程度，平时有无习惯性便秘，是否服用通便药物。

（2）给予患者低脂低热量饮食，增加富含纤维素的食物。

（3）若患者便秘不适无缓解，可遵医嘱给予缓泻药，必要时灌肠。

4. 若患者病情进一步加重，出现潜在并发症——心力衰竭、心律失常、心源性休克、猝死，护士应采取哪些措施？

（1）动态监测患者术后的心率及心律变化，发现异常应立即通知医生。

（2）动态观察患者有无血压下降，是否伴有烦躁不安、面色苍白、皮肤湿冷、脉细而快、大汗淋漓、少尿、神志迟钝，甚至晕厥。一旦发现患者有血压下降趋势应及时汇报医生，遵医嘱给予升压、补液等处理。

（3）应严密观察患者生命体征，做好有创血流动力学、电解质和酸碱平衡监测。

（4）准备好急救药物和抢救设备如除颤器、起搏器等，随时做好抢救准备。

5. 患者因担心疾病预后及剧烈疼痛伴濒死感，使患者非常焦虑、恐惧，护士应采取哪些措施？

（1）采用"双心"护理，用温和的语言解释病情及治疗方案。

（2）环境介绍：说明科室良好诊疗条件和先进技术，有不舒适及时告诉医护人员。

（3）心理疏导：允许患者表达内心感受，给予心理支持，鼓励患者战胜疾病。

（4）减少干扰：保持病室内环境安静、整洁。

6. 患者既往有高血压、糖尿病病史，针对患者疾病知识缺乏，护士对患者应做好哪些宣教？

（1）告知患者疾病诱发的相关危险因素，强调健康生活和饮食习惯对疾病预防的重要性，如戒烟、戒酒和合理运动。

（2）告知患者正确管理血压和血糖对疾病预防的重要性，定期监测血压和血糖情况，遵医嘱规律服用药物，禁止自行停止服药。

（3）教会患者正确识别急性心肌梗死发病症状及急救措施。指导患者正确服用相关药物，明确其药理作用、不良反应和注意事项，若发生副作用需及时告知医生。

（4）向患者介绍介入手术相关知识及预后。

问题分析

1. 什么是急性心肌梗死？

急性心肌梗死（AMI）是指急性心肌缺血性坏死，在冠状动脉病变的基础上，由于冠状动脉血供急剧减少或中断，导致相应心肌严重而持久的急性缺血坏死。临床典型表现为持久的胸骨后剧烈疼痛，发热，心电图进行性改变，白细胞计数和血清心肌坏死标志物增高等；严重者可发生心律失常、休克或心力衰竭症状。

2. 心肌梗死有哪些临床表现？

心肌梗死的临床症状与梗死的部位、大小、侧支循环情况密切相关。

（1）先兆：50%～81%的患者在发病前数天有乏力、胸部不适、活动时心悸、气急、烦躁、心绞痛等前驱症状。心绞痛发作较以往频繁、性质剧烈、持续时间长，硝酸甘油疗效差，诱发因素不明显。

（2）症状

①疼痛：为最早出现且最突出的症状，多发生于清晨。疼痛的性质和部位与心绞痛相似但程度更剧烈，多伴有大汗、烦躁不安、恐惧及濒死感，持续时间可达数小时或数天，休息和服用硝酸甘油不缓解。

②全身症状：一般在疼痛发生后24～48小时出现，表现为发热、心动过速、白细胞增高和血沉增快等，由坏死物质吸收所引起。

③胃肠道症状：疼痛剧烈时常伴恶心、呕吐、上腹胀痛，肠胀气亦不少见，重者可发生呃逆。

④心律失常：见于75%～95%的患者，多发生在起病1～2天，24小时内最多见。以室性心律失常最多，尤其是室性期前收缩。室颤是

AMI 早期特别是患者入院前的主要死因。下壁 AMI 易发生房室传导阻滞及窦性心动过缓；前壁 AMI 易发生室性心律失常，如发生房室传导阻滞表明梗死范围广泛，情况严重。

⑤低血压和休克：疼痛发作期间血压下降常见，但未必是休克，如疼痛缓解而收缩压仍低于 80mmHg 且患者表现为烦躁不安、面色苍白、皮肤湿冷、脉细而快、大汗淋漓、少尿、神志迟钝甚至晕厥则为休克表现。一般多发生在起病后数小时至 1 周内，约 20% 患者会出现，主要为心源性休克，因心肌广泛坏死、心排血量急剧下降所致。

⑥心力衰竭：发生率为 32% ~ 48%，主要为急性左心力衰竭，可在起病最初几天内发生，或在疼痛、休克好转阶段出现，为 AMI 后心脏收缩力显著减弱或不协调所致。表现为呼吸困难、咳嗽、发绀、烦躁等症状，重者可发生肺水肿，随后可发生颈静脉怒张、肝大、水肿等右心力衰竭表现。右心室 AMI 者可一开始就出现右心力衰竭表现，伴血压下降。

（3）体征：心脏浊音界可正常或轻至中度增大。心率多增快，也有少数减慢，可有各种心律失常。心尖部第一心音减弱，可闻及第四心音（心房性）或第三心音（心室性）奔马律。部分患者在心前区可闻及收缩期杂音或喀喇音，为二尖瓣乳头肌功能失调或断裂所致。10% ~ 20% 患者在起病第 2 ~ 3 天可出现心包摩擦音，为反应性纤维性心包炎所致。AMI 患者早期血压可增高，多数患者血压降低，甚至休克。

3. 针对该患者采取何种疼痛评估方法？

疼痛评估有多种工具：①数字评分表（NRS）适用于能够自主表达的患者。NRS 评分为一个 0 ~ 10 分的点状标尺，0 代表不痛，10 代表疼痛难忍，由患者选取一个数字描述疼痛程度。②行为疼痛量表（BPS）与重症监护疼痛观察工具（CPOT）适用于不能自主表达且行为可观察到的患者。在进展期疼痛方面，CPOT 评分表现优于 BPS 评分。

案例总结

该个案患者在急性心肌梗死发病早期通过完善相关心电图、心肌酶和冠状动脉造影检查得以明确诊断，后续经过积极的冠脉介入治疗使患者心肌血流灌注得以及时恢复，避免了患者心脏功能的进一步损害。急性心肌梗死患者的治疗需要尽快开通闭塞的冠状动脉，恢复其心肌血流灌注，对护理工作的要求较高。在急性心肌梗死患者的护理任务中，护士要有明确的分工，包括及时记录患者发病、转运及手术的时间节点，及时完成床旁肌钙蛋白检测，完善急救设备及药物的准备工作，将患者快速推入导管室行冠脉介入治疗，术后密切观察患者病情变化，并给予患者康复、治疗、护理于一体的规范化治疗。在治疗患者疾病的同时给予患者温馨的治疗环境，主动与患者沟通交流，护理操作娴熟、舒适，针对性进行心理疏导，减轻患者心理压力，努力与患者建立信任的医患关系。术后给予随访，通过运用心脏康复五大处方对患者进行 PCI 术后个案管理，从而不断提升患者自我管理效能，提高患者生活质量。

最后，在掌握急性心肌梗死相关知识及治疗的同时，应加强人文护理、早期康复护理、健康知识宣教等，制定个性化护理计划并贯穿于ICU 整个住院过程中。

思政元素

本案例以典型案例为载体，急性心肌梗死患者在最初时间内，发生心室颤动和猝死的危险性最大，对其疾病照护可锻炼护士的疾病应对能力和急救护理水平。急性心肌梗死患者因疼痛剧烈和伴随的濒死感体验，常表现出严重焦虑甚至恐惧，护士应及时缓解患者疼痛，并给予心理支持和病情解释。培养护士临床思维，实践人文精神，实践人文理想，丰富护士人文素养知识，强化人文关怀。

诠释与研究

急性心肌梗死患者的急诊护理流程优化

急性心肌梗死患者实行急诊护理流程优化非常重要，综合考虑可能影响救治效果的因素，达到改善患者预后的目的，为疾病救治效果的发展探索新出路，也为稳定病情带来新思路。急诊护理流程优化包括院前急救、现场护理、转运护理、开通急诊绿色通道、急诊科救治、病情观察与并发症预防等几个方面。

（1）院前急救：急诊部门接到急救电话时要询问患者症状，判断患者病情，确定患者地点，尤其要叮嘱家属做好院前急救处理，如协助患者绝对卧床休息，严禁随意挪动患者，取平卧位、头偏向一侧，有条件者可低流量吸氧和舌下含服硝酸甘油。急救中心需立刻指挥专业医护人员携带急救药品和除颤仪等抢救设备出发，将患者运送到附近能提供24 小时心脏急救的医院。

（2）现场护理：护士到达现场需快速评估患者病史，通过测量患者生命体征、查体和持续心电监测初步判断患者病情，尽早识别 AMI 高危患者。此外，护士要为患者建立静脉通道，遵医嘱给予患者急救药物，必要时协助医生行除颤治疗和心肺复苏抢救。

（3）转运护理：向家属阐述患者转运过程中存在的风险，获取家属知情同意。转运途中要密切关注患者病情变化，维持患者呼吸道畅通和血流动力学稳定，妥善固定患者静脉管道。

（4）开通急诊绿色通道：提前与急诊科、心血管内科及介入室医师沟通联系，详细汇报患者病情及初步判断结果。由急诊科快速组建急救医疗小组，迅速分级预检分诊、紧急救助处理，保证抢救工作顺利进行。

（5）急诊科救治：患者入院后立即给予持续心电监护、血压监测和低流量吸氧等对症处理，积极完善相关实验室和影像学检查，尽快根据患者病情和检查结果明确诊断。护士要积极主动与患者家属交流沟通，详细阐述病因、治疗必要性及注意事项等，做好家属健康宣教工作，获取家属治疗知情同意。同时，护士要安抚患者恐惧情绪，给予患者心理支持。若患者需要转科治疗，护士要完善患者病情记录，办理患者转科手续，陪同患者转入治疗科室，与转入科室做好病情交接工作。

（6）病情观察与并发症预防：密切监测患者生命体征及神志变化，详细记录救治过程。心跳停止者，及时实施心肺复苏；心源性休克者，提供抗休克处理，并遵医嘱提供血管活性药物，间隔 2 小时协助患者调整体位、及时向医生汇报病情变化，有异常及时处理。

（王立平）

参考文献

［1］王娟，黄妙冰，卢黛娜. 早期心脏康复护理对急性心肌梗死介入术后疗效的影响［J］. 护理实践与研究，2019，16（19）：44-46.

［2］冯萍，等. 急性心肌梗死支架植入患者术后早期体验的研究［J］. 护理学杂志，2014，29（9）：20-22.

［3］吴琪，等. 急性心肌梗死急救护理流程的研究进展［J］. 中华现代护理杂志，2018，24（35）：4334-4337.

［4］邱静雯，黎志革，陆兆华. 急性心肌梗死 PCI 治疗的护理进展［J］. 护理实践

与研究，2017，14（07）：32－34.

［5］王岚香. 人性化护理对急性心肌梗死患者急性期心理状态的作用分析［J］. 中国医药指南，2019，17（18）：220－221.

［6］杨扬. 课程思政元素融入研究生学术规范课程教学的实践与探索［J］. 高教学刊，2023，9（14）：35－38.

［7］卫枝，杨媛媛. 基于胸痛中心基础上的急救护理流程对急性心肌梗死患者治疗效果的影响［J］. 中国药物与临床，2019，19（8）：1368－1370.

第三节　暴发性心肌炎患者的护理

教学目标

【识记】能复述暴发性心肌炎的概念、快速识别及抢救措施。

【理解】能正确解释暴发性心肌炎的临床表现、IABP 和 ECMO 的救治原理。

【运用】能准确应用心功能评估工具对患者进行心功能评分；能提出患者的护理问题并采取对应的护理措施。

主题与背景

1. 基本信息

患者，女，38 岁，已婚，中专文化水平，家庭社会支持系统一般，入院时间为 7 月 29 日 22：43。诊断：暴发性心肌炎；急性心力衰竭；心源性休克；肝功能不全；肾功能不全。

2. 护理评估

（1）主诉：突发呼吸困难 2 天。

（2）现病史：患者 2 天前无明显诱因出现呼吸困难，表现为憋喘、呼吸急促，不能平卧，自感肢体发冷，伴恶心、呕吐，呕吐物为胃内容物及胃液，伴食欲缺乏、头晕、黑矇，无咳嗽、咳痰、晕厥、发热等，于当地医院急诊科就诊，给予对症治疗，效果不佳。现患者为求进一步治疗，拟以"暴发性心肌炎、急性心力衰竭"收入我科。

（3）既往史：1 个月内患者有上呼吸道感染病史。10 余年前车祸受伤，"右侧锁骨骨折植入钢板"，未遗留其他后遗症；否认高血压、心脏病史，否认肝炎、结核史，否认食物、药物过敏史。

（4）个人史：生长于河南，否认吸毒史、吸烟史、饮酒史。家人身体健康。

（5）家族史：家族中否认遗传性疾病及类似病史。

（6）查体 T 36.3℃，P 60 次/分，R 18 次/分，BP 96/69mmHg。视诊：发育正常，正常面容，自主体位，神志清楚，查体合作。触诊：腹部柔软，无压痛、反跳痛，腹部无包块。肝脏未触及，脾脏未触及。叩诊：腹部呈鼓音，移动性浊音阴性，双肾区叩击痛阴性。听诊：双肺呼吸音粗。心尖搏动正常，心律不齐。肠鸣音正常，4 次/分。中性粒细胞计数 7.11×10^9/L，红细胞 5.59×10^{12}/L，C－反应蛋白 15.84mg/L，肌钙蛋白 I 3.5ng/ml，BNP 3820pg/ml，凝血酶时间 46.5 秒。

（7）主要治疗经过：患者入科后立即予以重症监护，考虑暴发性心肌炎伴心源性休克、恶性心律失常、血流动力学不稳定，紧急给予主动脉内球囊反搏（IABP）联合体外膜肺氧合（ECMO）VA 模式辅助心脏治疗，并给予纠正心力衰竭、抗心律失常、改善心肌代谢药物应用；治疗措施：注射用更昔洛韦抗病毒，美罗培南抗感染，甲泼尼龙＋免疫球蛋白抗炎及免疫调节治疗，促肝细胞生长素保肝降酶，艾司奥美拉唑抑酸护胃，床旁连续性肾脏替代治疗（CRRT），输血纠正凝血功能，营养支持治疗，纠正电解质紊乱，开塞露灌肠等综合支持治疗。

护理问题与措施

1. 暴发性心肌炎（FM）患者病情变化迅速，很快出现血流动力学异常及恶性心律失常，紧急给予 IABP 联合 ECMO 辅助心脏治疗，但仍然可能出现休克和心搏骤停等，为早期识别病情进一步恶化，护士应该动态监测哪些内容？

（1）评估和动态监测患者意识状态、心率/节律、体温、脉搏、呼吸、血压、尿量及血氧饱和度变化。

（2）动态监测有创血流动力学、超敏心肌肌钙蛋白（c－TN1）、BNP 及动脉血气分析结果，关注心电图、超声心动图、胸部 X 线等辅助检查结果。

（3）出现胸闷胸痛，需急诊冠状动脉造影排除急性心肌梗死。

2. FM 患者以突发呼吸困难为首发症状，入院第 4 天，床旁 X 光片提示肺部有渗出，血氧饱和度 90%，面对患者气体交换受损，护士应采取哪些措施？

（1）监测患者的呼吸频率、心率、血氧饱和度和动脉血气分析等指标。观察有无呼吸困难情况。

（2）患者采取坐位、半卧位和俯卧位等体位变化，以减少肺部压力和改善通气。

（3）采取有效咳嗽、胸部叩击、体位引流和机械排痰等措施清理呼吸道分泌物，保持呼吸道通畅。痰液黏稠不易咳出时，给予气道湿化。

（4）根据患者呼吸功能提供适当的氧疗方式。

3. 患者病情加重凝血功能障碍，凝血酶原时间 22.8 秒，凝血酶时间 46.5 秒。同时，IABP 和 ECMO 使用中需抗凝治疗，加大了出血风险。面对潜在并发症——出血，护士应采取哪些措施？

（1）密切观察患者生命体征，尤其是血压、脉搏的变化。

（2）密切观察穿刺点、皮肤黏膜、引流液、大小便有无出血、淤血、瘀斑等情况。

（3）遵医嘱动态调整抗凝强度和方式，定期监测凝血功能，关注血小板计数，一旦发生出血，及时报告医生，明确出血部位，并根据出血量采取止血措施。

4. 患者病情加重合并感染，尤其是 ECMO 治疗期间，医院感染发生率会大大提高，为避免导管相关血流感染和导管相关尿路感染，护士应采取哪些措施？

（1）严格遵守无菌操作原则和手卫生。

（2）观察患者体温有无异常，置管部位有无红肿热痛等情况。

（3）妥善固定导管，每天评估导管的必要性，尽可能缩短留置导管的时间。

（4）关注患者感染指标的变化。一旦发生感染征象，立即报告医生并采取相关干预措施。

5. 患者住院期间出现了排便困难，并在治疗上采取开塞露纳肛等措施，因此患者可能有便秘的风险，针对该问题护士应采取哪些护理措施？

（1）向患者解释床上排便的重要性，并指导正确床上排便方法，切勿用力排便。

（2）饮食应以低盐低脂、清淡、富含纤维素、易消化食物为原则，少食多餐，避免过饱。

（3）根据患者排便的情况遵医嘱给予缓泻剂或灌肠。

6. 患者 FM 发病急，病情重，有上呼吸道感染病史，此次为初发，针对患者疾病知识缺乏，护士对患者应做好哪些健康宣教？

（1）给患者讲解疾病相关知识，正确认识暴发性心肌炎。

（2）指导患者防寒保暖，建议接种流感疫苗和肺炎球菌疫苗，强调诱发因素的危害性。

（3）指导患者自我监测，如出现呼吸困难、头晕、恶心、呕吐等及时就医。

（4）嘱咐患者出院后定时体检，合理休息，适当运动。

问题分析

1. 什么是暴发性心肌炎？

心肌炎指由各种原因引起的心肌炎性损伤所导致的心脏功能受损，包括收缩、舒张功能减低和心律失常。FM 是心肌炎最为严重和特殊的类型，主要特点是起病急骤，病情进展极其迅速，患者很快出现血流动力学异常（泵衰竭和循环衰竭）以及严重心律失常，并可伴有呼吸衰竭和肝肾功能衰竭，早期病死率极高。暴发性心肌炎通常由病毒感染引起，在组织学和病理学上与普通病毒性心肌炎比较并没有特征性差别，其更多的是一项临床诊断。

2. FM 有哪些临床表现？

FM 各年龄段均可发病，以青壮年多见，冬春季多发，其中血流动力学不稳定及心功能指标异常，是暴发性心肌炎最为显著的表现。主要症状包括：①病毒感染前驱症状。发热、乏力、不思饮食、鼻塞、流涕、咽痛、咳嗽及腹泻等症状表现，个体差异较大。②心肌受损表现。气短、呼吸困难、胸闷或胸痛、心悸、头昏、极度乏力、食欲明显下降等症状。③血流动力学障碍。部分患者迅速发生急性左心力衰竭或心源性休克，出现肺循环淤血或休克表现，少数发生晕厥或猝死。④其他组织器官受累表现。可引起多器官功能损害或衰竭，包括肝肾功能异常、凝血功能异常及呼吸系统受累等，可导致患者全身情况急剧恶化。⑤体征。部分患者可有体温升高。出现低血压，严重时测不出。呼吸急促，心率增快与体温升高不相符，还可出现各种快速型或缓慢型心律失常。

3. 为什么 IABP 联合 ECMO？

FM 患者一旦出现收缩压 <90mmHg、左室射血分数（LVEF）<40%、血乳酸 >2.0mmol/L、心脏指数（CI）< 2.2ml/min，应尽早置入 IABP。IABP 在心脏舒张期球囊充气时，球囊占据主动脉内空间可升高舒张压力，增加心脑等重要脏器的循环灌注；在心脏收缩期前球囊放气瞬间，主动脉内压力降低，可降低心脏收缩时的后负荷，减少心脏做功，增加

每搏输出量和体循环灌注，减少暴发性心肌炎血流动力学不稳定患者血管活性药物的使用。临床实践证明 IABP 对暴发性心肌炎心肌严重损伤的疗效显著。若 IABP 辅助下血流动力学仍不能纠正或不足以改善循环，应启动 ECMO 联合治疗。ECMO 是采用体外循环技术进行操作和管理的一种辅助治疗手段，通过完全或部分替代心肺功能，使心肺得到充分休息，应用于常规生命支持无效的各种急性循环和（或）呼吸衰竭的危重患者，常规有静脉-静脉（V-V）ECMO 和静脉-动脉（V-A）ECMO 两种形式。ECMO 对于血流动力学不稳定的暴发性心肌炎患者推荐尽早使用 ECMO 进行治疗。在使用 IABP 仍然不能纠正或不足以改善循环时应立即启用 ECMO 或直接启用 ECMO 治疗。ECMO 对暴发性心肌炎的救治作用已得到大量临床数据支持，ECMO 治疗时间为 5~9 天，治愈出院率为 55%~66%。ECMO 与 IABP 联合使用，可降低左心后负荷和肺水肿的发生，使 FM 患者心脏得到更充分的休息，为其功能恢复赢得时间。

4. 针对该患者选择哪种心功能评估方法？

心功能分级有多种分级方法，包括：①美国纽约心脏病学会（NYHA）分级分类方法，通常根据患者的症状和体力活动的限制情况，评估心脏疾病的严重程度和对患者日常生活的影响。②加拿大心血管协会（CCS）心功能分级：该方法主要用于冠心病和心绞痛患者的心功能评估。③美国心脏病学/协会（ACC/AHA）分级：该方法主要用于心力衰竭患者的心功能评估。

该患者伴有心力衰竭、心源性休克和心律失常等多种心脏疾病，而 NYHA 分类方法广泛用于心脏疾病患者。此外，患者神志清，有诉说症状和体力活动的能力，因此选择该量表来评估患者心功能情况（表 2-3-1）。

表 2-3-1 美国纽约心脏病学会（NYHA）心功能分级

分级	定义
Ⅰ级（轻度）	体力活动不受限，一般体力活动不引起过度或不相适应的乏力、心悸、气促和心绞痛。正常的日常活动不会引发症状。活动没有限制
Ⅱ级（轻至中度）	轻度体力活动受限，静息时无不适，日常体力活动可导致乏力、心悸、气促和心绞痛。通常的活动会引发症状，但随着休息，症状会逐渐消失。轻微限制日常活动

分级	定义
Ⅲ级（中度）	体力活动明显受限，静息时无不适，但低于日常活动量即导致乏力、心悸、气促和心绞痛。少量的活动会引发症状；患者通常在休息时没有症状。限制活动
Ⅳ级（重度）	不能无症状地进行任何体力活动，休息时可有心力衰竭或心绞痛症状，任何体力活动都可加重不适。任何类型的活动都会引发症状，症状也会在休息时出现

案例总结

本案例患者是一名典型的 FM 患者。患者无明显诱因出现呼吸困难，表现为憋喘、呼吸急促，不能平卧，自感肢体发冷，伴恶心、呕吐等，于当地医院治疗效果差，以"暴发性心肌炎、急性心力衰竭"收入我科。入科后立即予以重症监护，随后出现心源性休克，恶性心律失常，血流动力学不稳定，紧急给予 IABP 联合 ECMO 辅助心脏治疗，并给予纠正心力衰竭、抗心律失常、抗病毒、抗感染、免疫调节治疗、CRRT、输血、保肝、营养治疗等综合支持治疗。患者于 8 月 12 日康复出院。

本案例 FM 患者是在心肌炎的基础上伴有器官衰竭，主要临床表现为急性心力衰竭和急性多器官功能衰竭。存在的护理问题有：气体交换受损；潜在并发症：出血；有感染的风险；便秘；知识缺乏。围绕这些护理问题，制定了详细的护理措施。

本案例介绍了 FM 患者治疗过程中 IABP 联合 ECMO 技术，介绍了美国纽约心脏病学会心功能分级准确评估心功能。

最后，在掌握 FM 相关知识及治疗的同时，应加强人文护理、早期康复护理、健康知识宣教等，制定个性化护理计划并贯穿于 ICU 整个住院过程中。

思政元素

FM 患者主要症状是心力衰竭、心源性休克和心律失常，在护理过程中，护士可以倾听患者的感受和情绪，提供情感上的支持和安慰。由于暴发性心肌炎可能对患者和家人造成巨大的心理压力，护士的支持可以帮助他们应对这种挑战。在安慰鼓励的同时，对患者的心功能采用科学评估工具 NYHA 进行动态评估，遵医嘱使用改善循环、营养心肌的药物，最大限度减轻患者痛苦。护士应对患者表现出同情心、关爱心，理解和尊重患者的需求、文化差异和个人信仰，为其提供人性化照护。

诠释与研究

暴发性心肌炎患者机械循环辅助装置的应用

FM 是一种比较罕见但非常严重的临床综合征，通常伴有严重的血流动力学改变，表现为快速发作的低血压和心源性休克甚至死亡。一旦确诊，应尽快开始"以生命支持为基础的综合治疗"救治方案。治疗方案包括 3 个关键要素：①能够使心脏充分休息的机械生命支持。②使用足够剂量的糖皮质激素和静脉注射免疫球蛋白（IVIG）的免疫调节。③使用神经氨酸酶抑制剂等的抗病毒治疗。尽管免疫调节和抗病毒治疗取得了不错的疗效，但其可靠性仍存在争议。机械循环辅助装置（MCS）可以替代部分心脏和（或）肺脏功能，维持循环稳定，成为帮助暴发性心肌炎患者度过急性期的关键措施。

国外报道 MCS 用于治疗 FM 患者成功率高达 40% ~ 70%。目前常用的 MCS 设备有 IABP、ECMO、Impella、TandemHeart 和心室辅助装置（VAD）等。ECMO 循环辅助效能稳定，可以有效地降低心脏前负荷，在心源性休克和严重心功能不全的 FM 患者中提供心肌恢复或心脏移植时间，是目前比较公认的用于 FM 的一线选择。IABP 能降低逆向血流增加的后负荷，和 ECMO 联用能起到左室卸载的作用。截至目前，我国大部分医院在现有的技术条件下，ECMO 联合 IABP 是首选。Impella 目前国内已有少数中心开展，但因为产品价格昂贵应用较少。TandemHeart 因其操作复杂，并发症多，目前国内尚无应用。VAD 作为长期机械循环辅助装置，在 ECMO 辅助治疗 FM 无效时可过渡到 VAD，为等待心脏移植的心肌炎患者提供较长时间的循环支持。MCS 能够帮助 FM 度过急性期，对生存率及预后有显著的获益，是治疗 FM 的有效手段。无论选择何种类型的 MCS，正确把握应用指征及上机、撤机时机，如何减少上机过程中的相关并发症等一系列问题，仍需要大规模的多中心随机临床试验来验证和积累经验。

（李黎明）

参考文献

[1] 张波，桂莉. 急危重症护理学 [M]. 4版. 北京：人民卫生出版社，2017.

[2] 葛均波，徐永建，王辰. 内科学 [M]. 9版. 北京：人民卫生出版社，2020.

[3] 戴自英，陈灏珠. 实用内科学 [M]. 12版. 北京：人民卫生出版社，2006.

[4] 李庆印，左选琴，孙红. 重症护理 [M]. 3版. 北京：人民卫生出版社，2019.

[5] 龙村. ECMO体外膜肺氧合 [M]. 2版. 北京：人民卫生出版社，2016.

[6] 中华医学会心血管病学分会精准医学学组，中华心血管病杂志编辑委员会，成人暴发性心肌炎工作组. 成人暴发性心肌炎诊断与治疗中国专家共识 [J]. 内科急危重症杂志，2017，23（06）：443-453.

[7] 胡大一，何细飞. 成人暴发性心肌炎护理策略专家共识 [J]. 护理学杂志，2021，36（01）：1-6.

第四节　心包积液与心脏压塞患者的护理

教学目标

【识记】能复述心脏压塞的概念及心包穿刺置管术前、中、后护理工作重点。

【理解】能正确解释心脏压塞的临床表现和心包穿刺置管术后的常见并发症。

【运用】能根据患者的临床表现准确识别心脏压塞，并给予相应的护理措施。

主题与背景

1. 基本信息

患者，女，74岁，已婚，退休人员，家庭社会支持系统一般，入院时间为3月16日12：10。诊断：阵发性房扑、房颤；慢性心力衰竭；高血压病。

2. 护理评估

（1）主诉：间断心悸6年余，活动后喘憋1月余。

（2）现病史：患者1日前出现心悸、胸闷，持续2小时未缓解，就诊于当地医院，心电图示心房颤动，血标本NT-proBNP示894.6pg/ml，考虑心力衰竭。现为进一步诊治于我院门诊就诊，心电图示心房扑动，P

168 次/分，门诊拟"心房扑动"收治入院。

（3）既往史：6 年前于情绪激动后出现心悸，伴胸闷，无头晕头痛、胸痛乏力等，持续 6 小时后自行缓解，未就医；高血压 6 年余，未规律服药；否认肝炎、结核、疟疾病史，否认糖尿病、冠心病、脑血管疾病、精神疾病史，否认手术、外伤、输血史，否认食物、药物过敏史。

（4）个人史：生于内蒙古牙克石市，久居本地，无吸烟、饮酒史，家人体健。

（5）家族史：父亲、姐姐、弟弟均有冠心病，否认其余家族性遗传病史。

（6）查体：T 36.2℃，HR 130 次/分，R 18 次/分，BP 148/89mmHg。视诊：发育正常，营养良好，正常面容，自主体位，步态正常，神志清楚，查体合作。触诊：全身皮肤黏膜无黄染，弹性正常，无皮疹，无皮下出血，毛发分布正常，温、湿度正常。叩诊：腹平坦，腹壁静脉无怒张，肾脏无叩痛，腹部叩诊鼓音，无移动性浊音，胸廓叩诊清音。听诊：呼吸音清晰，呼吸规整，无胸膜摩擦音，心律绝对不齐、第一心音绝对不等。血生化示 BNP 158.76pg/ml，凝血项示 APTT 44.8 秒，PT 18.5 秒，INR 1.62。

（7）主要治疗经过：患者入院后给予遥测心电监护，心电示波窦性心律与房颤相交替，窦性心律范围 52～83 次/分，房颤心室率范围 72～150 次/分。入院后第 5 天行房颤射频消融术，当天患者禁食、水，手术顺利安返病房。术后 2 小时患者无明显诱因出现胸闷、憋气，测量血压 65/54mmHg，心电示波窦性心动过缓 HR 54 次/分，予鼻导管吸氧 2L/分，SpO$_2$ 95%，患者主诉不适症状有所缓解，但多次复测血压未回升，BP 波动于 65～74/50～54mmHg，予多巴胺 10mg 静脉注射、多巴胺 30mg ＋生理盐水 100ml 静脉输入，复测血压波动于 80～105/40～60 mmHg。床旁超声心动提示心包积液，考虑心脏压塞，立即转运至心导管室行心包穿刺置管引流术，引流出暗红色液体 215ml，患者 HR 78 次/分，BP 128/64mmHg，SpO$_2$ 96%，转入 CCU 继续观察。后停用多巴胺，床旁超声心动图未见心包积液。术后第 3 天床旁超声检查未见心包积液，胸片示心影未见增大表现，予拔除心包置管。治疗措施：予低分子肝素与利伐沙班抗凝，普罗帕酮抗心律失常，托拉塞米利尿，硝酸异山梨酯注射液扩冠治疗。

护理问题与措施

1. 面对急性心脏压塞及心包穿刺置管术，患者会出现焦虑、恐惧等情绪，护士应采取哪些护理措施以减轻患者的心理负担？

（1）监测生命体征、SpO_2 的变化情况。

（2）向患者讲解心包穿刺置管术的过程，并告知患者配合方法，缓解患者的紧张情绪。

（3）备好静脉通路及氧疗设备，确保手术顺利进行。

2. 为预防心包穿刺置管过程中出现损伤心肌等意外，护士可采取哪些护理措施？

（1）协助患者取半卧位或坐位，并告知患者尽量保持体位。

（2）嘱患者在手术过程中勿突然移动躯体或四肢，勿用力咳嗽或深呼吸，如有需要，提前告知。

（3）密切观察病情变化，若出现呼吸困难、面色苍白/发绀、烦躁等异常情况及时处理。

（4）备好心包穿刺置管的相关物品，做好术中配合。

3. 心包穿刺置管术后为预防感染和管路滑脱，护士可采取哪些护理措施？

（1）嘱患者术后绝对卧床休息。

（2）严密观察穿刺部位有无出血、渗血、血肿，保持敷料清洁、干燥。

（3）严密观察引流管位置并妥善固定，保持敷料粘贴牢固。

（4）保持引流通畅，观察引流液的颜色、量，以及变化趋势。引流袋每 24 小时更换 1 次，操作中严格执行无菌技术，引流管末端不可高于穿刺点，避免引流液逆流引起感染。

（5）确保引流管各接头连接紧密，固定牢固，并防止患者坐起活动时导管牵拉脱出或断开。

（6）密切监测生命体征及 SpO_2，观察患者有无胸闷、喘憋等症状。

4. 房颤患者需进行抗栓治疗，可能会加重术后出血风险，护士应采取哪些护理措施以便及早发现相关部位出血？

（1）严密监测心率、血压，必要时监测患者静脉血标本中的血色素。

（2）观察心包穿刺部位的出血情况、引流袋内引流液的情况。若出现引流液量突然增多、持续出血不止等出血倾向时，及时通知医生，遵医嘱使用止血药物治疗，必要时行开胸手术止血。

（3）重点观察患者神经系统、消化系统、呼吸系统、泌尿系统以及皮肤黏膜等组织器官有无出血的表现。

5. 若患者病情进一步加重，出现室速等心律失常将会导致心源性猝死，面对潜在并发症心律失常，护士可采取哪些护理措施？

（1）密切观察患者意识、心律（率）、SpO_2 变化，当出现频发室早、成对室早、室性二联律等异常节律时，及时通知医生并处理。

（2）关注穿刺部位的引流情况，观察引流液的颜色及引流量，确保引流通畅。适时进行床旁超声心动图检查，以明确心包内积液的量。

（3）备好除颤器、临时起搏器等设备。

（4）关注抗心律失常药物使用中的副作用，如应用洋地黄类药物时应严格监测心率，给药前再次确认心率，若低于 60 次/分，暂停给药。

6. 患者既往有房颤及高血压病史，未规律服药，针对患者疾病知识缺乏，护士应做好哪些宣教？

（1）讲解房颤及高血压的相关知识，强调持续治疗、坚持服药的重要性。

（2）指导患者自我监测血压和脉搏，如出现心悸、头晕、胸闷等不适症状时及时就医。

（3）指导患者定期复查，定期体检，不适随诊。

问题分析

1. 什么是心脏压塞？

心脏压塞指由于心包腔中液体异常积聚而使心脏受压，超出了心脏正常的代偿范围，影响心肌正常收缩和舒张，导致血流动力学严重受损。心肌及大血管破裂穿孔是急性心脏压塞的主要原因。发生心脏压塞时，每一次心室收缩，都会有更多的血液积聚在心包腔内，进一步造成回心血量、每搏量减少，如不及时处理将发生生命危险。

2. 急性心脏压塞有哪些临床表现？

急性心脏压塞常发生在心脏介入治疗术中或术后 24 小时内，首发症状表现为心率加快/减慢、血压降低、脉压减小、静脉压升高，听诊心音遥远低钝。其他表现有胸闷、呼吸急促、呼吸困难、端坐呼吸、咳嗽、大汗、面色苍白或发绀，还可能出现恶心、呕吐、疲乏、烦躁不安，甚至意识丧失等表现。

3. 心脏压塞的常用检查项目有哪些？

（1）胸部 X 线检查：可见心影向两侧增大呈烧瓶状，心影内可见与心影外缘平行相隔的透亮带，心脏搏动减弱或消失；肺部无明显充血而心影显著增大是诊断心包积液的有力证据。

（2）心电图检查：可见肢体导联 QRS 波振幅压低，常伴有窦性心动过速。

（3）经胸超声心动图检查：是首选诊断方法。心包积液及心脏压塞时，心尖四腔心可见心包积液。

4. 心脏压塞的治疗要点是什么？

对于血流动力学不稳定的急性心脏压塞患者，应行紧急心包穿刺引流或外科心包开窗引流，心包穿刺引流是最简单有效的方法。

5. 心包穿刺引流速度不宜过快，否则因回心血量过快、过多导致心力衰竭，为肺循环压力增加所致，临床表现是什么？

（1）呼吸困难：患者会突发严重的呼吸困难，呼吸频率 >30 次/分，伴有面色苍白、大汗、烦躁、皮肤黏膜发绀等症状。因呼吸困难严重，患者不能平卧，常呈强迫坐位。

（2）咳痰：频繁咳嗽，咳痰，痰液呈粉红色泡沫状。

（3）少尿：左心力衰竭严重时，血液优先供给心脏、大脑等脏器，肾脏血流量减少，因而有少尿症状。

（4）意识障碍：症状严重者可因脑供血不足而出现意识障碍。

6. 心包穿刺置管的拔除指征是什么？

患者生命体征平稳、无胸闷、喘憋；引流量 <25ml/d。夹闭引流管观察 24 小时后患者无胸闷、呼吸困难，复查经胸心脏超声心动图未见明显心包积液，即可拔除置管。

案例总结

心包积液和心脏压塞，是同一病因导致疾病发展的不同阶段。该患者因"心房扑动"收治入院，行射频消融术后 2 小时出现胸闷、憋气及血压下降的表现，予以快速补液、多巴胺升压治疗后，行床旁经胸心脏超声心动图检查提示心脏压塞，遂转运至导管室行心包穿刺置管引流术，引流出暗红色血液 215ml 后生命体征平稳，术后第 3 天拔除引流管，第 10 天康复出院。

患者因急性心脏压塞行心包穿刺引流术，存在的护理问题有：焦虑和恐惧：与心包穿刺置管、患者不了解手术的相关知识有关；心肌或冠状动脉损伤的风险；感染或管路滑脱的风险；出血的风险；潜在并发症：心律失常。围绕这些护理问题，制定了相应的护理措施。

本案例介绍了心脏压塞患者的早期识别。该患者心脏压塞后最早出现的临床表现为胸闷、憋气随即血压下降，护士在工作中及时发现病情变化，为救治患者赢得了宝贵的时间。护理人员在掌握心脏压塞相关知识的同时，加强人文关怀、健康宣教，制定了个性化护理计划并贯穿于整个住院过程中，使患者顺利康复。

思政元素

本例心脏压塞患者首发症状为胸闷、憋气，治疗全程意识清楚，可明显感知自身变化，故焦虑、恐惧等情绪持续存在。在临床工作中，护理人员及时发现患者的病情变化，关注患者的心理问题，向患者解释治疗方法及护理措施，有效地缓解患者焦虑、恐惧等情绪。在此过程中充分体现了护士"感同身受"的仁爱精神，同时更体现了护士的职业素养，再次印证了建立专业人文教育体系的思维方式的重要性。

诠释与研究

急性心脏压塞急救与护理相关专家共识要点

正常情况下心包腔内存在少量液体，可作为润滑剂减少心包腔的机械运动摩擦，当心包内滑液的生成超过排出时出现液体的病理性积聚，也就是心包积液。心包积液的典型表现有呼吸困难、胸痛，并累及其他部位受压出现恶心、吞咽困难、声音嘶哑等。心包积液过多或积液迅速增加导致心包腔内压力急剧上升，心输出量和回心血量明显下降，出现血流动力学紊乱综合征，即为心脏压塞。患者可出现颈静脉怒张、奇脉、心音低钝或消失等。急性心脏压塞临床发生率为 0.1% ~ 0.8%，病情凶险、预后差，是心脏介入诊疗手术最严重的并发症之一。

2022 年中国心血管健康联盟提出的心脏介入过程中出现急性心脏压塞的共识建议中指出，射频消融术中房间隔穿刺、置入冠状静脉窦电极、射频消融功率调整不当等会增加急性心脏压塞的发生风险；此外，高龄、凝血功能异常及动脉屈曲、钙化等复杂的病变因素也会使风险提高。超声心动图是查明心包积液的最可靠的检查手段。普通心包积液没有一般治疗，当出现心脏压塞时应及时进行心包穿刺引流。术中备好急救与护理设施：抢救物品、急救设备、超声心动仪、心包穿刺耗材、血液滤过装置、开胸手术包及升压药、胶体注射液等必备药物。护士应告知患者术中配合方法，即保持适当体位、避免深呼吸及咳嗽，救治过程中及时心理疏导有助于安抚患者精神紧张，缓解焦虑、恐惧心理，配合医生完成手术。

为减少血液浪费和异体输血，可在严格无菌技术操作下进行静脉自体血液回输，研究显示其并发症发生率低于使用异体血液制品组，既安全又不需做交叉配血，是抢救患者安全、有效的方法，需医护技多学科团队配合实施，并遵循《临床输血技术规范》。

（杨　林）

参考文献

［1］康洪彬.1 例急性心肌梗死患者经皮冠状动脉介入术中并发心脏压塞的护理［J］. 中华护理杂志，2018，53（8）：943－944.

［2］梁政，黄霜霞，蒋云 . 心脏压塞患者的早期识别与急救护理［J］. 中华急危重症护理杂志，2020，1（5）：424－426.

［3］苏州工业园区心血管健康研究院，中国心血管健康联盟心血管病护技培训中心专家委员会 . 心脏介入诊疗术中并发急性心脏压塞急救与护理专家共识［J］. 中国介入心脏病学杂志，2022，30（9）：644－652 .

［4］王思婷，刘礼礼，马秋平，等 . 消融指数指导下射频消融术并发心脏压塞的围手术期护理［J］. 中医临床研究，2022，14（30）：39－42.

［5］黄俊，丁立刚，李宜富，等 . 心律失常射频导管消融术中心脏压塞的发生率、原因及处理策略分析［J］. 中国循环杂志，2020，35（1）：62－66.

［6］黄松群，梁颖，黄新苗，等 . 心脏射频消融术中心包压塞的临床诊治特点分析［J］. 临床与病理杂志，2016，36（4）：427－432.

［7］陈志权，范杜娟，邝永炎，等 . 持续心房颤动经皮左心耳封堵联合导管射频消融一站式介入治疗患者的围手术期护理［J］. 血栓与止血学，2020，26（6）：1028－1030.

［8］胡微，张慧敏 . 大动脉炎首发表现升主动脉瘤破裂引起心脏压塞成功救治一例［J］. 中国循环杂志，2018，33（4）：379.

第五节　心力衰竭患者的护理

教学目标

【识记】能复述心力衰竭的概念、高流量氧疗方法。

【理解】能正确解释心力衰竭的临床表现。

【运用】能准确应用 NYHA、Killip 心功能分级方法对心力衰竭患者进行正确的心功能分级；能提出患者的护理问题并采取对应的护理措施。

主题与背景

1. 基本信息

患者，女，75 岁，已婚，小学文化水平，家庭社会支持系统一般，入院时间为 7 月 29 日 22：40。诊断：心力衰竭；胸腔积液；冠状动脉粥样硬化性心脏病；高血压；肾功能不全。

2. 护理评估

（1）主诉：胸闷气急 3 天，加重半天。

（2）现病史：患者 3 天前受凉后出现胸闷气急，半天前胸闷气急加重，伴呼吸费力，不能平卧，双下肢肿胀，有恶心、呕吐，无胸痛等不适，遂至我院急诊就诊，查血心肌肌钙蛋白 I 0.083μg/L，B 型钠尿肽 2970.9pg/ml；心脏超声检查提示：左室壁多节段运动异常；心包少量积液；左室射血分数 LVEF 30%。为求进一步治疗，急诊拟"心力衰竭"收住入院。

（3）既往史：患者既往有高血压，长期服用厄贝沙坦降压。否认肝炎、结核、伤寒等传染病史，否认外伤史及过敏史。手术史：4 年前行冠脉支架植入术，2023 年 3 月再次行冠脉支架植入术，长期服用硫酸氢氯吡格雷片和阿司匹林抗血小板治疗。

（4）个人史：生长居住浙江省湖州市，无饮酒史，无吸烟史，无放射物、毒物接触史。

（5）家族史：家中无肿瘤及遗传病史。

（6）查体：入科时查体 T 36.3℃，P 91 次/分，R 20 次/分，BP 54/80mmHg，$SpO_2$95%。神志清，精神软，胃纳差，二尖瓣区可闻及杂音，双肺呼吸音粗，有干湿性啰音，双下肢轻度浮肿。实验室检查（2023 年 7 月 30 日）：红细胞计数 3.08×10^{12}/L，血红蛋白 89g/L，超敏 C 反应蛋白 54.9mg/L；血钾 3.23mmol/L，白蛋白 29.4g/L，尿素 24.03mmol/L，肌酐 290.7μmol/L。床边胸部超声检查提示：双侧胸腔积液。

（7）主要治疗经过：患者入科后立即予重症监护，协助医生行双侧胸腔穿刺。患者在 2023 年 7 月 30 日 15：02 咳嗽后气急加重，端坐呼吸，口唇发绀，P 120 次/分，R 38 次/分，BP 180/98mmHg，SpO_2 82%，听诊肺部大量湿啰音，中心静脉压 18cmH$_2$O，立即予无创呼吸机辅助通气，予吗啡、呋塞米、硝酸甘油等对症处理。查血气分析：pH 7.266，PaO_2 51mmHg，$PaCO_2$ 46.3mmHg，HCO_3^- 19.4mmol/L，BE^- 5.4mmol/L，K^+ 3.3mmol/L，予以纠酸，补钾。6 小时后患者 SpO_2 100%，呼吸平稳，查血气分析：pH 7.431，PaO_2 94mmHg，$PaCO_2$ 33mmHg，HCO_3^- 21.5mmol/L，BE^- 3.2mmol/L，K^+ 4.0mmoL/L，给予患者改为高流量氧疗。治疗措施：严密监测患者生命体征变化，予纠正水、电解质、酸碱平衡失调，米力农＋冻干重组人脑利钠肽抗心力衰竭，硝酸甘油扩血管，抗感染，护胃，抗血小板，利尿等对症支持治疗。

护理问题与措施

1. 患者突发心率加快，呼吸急促，胸闷气急加重，端坐呼吸，肺部大量湿啰音，此时患者应该采取哪些护理措施来缓解患者心力衰竭症状呢？

（1）监测患者生命体征及胸闷气急情况，及时给予无创正压通气，保证呼吸道通畅。

（2）建立深静脉通道，监测中心静脉压变化，记录24小时出入量，做好精准容量管理。

（3）遵医嘱用药，注意观察镇静药物和正性肌力药物、血管活性药物的作用与副作用。

（4）床边心脏超声，胸腔超声检查，超声定位下行床边胸腔穿刺引流，观察胸腔引流液的量、性状，妥善固定导管。

2. 患者氧饱和度下降，口唇发绀，此时患者应该采取哪些护理措施来缓解患者低氧状况呢？

（1）及时给予无创正压通气，根据患者的情况选择合适的模式与参数设置，预防相关并发症。

（2）呼吸机监测：观察呼吸机工作状况，监测患者气道压力、潮气量、通气量、漏气等情况；观察人机配合情况，人机配合不良表现为烦躁、生命体征无改善或恶化、呼吸机显示漏气明显等；引起人机配合不良的因素包括病情过重、人机连接不适、漏气过多、呼吸机选择不当、模式或参数设置不当、患者理解/配合能力低下等。无创呼吸机辅助后，若患者氧合、病情状况未改善，及时给予气管插管，改为有创机械辅助通气。

（3）定时监测血气分析，动态评估通气效果。

（4）观察患者的心力衰竭控制情况及氧合改善情况，遵医嘱给予患者高流量氧疗序贯辅助通气，指导患者呼吸功能锻炼。

3. 患者心功能不全，长期胃纳差，BMI 15.82kg/m^2，白蛋白29.4g/L，存在营养失调低于机体需要量的情况，护士应当如何评估营养风险和采取护理措施？*

（1）评估患者营养状况，如体重、食欲、皮肤褶皱等。

（2）使用危重症营养风险（NUTRIC）评分动态评估患者营养风险情况；定期监测患者体重及人血白蛋白等指标的变化。

（3）指导患者进食高蛋白饮食，减少钠盐的摄入。

（4）因患者心功能不全，导致全身循环差，影响胃纳情况，遵医嘱用药的同时，建议患者可以少量多餐。

4. 患者胃纳差，恶心、呕吐较多，长期利尿，患者可能存在内环境紊乱的风险，针对该问题护士应该采取哪些措施？

（1）严密监测患者电解质及酸碱平衡情况，及时用药保持内环境平衡。

（2）评估患者恶心、呕吐情况，遵医嘱用药。

（3）严密观察心律变化，低钾和酸中毒可导致心律失常。

5. 患者支架植入术后，长期抗凝治疗，针对这一并发症——出血，护士应该采取哪些措施？

（1）监测血常规及凝血功能情况。

（2）观察全身有无出血情况，如皮肤黏膜有无出血点，有无牙龈出血，有无呕血、黑便等情况。

（3）严密监测药物作用与副作用情况。

6. 患者高血压、冠心病伴心力衰竭，病情反复发作，针对患者疾病护士对患者应该做好哪些宣教？

（1）评估患者对自身疾病的认知情况，给患者及家属讲解心力衰竭相关知识，如心力衰竭的诱因、用药知识、症状的识别及管理，强调避免诱发因素导致复发的重要性。

（2）发放心力衰竭自我管理手册，自我监测血压，全身有无水肿情况、体重、监测尿量等。

（3）指导患者定期进行有氧运动与抗阻运动锻炼，进行心脏康复。

（4）定期复查，学会自我症状管理，如果出现水肿及胸闷情况，要及时到院就诊。

问题分析

1. 什么是心力衰竭？

心力衰竭（HF）简称心衰，是各种心脏结构或功能性疾病导致心室充盈和（或）射血功能受损，心排血量不能满足机体组织代谢需要，以肺循环和（或）体循环淤血、器官组织血液灌注不足为临床表现的一组综合征，主要表现为呼吸困难、体力活动受限和体液潴留。根据心力衰竭发生的时间、速度、严重程度可分为慢性心力衰竭和急性心力衰竭，以慢性心力衰竭居多。按心力衰竭发生的部位可分为左心衰竭、右力衰竭和全心衰竭。根据左心室射血分数（LVEF）分为四类：即射血分数降低的心力衰竭（HFrEF），LVEF≤40%；射血分数中间值的心力衰竭（HFmrEF），LVEF41%～49%；射血分数保留的心力衰竭（HFpEF），LVEF≥50%；2022 AHA/ACC/HFSA 心力衰竭管理指南增加了"射血分数改善的心力衰竭（HFimpEF）"，既往 LVEF≤40%，后提升至＞40%，是 HFrEF 患者治疗有效的结果。

2. 心力衰竭有哪些临床表现？

（1）左心力衰竭：以肺循环淤血和心排血量降低为主要表现：呼吸困难，咳嗽、咳痰和咯血，乏力、头晕、心悸，少尿及肾功能损害症状。体征：肺部湿啰音，随着病情加重，肺部啰音可从局限于肺底部直至全肺；一般均有心脏扩大及相对性二尖瓣关闭不全的反流性杂音、肺动脉瓣区第二心音亢进及第三心音或第四心音奔马律。

（2）右心力衰竭：以体循环淤血为主要表现症状；胃肠道及肝淤血引起腹胀、食欲下降、恶心、呕吐等，同时伴有呼吸困难。体征：水肿，其特征为对称性、下垂性、凹陷性水肿，重者可延及全身；可伴有胸腔积液、颈静脉充盈、怒张，肝颈静脉反流征阳性；右心室显著扩大时出现三尖瓣关闭不全的反流性杂音。

（3）全心力衰竭：右心力衰竭继发于左心衰竭而形成全心衰竭，右心衰竭时右心排血量减少，因此呼吸困难等肺淤血症状反而有所减轻。

3. 心功能分级与心力衰竭分期

（1）心功能分级：心力衰竭的严重程度常采用美国纽约心脏病协会（NYHA）的心功能分级方法（表2-5-1）。

表 2 - 5 - 1 NYHA 心功能分级

心功能分级	依据及特点
Ⅰ级	患者患有心脏病，但日常活动量不受限制，一般活动不引起乏力、呼吸困难等心力衰竭症状
Ⅱ级	体力活动轻度受限。休息时无自觉症状，但平时一般活动可出现上述症状，休息后很快缓解
Ⅲ级	体力活动明显受限。休息时无症状，低于平时一般活动量时即可引起上述症状，休息较长时间后症状方可缓解
Ⅳ级	不能从事任何体力活动，休息时亦有心力衰竭的症状，稍有体力活动后症状即加重。如无需静脉给药，可在室内或床边活动者为Ⅳa级，不能下床并需静脉给药支持者为Ⅳb级

（2）急性心肌梗死患者并发急性心力衰竭时推荐应用 Killip 分级，因其与患者的近期病死率相关（表 2 - 5 - 2）。

表 2 - 5 - 2 Killip 分级

心功能分级	依据及特点
Ⅰ级	患者没有心力衰竭，并且没有心功能不全的临床表现
Ⅱ级	患者有心力衰竭，第三心音奔马律、肺部啰音范围小于 50% 肺野，且静脉压升高，有肺淤血的 X 线表现
Ⅲ级	患者有严重的心力衰竭，并且肺部啰音范围大于 50% 肺野，出现急性肺水肿
Ⅳ级	患者已经出现心源性休克以及低血压等外周血管收缩的表现，如发绀、出汗及少尿等

（3）心力衰竭分期：由各心力衰竭学会共同撰写的《心力衰竭的通用定义和分类》将心力衰竭分为四期（表 2 - 5 - 3）。这 4 个阶段展示了 HF 从发生至发展的全过程，每阶段的治疗干预旨在改变危险因素（A 期），治疗风险和结构性心脏病以预防 HF（B 期），并减少症状、发病率和死亡率（C 期和 D 期）。

表 2 – 5 – 3　心力衰竭分期

心力衰竭的阶段	依据及特点	患者群	NYHA 心功能分级
阶段 A（前心力衰竭阶段）	患者有心力衰竭风险但目前或既往无心力衰竭症状或体征，且没有心脏结构或生物标志物证据	高血压、冠心病、糖尿病、肥胖、代谢综合征、使用心脏毒性药物史、酗酒史、风湿热史，心肌病家族史等	无
阶段 B（前临床心力衰竭阶段）	患者目前或既往无心力衰竭症状或体征，但存在结构性心脏病或心功能异常或利钠肽水平升高的证据	左心室肥厚、陈旧性心肌梗死、无症状的心脏瓣膜病等	I
阶段 C（临床心力衰竭阶段）	患者目前或既往存在心脏结构和（或）功能异常引起的心力衰竭症状体征	器质性心脏病患者伴运动耐量下降（呼吸困难、疲乏）和液体潴留	I ~ IV
阶段 D（难治性终末期心力衰竭）	患者休息时有严重心力衰竭症状或体征，尽管接受了指南指导的管理和治疗，但仍反复住院，需要接受特殊干预	因心力衰竭反复住院，且不能安全出院者；需要长期静脉用药等；等待心脏移植者；使用心脏机械辅助装置者	IV

案例总结

　　本案例患者是一名典型的 CHF 患者。患者既往多次冠脉支架植入史，伴有高血压，受凉后出现呼吸困难，大汗，不能平卧，双下肢肿胀，以"心力衰竭"收入我科。入院后予以无创机械通气、高流量氧疗、镇静、纠正酸碱平衡、强心、利尿、扩血管、抗感染等对症治疗，同时患者病情稳定后，对患者进行了个体化的心脏康复治疗，患者于 8 月 14 日康复出院。

　　本案例 CHF 患者是以肺淤血、体循环淤血以及组织器官低灌注为特征，主要临床表现为呼吸困难、水肿和急性多器官功能障碍。患者存在的护理问题有：气体交换受损；心排血量减少；营养失调：低于机体需要量；水、电解质、酸碱平衡失调；潜在并发症：出血；知识缺乏。

围绕这些护理问题，制定了详细的护理措施。

本案例重点介绍了 CHF 患者急性心力衰竭发作时的临床表现、评估及处理的方法。根据心力衰竭发生的时间、速度、部位、严重程度及左心室射血分数等介绍了三种心力衰竭分类方法；介绍了两种不同的心力衰竭严重程度的分级方法：NYHA 心功能分级、Killip 分级；介绍了心力衰竭分期；展示了 CHF 从发生至发展的全过程，显示了这一过程具有的持续进展和不可逆性，从而强调了心力衰竭预防重于治疗和早期干预的重要意义。

最后，在掌握 CHF 相关知识及治疗的同时，应加强人文护理、早期心脏康复护理、健康知识宣教等，制定个性化护理计划并贯穿于 ICU 整个住院过程中。

思政元素

CHF 患者往往在慢性心力衰竭的基础上反复急性心力衰竭发作，平时生活质量偏低。急性发作时，对患者来说，又有一种濒死感。在护理过程中，护士对患者的痛苦感同身受，在安慰、鼓励的同时，尽量缩短确立诊断及开始治疗的时间，及时改善患者的症状，最大限度减轻患者痛苦。此外，CHF 患者要注意平时的自我管理，做好患者及主要照护者的相关知识宣教，采用信息化手段监测患者的生命体征、出入量、服药依从性、饮食等情况，做好心脏康复的居家指导，避免患者短时间内出现非计划再入院情况，加快疾病的进程。在此过程中充分体现了护士尊重、体贴患者的仁爱精神和"严肃认真、精益求精"的职业素养。

诠释与研究

心力衰竭患者的高流量氧疗

经鼻高流量氧疗（HFNC）是一种无需密封的导管经鼻输入经过加温湿化的高流量混合气体的氧疗方式，可为患者提供相对恒定的吸氧浓度（21%～100%）、温度（31～37℃）、湿度的高流量（8～80L/min）吸入气体。由于输出流量可达 80L/min，产生的低水平的呼气末正压（PEEP）能对鼻咽部生理无效腔的气体起冲刷作用，同时恒温恒湿的气体可保护呼吸道黏膜，极大地提高患者的舒适度和耐受性。大量研究表明，HFNC 被广泛应用于气管插管拔管后、心力衰竭、呼吸道有创操作后的患者治疗。经鼻高流量氧疗设备结构见图 2-5-1。

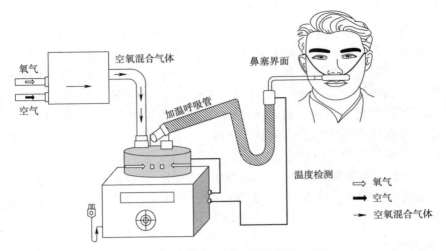

图2-5-1　经鼻高流量氧疗设备结构示意图

　　心力衰竭患者大多都存在不同程度的呼吸窘迫和低氧症状，急性心力衰竭患者尤为明显，需要通过氧疗的方式缓解症状。研究证明，在前负荷和后负荷升高的急性心力衰竭患者中，使用 HFNC 可以通过降低前负荷和后负荷来增加心输出量，从而改善心功能、氧合指数，降低气管插管率，相较于传统氧疗（COT）更具有优势。目前，HFNC 的序贯治疗在临床中应用越来越广泛，有创机械通气患者拔管后序贯 HFNC 的临床氧合效果优于序贯普通氧疗［低流量给氧、普通面罩给氧、文丘里面罩给氧及无创通气（NIV）］，合并效应结果显示 HFNC 能够降低拔管后低氧血症发生率。同时 HFNC 比 NIV 有更好的耐受性，与 COT 相比，可以明显改善患者氧合和呼吸暂停。因此，HFNC 可以在 NIV 期间使用，以避免明显的氧合损伤。

（徐东平）

参考文献

［1］桂莉，金静芬．急危重症护理学［M］.5 版．北京：人民卫生出版社，2022.

［2］葛均波，徐永建，王辰．内科学［M］.9 版．北京：人民卫生出版社，2020.

［3］张先翠，车恒英，陶秀彬．内科护理教学案例分析［M］.合肥：安徽大学出版社，2021.

［4］尤黎明，吴瑛．内科护理学［M］.7 版．北京：人民卫生出版社，2022.

［5］中华医学会心血管病学分会心力衰竭学组，中国医师协会心力衰竭专业委员会，中华心血管病杂志编辑委员会．中国心力衰竭诊断和治疗指南 2018［J］．中华心血管病杂志，2018，46（10）：760－789.

［6］谈定玉，吕菁君，罗杰英，等．急诊成人经鼻高流量氧疗临床应用专家共识［J］．中国急救医学，2021，41（09）：739－749.

［7］Writing Committee Members，ACC/AHA Joint Committee Members. 2022 AHA/ACC/HFSA Guideline for the Management of Heart Failure［J］. J Card Fail，2022，28（5）：e1－e167.

第六节　心源性休克患者的护理

教学目标

【识记】能复述心源性休克的概念、主动脉内球囊反搏护理。

【理解】能正确理解心源性休克定义及分期表现。

【运用】能准确应用中心静脉压初步判断患者的血容量变化；能提出患者的护理问题并采取对应的护理措施。

主题与背景

1. 基本信息

患者，男，66 岁，已婚，家庭社会支持系统一般，入院时间为 12 月 4 日 9：00。诊断：急性广泛前壁心肌梗死；心源性休克；心功能Ⅳ级（Killip 分级）；心律失常；频发室性期前收缩；高血压 1 级。

2. 护理评估

（1）主诉：突发心前区疼痛伴左肩放射痛 4 小时。

（2）现病史：患者 4 小时前洗澡后突发胸痛，为胸前区闷痛，持续不能缓解，伴胸闷、憋气，伴心悸、大汗，伴头痛，联系"120"送至我院急诊，急诊心电图示"窦性心律，P 128 次/分，BP 64/45mmHg，频发室性早搏，V2－V6 导联 ST 段抬高 0.4～0.7mV，Ⅱ、Ⅲ、aVF 导联 ST 段压低 0.3～0.6mV"，肌酸激酶（CK）1050U/L，肌酸激酶同工酶（CK－MB）120U/L，肌钙蛋白 T（TnT）10.3ng/ml，考虑诊断"急性广泛前壁心肌梗死、心源性休克"，予阿司匹林 300mg、替格瑞洛 180mg 嚼服，予开放静脉通路并密切监测血压。为进一步诊治收入我院 CCU。

（3）既往史：高血压病史2年，血压最高140/90mmHg，未用药治疗，未规律监测血压。

（4）个人史：久居北京。吸烟史40年，平均20支/天，未戒烟。饮酒史30余年，饮白酒，平均150ml/天，戒酒6年。

（5）家族史：家族中否认遗传性疾病及类似病史。

（6）查体：T 36.5℃，P 128次/分，R 32次/分，BP 64/45mmHg，SpO$_2$ 92%。患者神志清，精神弱，痛苦面容，大汗，烦躁，四肢湿冷；双侧颈部未闻及血管杂音；双肺呼吸音粗，双肺可闻及大量湿性啰音，无胸膜摩擦音；心律不齐，A2 > P2，可闻及舒张早期奔马律，二尖瓣和主动脉瓣区可闻及收缩期吹风样杂音，无心包摩擦音。双下肢无水肿，双足背动脉搏动可。超声心动图提示：左室心尖部运动减弱。

（7）主要治疗经过：患者于12月4日10：00经绿色通道在导管室局部麻醉下行急诊冠脉造影检查，经右桡动脉穿刺，结果显示：左主干（LM）+三支血管病变累及前降支（LAD）、左回旋（LCX）、右冠（RCA），LM中段90%狭窄，LAD90%局限狭窄、LCX、RCA多发斑块形成，60%~80%狭窄，于LM置入支架1枚，LAD置入支架1枚，术后保留右桡动脉鞘管，予无菌敷料覆盖，清洁、干燥、无渗血，因患者血压仍低，四肢湿冷，存在休克，于术中留置右股动脉鞘管，经鞘管置入主动脉内球囊反搏（IABP），心电触发，反搏比为1：1，反搏波波形正常，管路外露19cm，无菌敷料覆盖，清洁、干燥、无渗血，术中血压持续偏低，给予去甲肾上腺素泵入，0.12μg/（kg·min），出导管室BP 106/68mmHg，患者胸痛明显缓解，四肢湿冷改善，尿量约60ml/h，中心静脉压10cmH$_2$O。之后患者循环逐渐稳定，去甲肾上腺素减停，2天后IABP反搏比从1：1降至3：1后撤除，患者无喘憋、胸闷，心肌酶逐渐下降，心电图ST段逐步恢复至等电位线，3天后由CCU转至心内科普通病房。

护理问题与措施

1. 患者精神弱，痛苦面容，大汗，烦躁，四肢湿冷，P 128次/分、BP 64/45mmHg，此时护士应该采取哪些护理措施？

（1）监测并记录心率、心律、呼吸、血压、体温等生命体征以及尿量和中心静脉压变化，如患者出现心率加快、血压降低或出现恶性心律失常，提示病情加重。

（2）持续鼻导管吸氧，必要时给予高流量吸氧或无创呼吸机持续加压给氧，氧饱和度（SpO_2）保持在95%以上。

（3）注意患者末梢循环及皮温变化，加强肢端保暖。遵医嘱准确、及时使用升压药及正性肌力药物治疗，注意观察药物效果。

（4）绝对卧床休息，床头抬高15°~20°。

（5）观察IABP波形及反搏后血压的变化，及时记录IABP机参数调整情况。

2. 因患者血压持续下降，遵医嘱使用去甲肾上腺素0.12μg/（kg·min），护士在输注时应该注意哪些问题？

（1）使用注射泵输注血管活性药物，输注前应遵医嘱精准配置药物浓度和设定输注速度，及时记录患者血压的变化。

（2）选择中心静脉通路输注，紧急情况下可选择外周大静脉输注，主要观察有无药液渗出。

（3）连接输注管路或静脉导管通路时，应确保药液排至输注管路接口处，确保输注剂量准确。

（4）血管通路内有回血时，应先抽吸回血，确认通畅后，再使用0.9%氯化钠溶液5~10ml冲管。

（5）调整药液或剂量时，均应记录药物的名称、剂量、浓度、速度、更换时间、血压、心率、心律等。

（6）续泵时应提前准备药物，宜使用双泵法续泵。

（7）随时记录和观察患者血压的变化，评估患者症状、主诉及末梢循环情况。

3. 因患者为急性广泛前壁心肌梗死合并心源性休克，急诊行IABP治疗支持心脏功能，在护理过程中，如何预防IABP球囊的移位？

（1）体位的护理：绝对卧床，取平卧位或半卧位小于45°，翻身幅度不宜过大，下肢与躯体呈一直线，穿刺侧下肢伸直，关节处可用约束带固定。

（2）术后应立即拍胸片，以主动脉弓为解剖标志，确保球囊顶端位于左锁骨下动脉开口远端2cm，位置正确，妥善固定导管。

（3）每小时观察波形、反搏后血压及导管外露刻度，及时记录IABP机参数调整情况并做好交接班。

（4）每小时评估患者左上肢及术侧肢体的感觉、颜色、温度及动脉搏动情况，判断球囊是否移位。

4. 此患者经右股动脉穿刺置入IABP球囊导管，给予平卧位或半卧位小于45°，右侧下肢制动，避免屈膝。为预防下肢动脉栓塞，护士应采取哪些护理措施?

（1）每小时评估患者下肢的感觉、颜色、温度及足背动脉的搏动情况，如果插管侧肢体出现感觉过敏或迟钝，足背动脉的波动微弱或消失，应考虑动脉栓塞的可能，并及时行血管超声检查。

（2）遵医嘱给予抗凝治疗（如静脉注射肝素或皮下注射低分子肝素），定时监测全血凝血酶原激活时间，使之维持在正常值的1.5~2倍。

（3）密切观察患者有无出血倾向。

（4）加强肢体护理，抬高下肢，做肢体功能性被动锻炼，以促进下肢血液循环。

5. 心源性休克患者主要表现为精神弱，痛苦面容，烦躁，四肢湿冷，持续血压低等，并常常伴有焦虑、恐惧，此时护士可以采取哪些心理护理措施?

（1）在抢救时必须保持镇静、熟练操作、忙而不乱，使患者产生信任与安全感。

（2）避免在患者面前讨论病情，以减少误解。

（3）必要时允许患者家属探视并安抚患者，护士应与患者及家属保持密切接触，提供情感支持。

（4）保持环境安静，正确设置仪器的报警上下限，减少噪音等不良刺激。

（5）为减轻患者的心理压力，应合理安排操作时间，以保证患者有较好的休息并尽量保护患者的隐私。

6. 患者既往有冠心病病史，此次为急性广泛前壁心肌梗死、心源性休克，针对患者疾病知识缺乏，护士对患者应做好哪些宣教?

（1）给患者讲解疾病相关知识，正确认识冠心病、心肌梗死，加强心肌梗死后的康复和二级预防。

（2）急性心肌梗死恢复后，应在医生的指导下坚持服药，门诊随访，观察病情，调整用药。

（3）适当的体力活动和锻炼。可采取步行、体操、太极拳、气功等锻炼方法以增强体质。

（4）安排合理膳食，以降低总脂肪、饱和脂肪酸和胆固醇的摄入，合理分配碳水化合物、脂肪、蛋白质的比例。

（5）嘱患者戒烟、戒酒。

问题分析

1. 什么是心源性休克？

心源性休克是由于心脏泵功能衰竭，导致心排血量（CO）降低、微循环障碍而出现休克，需排除其他原因引起的低血压，如低血容量、药物导致的低血压、心脏压塞等。常见病因为心肌收缩力极度降低，心室射血障碍，心室充盈障碍，心脏直视手术后低排综合征。急性心肌梗死是致心源性休克最常见的原因，心肌炎、心肌病、主动脉瓣或二尖瓣狭窄、感染性休克合并严重心肌抑制、心律失常等也可致心源性休克。

2. 心源性休克分为几期？

根据心源性休克发生发展过程，大致可分为早、中、晚三期。

（1）休克早期：由于机体处于应激状态，儿茶酚胺大量分泌入血，交感神经兴奋性增高，患者常表现为烦躁不安、恐惧和精神紧张，但神志清醒、面色或皮肤稍苍白或轻度发绀、肢端湿冷、大汗、心率增快，可有恶心、呕吐，血压正常甚至可轻度增高或稍低，但脉压变小、尿量稍减。

（2）休克中期：休克早期若不能及时纠正，则休克症状进一步加重，患者表情淡漠，反应迟钝，意识模糊，全身软弱无力，脉搏细速无力或不能扪及，心率常超过120次/分，收缩压<80mmHg，甚至测不出脉压<20mmHg，面色苍白发绀，皮肤湿冷发绀或出现大理石样改变，尿量更少（<17ml/h）或无尿。

（3）休克晚期：可出现弥散性血管内凝血（DIC）和多器官功能衰竭的症状。前者可引起皮肤黏膜和内脏广泛出血；后者可表现为急性肾、肝和脑等重要脏器功能障碍或衰竭的相应症状。

3. 什么是中心静脉压（CVP）？血压与中心静脉压变化的临床意义及处理原则？

中心静脉压（CVP）是上、下腔静脉进入右心房处的压力，通过上、下腔静脉或右心房内置管测得。它反映右心房压，是临床观察血流动力学的主要指标之一，受右心泵血功能、循环血容量及体循环静脉系统血管紧张度三个因素影响。测定CVP对了解有效循环血容量和右心功能有重要意义。正常值为0.49~1.18kPa（5~12cmH$_2$O）。

中心静脉压的大小取决于心脏射血能力和静脉回心血量之间的相互关系。若心脏射血能力强，能将回心的血液及时射到动脉内，中心静脉压则低；反之，由于心力衰竭等原因造成的射血能力下降则会导致中心静脉压变高。若中心静脉压小于0.49kPa，为右心房充盈不足或血容量不足。中心静脉压大于 1.47kPa 而血压低时，有心功能不全（表 2 - 6 - 1）。

表 2 - 6 - 1　血压与中心静脉压变化的临床意义及处理原则

中心静脉压	动脉血压	临床意义	处理原则
低	低	血容量严重不足	充分补液
低	正常	血容量不足	适当补液
高	低	血容量过多而心功能下降	强心、利尿、限制液体
高	正常	容量血管收缩	舒张血管
正常	低	心功能不全	补液试验

案例总结

　　本案例是典型的急性心肌梗死合并心源性休克患者。患者入院 4 小时前洗澡后突发胸痛，为胸前区闷痛，持续不能缓解，伴胸闷、憋气、伴心悸、大汗，血压下降至 65/45mmHg，联系 "120" 送至我院急诊，考虑诊断 "急性广泛前壁心肌梗死、心源性休克"，为进一步诊治收入我院 CCU。急诊冠脉造影检查，结果显示：LM + 三支血管病变（累及LAD、LCX、RCA），并于 LM 置入支架 1 枚，LAD 置入支架 1 枚。因患者合并心源性休克，术中留置右股动脉鞘管，经鞘管置入 IABP，经过诊疗及护理，患者于 12 月 28 日病情稳定后出院。

　　本案例患者是在心肌梗死的基础上合并心源性休克，给予 IABP 支持治疗，主要临床表现为持续性低血压。患者存在的护理问题有：潜在并发症：心源性休克、下肢动脉血栓、球囊导管移位；焦虑；知识缺乏等。围绕这些护理问题，制定了详细的护理措施。

　　本案例介绍了心源性休克患者的定义及分期表现。针对本案例患者主要临床表现持续性低血压，介绍了中心静脉压、血压与中心静脉压变化的临床意义及处理原则，有助于准确评估有效循环血容量，做好容量管理。

　　最后，在掌握心源性休克相关知识及治疗的同时，应加强人文护理、早期康复护理、健康知识宣教等，制定个性化护理计划并贯穿于整个住院过程中。

思政元素

　　心源性休克患者在休克期常常会表现精神弱、痛苦面容、大汗、四肢湿冷、烦躁、焦虑、恐惧。恐惧或焦虑可导致交感神经系统兴奋性增高，使呼吸困难加重。医护人员在抢救时必须保持镇静、熟练操作、忙而不乱，使患者产生信任与安全感。避免在患者面前讨论病情，以减少误解。必要时安排亲属陪伴患者，护士应与患者及家属保持密切接触，提供感情支持。在此过程中充分体现了护士对患者的生命与健康、权利与需求、人格与尊严的真诚关怀和照顾，有助于减轻患者痛苦及焦虑，促进患者治愈。实施人文关怀护理服务有助于改善患者及家属体验，促进医患关系和谐。

诠释与研究

主动脉内球囊反搏

主动脉内球囊反搏（IABP）是一种机械性左心室辅助循环的治疗方法。1968 年美国医生 Adrian Kantrowitz 首次临床应用主动脉内球囊反搏取得成功，随着主动脉球囊反搏的器械和装置不断更新，技术不断改善，并发症显著下降，现已成为抢救心源性休克、心脏术后发生低心排血量综合征等急危重症患者的有效手段。

IABP 的基本原理是在左锁骨下动脉 1~2cm、肾动脉开口以上的降主动脉范围内放置一个球囊，外接控制装置，通过与心动周期同步的充气和放气，达到辅助循环的作用。心脏舒张期球囊充气、主动脉舒张压及冠状动脉压升高，使心肌供血供氧增加；心脏收缩前，气囊排气、主动脉压力下降、心脏后负荷下降、心脏射血阻力减小、心肌耗氧量下降。主动脉球囊反搏术共有四种触发模式，分别为心电触发、压力触发、固有频率和起搏模式，前两种较为常用。

IABP 监护要点如下所述。①IABP 装置的观察：密切观察患者心率。熟悉 IABP 的触发方式、反搏时相、反搏比例、气囊充气及预警系统。观察波形及反搏后血压的变化，及时记录参数调整情况。②局部出血及血肿：IABP 反搏过程中应持续应用肝素抗凝。密切观察伤口有无出血、血肿，及时压迫止血。同时观察有无皮下出血、眼底出血、牙龈出血及泌尿系等出血。③血栓的预防：注意术侧下肢及左上肢皮肤的色泽、温度、感觉及动脉搏动情况，预防动脉缺血及动脉栓塞的出现。④感染预防：包含穿刺部位、导管感染等。观察穿刺点有无红肿、脓性分泌物或血肿。监测患者体温及各项感染指标。⑤注意患者的体位：保持半卧位应小于45°，术侧下肢伸直，避免屈膝引起的球囊导管打折，协助患者翻身时，注意观察气囊导管是否移位。

（金艳鸿）

参考文献

［1］张波，桂莉．急危重症护理学［M］.4 版．北京：人民卫生出版社，2017.

［2］葛均波，徐永建，王辰．内科学［M］.9 版．北京：人民卫生出版社，2020.

［3］管向东，杨毅.ICU 临床思维与病例演练［M］.上海：上海科学技术出版社，2020.

［4］陶红，彭飞，王世英．急危重症护理查房［M］.2 版．上海：上海科学技术出版社，2016.

［5］许娟，莫蓓蓉，胡玉娜等．重症监护病房成人患者护理人文关怀专家共识［J］.护理学杂志，2022，37（18）：1-4.

［6］许海兰，巫健．护理风险管理在急性心肌梗死合并心源性休克中的应用［J］.心血管病防治知识，2022，12（23）：82-84.

［7］叶卫国，杨湘英，金建芬等.PCI 联合机械循环辅助治疗急性心肌梗死伴心源性休克患者的急救与护理［J］.护理与康复，2021，20（09）：55-57.

［8］丁妍，黄贤珍．急性广泛前壁心肌梗死并发心源性休克患者的护理［J］.中华护理杂志，2019，54（02）：277-280.

第三章　消化系统疾病

第一节　上消化道大出血患者的护理

教学目标

【识记】能复述上消化道大出血的概念、临床表现及活动性出血的判定方法。

【理解】能根据症状、体征、化验指标进行出血量的估算。

【运用】能对病情进行紧急评估并采取对应的护理措施。

主题与背景

1. 基本信息

患者，男，69岁，小学文化水平，入院时间为2月6日6:50。诊断：上消化道大出血，失血性休克。

2. 护理评估

（1）主诉：黑便、头晕、乏力3天，伴呕血4小时。

（2）现病史：患者3天前排便次数增多，2~3次/天，大便为黑色糊状，每次量为100~200g，大便潜血试验（＋），血红蛋白90g/L，伴头晕、乏力，未治疗。今日凌晨出现呕吐，呕吐物为咖啡色胃内容物，量约200ml，排稀薄黑便一次，量约400ml。到急诊后再次呕吐2次，为血性胃内容物，量约500ml。为进一步治疗，以"上消化道大出血，失血性休克"收入我科。

（3）既往史：高血压病史15年，4年前因"冠心病"行冠状动脉支架植入术，长期口服阿司匹林。否认传染病史、外伤史等。

（4）个人史：山东出生，长期生活于北京，饮酒史20年。

（5）家族史：家族中否认遗传病及类似病史。

（6）查体：T 36℃，HR 128次/分，R 32次/分，BP 89/45mmHg，SpO_2 95%，入院后未排尿，烦躁不安。视诊：发育正常，体型中等，面色、口唇、甲床苍白，中度贫血貌。触诊：全腹软，无压痛、反跳痛，四肢皮肤湿冷。叩诊：腹部呈鼓音，移动性浊音阴性。听诊：肠鸣音6次/分，未闻及血管杂音。血常规：白细胞 13.6×10^9/L，血红蛋白78g/L，红细胞压积0.26，血小板 100×10^9/L。生化全项：白蛋白29g/L，尿素氮13.8mmol/L，血清肌酐88μmol/L。

（7）主要治疗经过：急诊就诊期间开放静脉通路进行液体复苏。入科后对病情紧急评估，给予心电监护、禁食、吸氧，采取中凹卧位，留置胃管抽吸胃内潴留血液，降低误吸风险。根据治疗需要进行中心静脉置管，优化液体复苏通路，同时监测中心静脉压，留置尿管监测尿量，对液体复苏进行指导。循环稍稳定后行床旁内镜检查，明确出血部位。治疗措施：晶体液、胶体液扩容治疗，奥美拉唑抑酸、生长抑素应用减少内脏器官血流量，输注悬浮红细胞纠正贫血，输注新鲜冰冻血浆改善凝血功能等治疗。

护理问题与措施

1. 患者急诊入院，HR 128次/分，R 32次/分，BP 89/45mmHg，SpO_2 95%，未排尿，四肢皮肤湿冷，烦躁不安，此时护士应对患者进行哪些紧急评估？

（1）意识评估：首先判断意识，意识障碍既提示严重失血，也是误吸的高危因素。

（2）气道评估：评估气道通畅性及梗阻的风险。

（3）呼吸评估：评估呼吸频率、节律、用力程度及血氧饱和度。

（4）循环评估：监测心率、血压、尿量及末梢灌注情况，条件允许行有创血流动力学监测，动态评估血容量及右心功能。

2. 根据病史，结合临床症状及胃内活动性出血的表现，护士如何对病情严重程度进行判断？

（1）患者既有呕血又有便血，是典型上消化道出血症状。

（2）如患者存在活动性出血、循环衰竭、呼吸衰竭、意识障碍、误吸、格拉斯哥-布拉奇福德出血评分（GBS）>1中任意一项，应考虑为危险性出血。本患者就诊后呕血3次，便血1次，出血量>1000ml，现胃管中仍持续有血性液吸出，提示存在活动性出血，且有循环衰竭的表现，属于危险性出血范畴。

（3）当患者生命体征不稳定、面色苍白及存在无法解释的急性血红蛋白降低时，应高度警惕存在上消化道出血的可能。胃液、呕吐物或大便潜血阳性也应考虑有出血的可能性。

3. 根据临床表现及各项指标，护士应采取哪些初步措施对患者进行紧急救治？

（1）吸氧：对于意识障碍、呕血患者应注意保持呼吸道通畅，防止误吸发生，给予吸氧，床旁配备负压吸引装置，根据病情变化及时选择人工通气支持。

（2）监护：持续监测生命体征，严密观察意识、尿量、出血部位、性质及量的变化。

（3）建立静脉通路：静脉通路及早开通，并应选择较粗的血管，开放两条及以上的静脉通路，留置针选取 20～22 号，有条件者尽早建立中心静脉通路。

（4）体位与饮食：禁食禁饮，绝对卧床休息，避免情绪激动，休克时采取中凹卧位，呕血时头偏向一侧。

4. 在治疗过程中护士需动态监测哪些指标来判断患者病情变化？

（1）出血征象监测：监测呕血、黑便和便血的变化，定期复查血常规、凝血功能、血尿素氮等指标，动态监测血乳酸水平，判断组织缺血是否改善以及液体复苏疗效。

（2）"生命八征"监测：对体温、脉搏、呼吸、血压、神志、瞳孔、尿量、皮肤黏膜的监测。

（3）对治疗效果进行动态分析评价。

5. 如果患者存在活动性出血，护士如何识别？

（1）呕血或黑便次数增多，呕吐物呈鲜红色或胃管抽出较多新鲜血；排暗红色血便或伴肠鸣音活跃。

（2）经快速输液输血，周围循环衰竭的表现未明显改善或暂时好转而又恶化。

（3）红细胞计数、血红蛋白测定、红细胞压积（HCT）持续下降，网织红细胞计数持续增高。

（4）补液与尿量足够的情况下，血尿素氮持续或再次升高。

问题分析

1. 什么是上消化道大出血？

上消化道出血系指屈氏韧带以上的消化道，包括食管、胃、十二指肠、胆道和胰管等病变引起的出血。大出血界定标准为失血量大于血容量的30%或24小时内需要输注≥6U的悬浮红细胞。

2. 消化道大出血常见病因有哪些？

（1）根据出血的病因分为非静脉曲张性出血和静脉曲张性出血两类。

（2）常见非静脉曲张性出血的病因主要包括消化性溃疡、应激性溃疡、胃癌等。

（3）常见静脉曲张性出血大多为肝硬化门静脉高压所致的食管胃底静脉曲张破裂出血（EGVB）。

（4）还有一些少见病也可以引起上消化道出血，如贲门黏膜撕裂综合征、憩室等。

3. 上消化道大出血典型的临床表现有哪些？

（1）呕血：呕吐物的颜色主要取决于是否经过胃酸作用。出血量小、停留时间长，呕吐物为棕褐色呈咖啡渣样；出血量大、停留时间短，呕吐物呈鲜红色或有血凝块。

（2）黑便或便血：黑便色泽受血液在肠道内停留时间长短的影响。有黑便者不一定有呕血，有呕血者一般都有黑便。

（3）失血性周围循环衰竭：出血量大、出血速度快，可出现不同程度的头晕、心悸、晕厥、尿少以及意识改变。

（4）其他临床表现：主要有贫血、发热、氮质血症等。

4. 如何根据症状体征估算出血量？

失血量的多少与病情严重程度呈正相关，但评估时仅以呕血、便血的量作为评价指标具有较大局限性，原因如下：其一，呕血与便血常分别混有胃内容物与粪便，数量不准确；其二，部分血液尚潴留在胃肠道内，未排出体外。因此，对患者病情进行判定时，应将呕血、便血量与周围循环改变的表现相结合进行综合考量才更为准确（表3-1-1）。

表3-1-1 消化道出血量的估计

症状、体征、实验室指标	对应出血量
粪便隐血试验（+）	每日出血量 >5~10ml
黑便	出血量 50~100ml 以上
呕血	胃内积血 250~300ml
机体代偿，未引起全身症状	一次性出血量 ≤400ml
头晕、心慌、冷汗、口干等症状	一次性出血量 400~500ml
晕厥、四肢冰凉、尿少、烦躁不安等症状	出血量 ≥1000ml
出血继续，除晕厥外，有气短、无尿症状	出血量 ≥2000ml

5. 经急救和护理措施的干预，护士如何辨析复苏治疗是否有效？

（1）意识恢复或好转。

（2）四肢末端由湿冷青紫转为温暖红润。

（3）肛温与皮温差减小（<1℃）。

（4）脉搏由较弱转为正常有力，收缩压接近正常，脉压＞30mmHg。

（5）尿量＞0.5ml／（kg·h）。

（6）中心静脉压改善。

6. 上消化道出血患者依据出血的危险程度不同进行分层救治，其分层标准是什么？

（1）极高危患者：心率＞120次/分，收缩压＜70mmHg或急性血压降低（基础收缩压降低30～60mmHg），心跳、呼吸停止或节律不稳定，通气氧合不能维持。

（2）高危患者：心率100～120次/分，收缩压70～90mmHg，晕厥、少尿、意识模糊、四肢末梢湿冷、持续地呕血或便血。

（3）中危患者：血压、心率、血红蛋白基本正常，生命体征暂时稳定，高龄或伴严重基础疾病，存在潜在生命威胁。

（4）低危患者：生命体征平稳。

（5）极低危患者：病情稳定，GBS≤1。

案例总结

本案例患者考虑是冠脉支架植入术后因长期口服阿司匹林导致消化性溃疡引发的上消化道大出血。入院前3日出现黑便，伴有头晕、乏力，查大便潜血试验（＋），血红蛋白90g/L，未治疗。入院凌晨病情变化，出现呕吐咖啡色胃液及排稀薄黑便情况，急诊期间又呕吐暗血性胃内容物，后以"上消化道大出血"收入我科治疗。入院后对患者进行紧急评估，判定该患者存在有效循环血容量不足且有误吸风险。针对以上情况采取紧急处理措施：予以心电监护、动态监测实验室指标、吸氧并保持气道通畅、胃肠减压吸出潴留血液，降低误吸风险。同时予以补液抗休克、质子泵抑制剂＋生长抑素联合用药、纠正贫血改善凝血、床旁内镜等检查治疗措施。患者于2月27日治愈出院。

本案例患者因出血量较大并发低血容量休克，主要表现为呕血、黑便及周围循环衰竭。护士在接诊急性上消化道大出血患者时面临以下问题：快速准确地评估病情；初步判定评估结果；根据病情危险程度进行分层处置；采取关键、有效的处置措施。围绕这些问题，总结了详细的工作方法。

　　本案例介绍了上消化道大出血常见的病因及典型的临床表现，并对该患者的出血原因进行了分析。同时还介绍了出血量估算方法及有无活动性出血的判定标准，有助于在治疗过程中对病情进行动态评价。

　　最后，在掌握上消化道大出血相关知识及治疗护理措施的同时，还应重视人文护理、知识宣教等工作，制定个性化护理计划并贯穿整个治疗过程。

思政元素

　　上消化道大出血往往起病急、进展快，对患者生命造成严重威胁。患者面对大量呕血、便血以及快速的病情变化常会预判不足，没有充分的思想准备，在这种情况下会不知所措，深感恐惧。此时，护士应对患者的心理变化及各种需求有充分的理解和共鸣，在紧张抢救治疗的同时不忘陪伴、安抚、鼓励患者，使患者保持情绪稳定，对治疗疾病充满信心，让护理工作细致到位且充满温度。同时，在抢救过程中护士要沉着冷静，融洽配合，各司其职，准确落实各项措施，用自己扎实的技术、丰富的经验为患者的救治打好基础、赢得时间。在整个救治过程中充分体现出护士对患者的人文关怀及生命至上的价值观，展现慎独自律、敬佑生命的职业精神。

诠释与研究

上消化道大出血患者的容量复苏策略

　　上消化道大出血易引发低血容量休克，其主要病理生理改变是有效循环血容量急剧减少，导致组织低灌注、乳酸性酸中毒、再灌注损伤以及内毒素移位，最终导致多器官功能障碍综合征（MODS）。在临床治疗中提高救治成功率的关键是尽早去除休克病因，尽快恢复有效的组织灌注，改善组织细胞的氧供，重建氧的供需平衡以及恢复正常的细胞功能。

　　液体复苏是低血容量休克的基本治疗手段，传统液体复苏被称为充分液体复苏或积极液体复苏，即尽早、尽快地充分进行液体复苏，恢复有效血容量和使血压恢复至正常水平，以保证脏器和组织的灌注。但该方法在活动性出血控制前应用并不利于有效止血，一方面血压升高会在一定程度上加重出血，另一方面大量补液可导致凝血成分进一步稀释，出现稀释性低凝血症，不利于形成血凝块止血，还可造成已形成的血栓脱落。再有大量液体输入造成肺水肿、肺间质水肿，不利于氧弥散，从而扰乱了机体本身的代偿机制和内环境稳定。

限制性液体复苏又称低压复苏或延迟复苏，是对出血未控制的失血性休克患者，在手术前限制液体输入量或输入速度，使血压维持在机体可耐受的较低水平（收缩压维持在 80～90mmHg 为宜）直至彻底止血。其目的是寻求一个复苏平衡点，既可通过液体复苏适当地恢复组织器官的血流灌注，又不至于过多地扰乱机体的代偿机制和内环境。对于出血已控制的患者应根据基础血压水平积极复苏，并在条件允许情况下行有创血流动力学监测。一般来说容量复苏应遵循先快后慢、先晶后胶、先盐后糖、见尿补钾的原则，合理搭配晶胶比例及使用次序。复苏过程中可给予改善微循环、扩张微血管的药物，根据中心静脉压及尿量动态调整输液量，这样既能有效维护机体血流动力学稳定，又能避免过多容量负荷造成的组织水肿及脏器负荷过重，降低术后并发症及死亡率。在容量复苏过程中适当输入血制品可以保证组织氧供和维持正常的凝血功能，但应根据个体情况评估风险和获益，临床一般采用限制性输血策略，推荐 Hb 目标值为 70～90 g/L，对于高龄、有基础心脑血管疾病、血流动力学不稳定的患者，输血指征可放宽至 <90 g/L 或以上，避免由于大量失血可能导致的基础疾病恶化。大量输血可导致低钙血症、凝血功能障碍等并发症，应经验性给予钙剂，并监测离子钙水平，同时还需警惕低体温、酸中毒、高钾血症等情况的出现。

（王欣然）

参考文献

[1] 于江凯，杜斌．重症医学 [M]．北京：人民卫生出版社，2015.

[2] 唐承薇，张澍田．内科学，消化内科分册 [M]．北京：人民卫生出版社，2015.

[3] 中国医师协会急诊医师分会，中华医学会急诊医学分会，全军急救医学专业委员会，中国急诊专科医联体，等．急性上消化道出血急诊诊治流程专家共识 [J]．中国急救医学，2021，41（1），1－10.

[4]《中华内科杂志》编辑委员会，《中华医学杂志》编辑委员会，《中华消化杂志》编辑委员会，等. 急性非静脉曲张性上消化道出血诊治指南（2018 年，杭州）[J]. 中华内科杂志，2019，58（3）：173－180.

[5] 孙寅力，张振玉. 急性非静脉曲张性上消化道出血指南对比解读 [J]. 胃肠病学，2020，25（7）：417－423.

第二节　急性梗阻性化脓性胆管炎患者的护理

教学目标

【识记】能复述急性梗阻性化脓性胆管炎的概念。

【理解】能正确阐述急性梗阻性化脓性胆管炎的临床表现、夏柯氏三联征与雷诺五联征。

【运用】能应用护理措施对患者实施整体护理。

主题与背景

1. 基本信息

患者，男，65 岁，已婚，务农，入院时间为 8 月 20 日 9：40。诊断：急性梗阻性化脓性胆管炎；高血压。

2. 护理评估

（1）主诉：右上腹疼痛 6 天，伴恶心、呕吐，出现寒战、高热 2 天，神志改变 3 小时。

（2）现病史：患者 6 天前参加婚宴后出现右上腹部绞痛，阵发性发作，向右肩部放射，伴恶心、呕吐，呕吐物为胃内容物。自行口服"胃药"（具体不详）后感觉略有好转。2 天前患者腹痛持续性阵发性加重，出现高热、寒战，体温波动在 39～40℃。3 小时前患者出现烦躁不安、谵妄，随即昏迷，家属拨打"120"急救电话送至我院急诊，为求进一步诊治，以"急性梗阻性化脓性胆管炎"收入我科。

（3）既往史：3 年前血压升高，未规律服药；1 年前曾患急性胆囊炎、胆囊结石，反复发作过 2 次，均保守治疗后好转。否认肝炎、结核、伤寒等传染病史，否认外伤史，否认青霉素及已知食物过敏史。

（4）个人史：生长于甘肃，否认吸烟史、饮酒史，家人身体健康。

（5）家族史：家族中否认遗传性疾病及类似病史。

（6）查体：T 39.8℃，P 139 次/分，R 31 次/分，BP 100/52mmHg，SpO₂88%。视诊：患者全身皮肤轻度发黄，巩膜黄染，口唇发绀，尿量减少且发黄。触诊：上腹部压痛明显，伴反跳痛，肝脾肋下未触及。叩诊：肝区叩击痛，移动性浊音阴性。听诊：肠鸣音 2 次/分，未闻及血管杂音。

实验室检查：血常规：白细胞 23×10^9/L，中性粒细胞百分比 87%。生化全项：丙氨酸氨基转移酶 108 U/L，血清总胆红素 62.3 μmol/L，直接胆红素 11.5 μmol/L。血气分析：pH 7.32，PaO_2 80mmHg，血钠 131mmol/L。B 超示肝和胆囊肿大，肝内外胆管扩张，胆管内有结石光影。

（7）主要治疗经过：患者入科后立即予以重症监护，氧气吸入，快速开放静脉通路。治疗措施：禁食、水，胃肠减压。床旁留置中心静脉导管快速补液，应用抗生素注射用头孢哌酮钠舒巴坦钠（舒普深）抗感染，结合血气分析结果纠正水、电解质紊乱和酸碱失衡，应用重酒石酸去甲肾上腺素升血压，持续低流量氧气吸入纠正低氧状态，对症给予降温、止痛措施，应用维生素 K_1 等处理。抗休克同时积极完善术前准备，患者遂往手术室行经皮经肝胆管引流术（PTCD）进行胆道减压。患者病情好转，于 8 月 30 日转出 ICU。

护理问题与措施

1. 患者急诊入院，腹痛伴寒战、高热及神志改变，护士应对患者进行哪些病情观察？

（1）密切监测神志、生命体征、尿量及腹部体征的变化。

（2）条件允许行有创血流动力学监测，动态评估血容量及右心功能。

（3）出现寒战、高热、腹痛加剧、腹痛范围扩大、血压下降、意识变化等，立即通知医生，并配合抢救治疗。

2. 患者突发腹痛，此时护士应该采取哪些护理措施以帮助患者缓解疼痛？

（1）动态观察记录患者腹痛的部位、性质、程度、发作方式等。

（2）嘱患者卧床休息，可采取半卧位，指导患者规律呼吸。

（3）禁食、水与胃肠减压：通过禁食减少胃液的分泌，从而减少消化液分泌，辅助缓解疼痛。进行胃肠减压，排出胃肠道内气体和液体。

（4）诊断明确且疼痛剧烈患者，遵医嘱给予镇痛镇静。注意不可使用吗啡，以免造成 Oddi 括约肌收缩，增加胆道压力。

（5）患者诊断明确且腹痛剧烈，遵医嘱给予解痉止痛药，如盐酸哌替啶50mg、阿托品0.5mg肌内注射，指导患者采取半卧位帮助缓解疼痛，同时做好胃肠减压护理。

3. 急性梗阻性化脓性胆管炎患者常伴有发热，此患者白细胞超过$20 \times 10^9/L$，入院后体温波动在39.0 ~ 40.0℃，此时护士可以采取哪些护理措施？

（1）密切监测体温变化。

（2）遵医嘱予以冰袋/冰毯物理降温。

（3）遵医嘱输注抗生素类药物。在抗生素使用前抽取血培养，避免出现培养结果假阴性。

（4）积极完善术前准备。

（5）动态监测患者白细胞、中性粒细胞等指标变化。

本例患者在给予物理降温的同时，应积极完善术前准备，及时解除梗阻，避免感染性休克发生。

4. 患者常伴有恶心、呕吐，并且在治疗上采取禁食、水和胃肠减压等措施，因此患者可能有体液不足的风险，针对该问题护士应采取哪些护理措施？

（1）严密监测生命体征，观察患者皮肤黏膜色泽弹性，留置尿管监测尿量情况。

（2）定期采血化验，关注电解质及酸碱平衡情况。

（3）建立中心静脉通道，监测中心静脉压变化可以指导补液，保证有效循环血容量。

（4）准确记录24小时出入量，观察记录引流液的量及性质。

（5）一旦条件允许，尽早恢复肠内营养支持。

5. 患者术中留置PTCD引流管，帮助胆道减压，针对该引流管护士如何护理？

（1）妥善固定：术后与术者交接引流管放置的位置及名称，做好标识，将引流管妥善固定于腹壁皮肤。留出足够空间，防止因翻身等牵拉导致引流管脱出。

（2）保持有效引流：引流管位置不可高于穿刺部位，不可受压、扭曲、折叠等以免影响引流通畅。

（3）观察并记录引流液的色、质、量：每天准确定时记录引流液的颜色和质量，如果发现引流不畅或患者出现发热、腹痛等症状及时通知医生。

（4）预防感染：严格无菌操作，定期更换引流袋，观察引流管敷料有无渗出。可以采取半卧位或斜坡卧位，利于引流。

6. 患者既往有胆石症、高血压病史，针对患者疾病知识缺乏，护士对患者应做好哪些宣教？

（1）给患者讲解疾病相关知识，宣教遵医嘱规律服药的重要性。

（2）采用多种宣教形式，如科普视频等方法，便于患者理解。

（3）通过工作坊形式，利用可穿戴式教具指导患者进行实践，帮助患者掌握引流管维护的方法。

（4）指导患者自我观察，如出现腹痛、腹胀、呕吐、呕血等及时就医。

（5）检查评价患者疾病知识掌握的情况，及时补充宣教内容。

问题分析

1. 什么是急性梗阻性化脓性胆管炎？

急性梗阻性化脓性胆管炎（AOSC）是急性胆管炎的严重阶段，也称急性重症胆管炎。本病的发病基础是胆道梗阻及细菌感染。急性胆管炎时如胆道梗阻未解除，胆管内细菌引起的感染没有得到控制，逐渐发展至 AOSC 并威胁患者的生命。最常见的病因是肝内外胆管结石，其次为胆道寄生虫和胆管狭窄。

2. 急性梗阻性化脓性胆管炎有哪些临床表现？

急性梗阻性化脓性胆管炎的临床表现为夏柯氏（Charcot）三联症，即腹痛、寒战高热、黄疸，还可出现休克、中枢神经系统抑制的表现，称雷诺（Reynolds）五联症。

（1）急性腹痛：位于剑突下或上腹部，呈阵发性、刀割样绞痛或持续性阵发性加剧，向右肩背部放射。

（2）寒战高热：继剧烈绞痛后，出现先寒战后高热，体温可达 39～40℃，呈弛张热。

（3）黄疸：胆道梗阻后可出现黄疸，其轻重程度与梗阻程度及是否继发感染有关。先出现尿黄，然后出现皮肤巩膜黄染，皮肤瘙痒。

（4）神经系统症状：病情发展，可出现神志淡漠、烦躁、谵妄或嗜睡、神志不清甚至昏迷。

（5）休克：脉搏快而弱、血压下降、尿少等。

3. 急性梗阻性化脓性胆管炎的处理原则是什么？

紧急手术解除胆道梗阻，及时有效降低胆道压力。

（1）非手术治疗：既是治疗手段，也是术前准备。

（2）手术治疗：常用胆总管切开减压、取石、T 管引流。

（3）胆管减压：常用方法经皮经肝胆管穿刺引流术（PTCD）、经内镜鼻胆管引流术（ENBD）等。

4. PTCD 的并发症有哪些？

出血，胆漏和胆汁性腹膜炎，胆管炎、菌血症、败血症及脓毒血症，迷走神经反射（严重者出现心律失常甚至心搏骤停），胆管 - 门静脉瘘，肿瘤针道种植等。

5. 针对该患者，如何进行腹痛症状的评估？

腹痛是各种腹腔、盆腔脏器病变时常见的临床症状。在临床当中，患者往往并非以一种疾病出现，而是合并多种疾病，除外疾病，我们可以从症状角度去观察评估患者，以期提供更好的护理。腹痛症状评估通过腹痛性质、部位、发作方式、程度、放射、伴随症状、伴随体征、生命体征、异常检查化验结果等十个方面进行评估解析。

本例患者腹痛部位为右上腹，伴右肩放射，性质为突发绞痛，发作方式为持续性阵发性加重，结合实验室血常规及血生化结果及 B 超结果，考虑为胆道疾病引起的急性腹痛。再结合患者寒战高热、黄疸、生命体征（血压下降）、神志改变，以及既往胆石症反复发作病史等，考虑急性梗阻性化脓性胆管炎。

案例总结

本案例患者是一名典型的急性梗阻性化脓性胆管炎患者。患者既往有胆石症病史且反复发作。6 天前出现腹痛，疼痛持续阵发性加重，伴恶心、呕吐，呕吐物为胃内容物，2 天前出现寒战、高热，体温高达 39 ～ 40℃，入院前 3 小时出现神志改变甚至昏迷，以"急性梗阻性化脓性胆管炎"收入我科。入院后予以重症监护、氧气吸入、快速补液抗休克、抗感染、镇静镇痛、禁食和水、胃肠减压、降温等对症治疗后急行经皮经肝胆管引流术（PTCD）及时解除胆道梗阻。患者于 8 月 30 日转出 ICU。

通过本案例学习了急性梗阻性化脓性胆管炎的主要临床表现：夏柯氏（Charcot）三联征，即腹痛、寒战高热、黄疸，继而出现休克、中枢神经系统抑制的表现，即雷诺（Reynolds）五联征。患者存在的护理问题有：疼痛；体温过高；体液不足；引流管护理；知识缺乏。围绕病情观察及护理问题，制定了详细的护理措施。

针对本案例患者主要临床表现——腹痛，介绍了腹痛症状的评估，通过对腹痛性质、部位、发作方式、程度、伴随症状及体征等的评估，有助于准确快速作出判断，迅速进行处理。

在讲解急性梗阻性化脓性胆管炎的表现、处理原则的同时，重点介绍了胆道减压 PTCD 的护理，帮助学生了解在临床实际工作中，要根据急性胆管炎的严重程度分级采取不同治疗方式，强调了 PTCD 导管维护的重要性，在其中融入人文护理、健康知识宣教等，帮助学生更好地了解掌握知识。

思政元素

急性梗阻性化脓性胆管炎患者可能出现谵妄、烦躁不安等神志改变，此时护士应充分地用更多的耐心去密切观察患者的病情变化，及时给予有效措施防止病情恶化。同时应注意患者及家属心理护理，给予心理支持，帮助患者及家属树立战胜疾病的信心。

ICU 患者往往病情危重，病情发展迅速，通过对腹痛性质、部位、发作方式、程度、伴随症状及体征等的评估，有助于快速作出判断，迅速给予处理，体现 ICU 护士的职业价值所在。另外，通过工作坊形式，利用可穿戴式教具指导患者实践引流管维护，一方面有利于患者掌握维护方法，真正解决患者实际问题；另一方面引导实习护生从解决临床问题开始，逐步创新，培养护生科研创新精神。

诠释与研究

急性胆管炎的严重程度分级及处理

急性胆管炎一旦确诊，首先要评估患者的一般情况及严重程度。病情轻者经过治疗，症状缓解，预后较好；病情重者可能发展为脓毒症、感染性休克、多器官功能障碍综合征。根据临床表现和治疗效果不同，急性胆管炎可以分为轻度、中度、重度三级（表 3 - 2 - 1）。

表 3 - 2 - 1　急性胆管炎的严重程度分级

严重程度	内容
Grade Ⅲ（重度）	急性胆管炎合并以下 ≥1 个功能不全 心血管功能障碍：低血压需要多巴胺 ≥5μg/（kg·min），或使用去甲肾上腺素 神经系统功能障碍：意识障碍 呼吸功能障碍：氧合指数 <300mmHg 肾功能不全：少尿，血肌酐 >176.8μmol/L 肝功能不全：PT - INR >1.5 凝血功能障碍：血小板计数 <100×10^9/L

严重程度	内容
Grade Ⅱ（中度）	急性胆管炎合并以下 2 项可诊断 　白细胞计数 > $12 \times 10^9/L$ 或 < $4 \times 10^9/L$ 　高热≥39℃ 　年龄≥75 岁 　黄疸，总胆红素≥85.5μmol/L 　低蛋白 < 0.7 × 正常值上限
Grade Ⅰ（轻度）	急性胆管炎不符合 Grade Ⅱ 和 Grade Ⅲ 诊断标准

注：PT－INR 示凝血酶原时间－国际标准化比值。

急性胆管炎的治疗方式应根据严重程度决定，也要根据病情进展及时调整治疗方案，选择最佳手术时机。

轻度急性胆管炎患者多数仅需应用抗菌药物治疗和全身营养支持治疗就可以控制，再针对病因治疗。如果抗菌药物治疗效果不佳（24h），可以根据患者具体情况进行胆管引流，感染控制后再行病因治疗。

中度急性胆管炎患者建议行抗菌药物治疗和全身营养支持治疗的同时，尽早行胆管引流，如经内镜逆行性胰胆管造影术（ERCP）或PTCD。如果引起胆管梗阻的原因需要手术处理，待病情好转后再进行病因治疗。

重度急性胆管炎患者大多数病情严重，应尽快进行胆管引流，同时全身器官功能支持治疗，改善器官功能不全，一旦患者能够耐受，尽早行 ERCP 或 PTCD，同时应用广谱抗菌药物治疗，待患者病情好转后再处理梗阻的原因。可以通过胆道引流进行胆汁培养，早期应用抗菌药物。

护理人员应及时发现病情变化，通知医生及时采取措施，阻断病情向脓毒性休克的发展。同时做好引流管的护理，保持胆管引流通畅，为后续治疗做好保障工作。

（郭　京）

参考文献

［1］陈孝平，汪建平，赵继宗．外科学［M］.9版．北京：人民卫生出版社，2018.

［2］熊云新，叶国英．外科护理学［M］.4版．北京：人民卫生出版社，2020.

［3］莫国贤．当代胆囊外科学［M］．北京：科学技术文献出版社，2023.

［4］栗光明，林栋栋．肝胆外科病例精解［M］．北京：科学技术文献出版社，2022.

［5］中华医学会外科学分会胆道外科学组．急性胆道系统感染的诊断和治疗指南（2021版）［J］．中华外科杂志，2021，59（6）：422－429.

［6］北京市医院管理局．北京市属医院护士规范化培训指南（上册）［M］．北京：人民卫生出版社，2018.

［7］中华医学会超声医学分会介入诊疗学组．超声引导经皮经肝胆管穿刺置管引流术中国专家共识（2023版）［J］．中华超声影像学杂志，2023，5（32）：369－375.

［8］刘玉村．外科学［M］.4版．北京：北京大学医学出版社，2019.

［9］李蔚，王锡斌，崔卫东，等．超声引导下经皮经肝胆管穿刺引流术治疗急性梗阻性化脓性胆管炎患者疗效分析［J］．实用肝脏病杂志，2020，23（3）：447－450.

［10］朱昱，芙卫东．微创技术在急性梗阻性化脓性胆管炎治疗中的应用［J］．国际外科学杂志，2021，48（10）：690－694.

［11］王超．急性梗阻性化脓性胆管炎手术时机以及手术方式临床分析［J］．健康必读，2021，14：50.

［12］杨东晓，等．超声实时引导下经皮经肝胆管或胆囊穿刺置管引流术治疗急性梗阻性胆管炎在基层医院的应用［J］．临床肝胆病杂志，2020，36（4）：847－849.

第三节 弥漫性腹膜炎患者的护理

教学目标

【识记】能复述弥漫性腹膜炎的概念、肠外营养的指征和时机。

【理解】能正确解释弥漫性腹膜炎的临床表现、治疗原则。

【运用】能掌握脓毒症、感染性休克的集束化治疗原则并按时实施；能提出患者的护理问题并采取对应的护理措施。

主题与背景

1. 基本信息

患者，男，52 岁，已婚，初中文化水平，家庭社会支持系统一般，入院时间为 8 月 21 日 22：15。诊断：胃溃疡穿孔、急性弥漫性腹膜炎、脓毒症、感染性休克、急性肾损伤、急性心肌损伤。

2. 护理评估

（1）主诉：持续上腹疼痛 2 天。

（2）现病史：患者 2 天前餐后出现上腹部痛，疼痛持续不缓解。于当地中医院就诊，腹部 CT 提示消化道穿孔、腹盆腔积液、小肠壁增厚。病来禁食、水，睡眠欠佳，小便如常，无大便，体重无明显减轻。全麻下行胃溃疡穿孔修补，腹腔冲洗引流术。留置肝下引流管和盆腔引流管，因感染严重、心肾功能不全，收入重症医学科。

（3）既往史：胃溃疡 1 年，否认肝炎、结核、伤寒等传染病史，否认外伤史，否认青霉素及已知食物过敏史。

（4）个人史：生长于辽宁，否认吸烟史，有饮酒史、每日 150 克（3 两）白酒，家人身体健康。

（5）家族史：家族中否认遗传性疾病及类似病史。

（6）查体：T 38.2℃，P 124 次/分，R 26 次/分，BP 139/100mmHg，$SpO_2$96%。视诊：发育正常，正常匀称体型，腹部平坦，腹型对称，未见胃肠型及蠕动波，腹质韧，板状腹，全腹压痛伴反跳痛和肌紧张，Murphy征（－），肝脾肋下未触及，未触及包块，肝脾区无叩击痛，移动性浊音（－），肠鸣音 3～4 次/分，未闻及气过水音或高调肠鸣音。叩诊：腹部呈鼓音，移动性浊音阴性，双肾区叩击痛阴性。听诊：肠鸣音消失。血常规：白细胞 19.6×10^9/L，红细胞 5.37×10^{12}/L，血红蛋白 172g/L，白蛋白 28g/L，中性粒细胞 1.16，降钙素原 >100ng/ml，血清肌钙蛋白测定 0.045ng/ml，肌酐 432μmol/L。CT 提示消化道穿孔，腹腔游离气体，腹盆腔积液。

（7）主要治疗经过：患者入院后立即予以实施胃穿孔修补术，并转入重症医学科给予重症监护，行呼吸机辅助通气。双下肢花斑明显，抗休克液体复苏，给予枸橼酸血液净化排除炎性介质并连续肾脏替代治疗；应用血管活性药物维持血流动力学稳定，去甲肾上腺素及垂体后叶素联合升压，复温毯保暖改善微循环。禁食、水，艾司奥美拉唑抑酸护胃，胃肠减压，亚胺培南抗感染，丙泊酚、右美托咪定镇静，酒石酸布托啡诺镇痛、肠外营养治疗。

护理问题与措施

1. 弥漫性腹膜炎患者常伴有发热，该患者白细胞高达 $19.6 \times 10^9/L$，患者在入院后体温波动在 38.0~39.2℃，此时护士可以采取哪些护理措施？

（1）密切监测体温变化。

（2）遵医嘱予冰袋/冰帽/冰毯物理降温（此患者有血液净化治疗，可用血液净化调节温度）。

（3）体温超过 39℃ 时遵医嘱抽取血培养，并关注培养结果。

（4）遵医嘱输注抗生素类药物。

（5）动态监测患者白细胞、中性粒细胞、降钙素原等指标变化。

2. 患者存在感染性休克，护士可以采取哪些护理措施？

（1）密切监测生命体征，给予动脉血压持续监测及血管活性药物应用，依据血压随时调节速度。

（2）按时给予抗生素及液体输入，密切观察引流管引出液的颜色、量、性状是否存在变化。

（3）实施护理问题 1 中处理发热的措施。

（4）患者存在微循环障碍，全身花斑，给予升温毯改善微循环，花斑消失。

（5）落实集束化治疗方案：如尽快使用抗生素，尽早液体复苏，合并 ARDS 患者小潮气量控制平台压，控制血糖，预防应激性溃疡等。

3. 急性腹痛常作为弥漫性腹膜炎的首发症状，且术后仍存在疼痛，为该患者进行疼痛护理减轻痛苦，护士可以采取哪些护理措施？

（1）观察记录患者腹痛的部位、性质、程度、时间、频率等。

（2）体位与休息：急性期绝对卧床休息，协助患者取半卧位，以减轻切口张力。

（3）禁食禁饮与胃肠减压：此患者行消化道手术，需进行胃肠减压，排出胃肠道内气体和液体。

（4）用药护理：遵医嘱酒石酸布托啡诺镇痛微量泵入，并根据 CPOT 疼痛评分调节用量。

4. 患者入院后采取禁食禁饮，当前患者白蛋白为 28g/L，存在营养失调，低于机体需要量的情况，护士应当如何评估营养风险和采取护理措施？

（1）观察患者的营养状况，如体重、皮肤弹性、皮褶厚度等。

（2）使用危重症营养风险（NUTRIC）评分动态评估患者营养风险情况；监测总蛋白、白蛋白、前白蛋白、血红蛋白等。

（3）此患者血流动力学不稳定且为消化道术后，未使用肠内营养，禁食期间遵医嘱予以肠外营养支持，以满足机体消耗。根据血流动力学及消化道恢复情况，适时考虑实施肠内营养。

（4）在恢复饮食后，从流质饮食开始逐渐过渡到普食。

5. 弥漫性腹膜炎患者因采取禁食、胃肠减压等措施，有体液不足的情况，针对该问题护士应采取哪些护理措施？

（1）遵医嘱补充肠外营养及液体，监测生命体征、电解质和酸碱平衡情况及出入液体量，保证有效循环血容量，观察患者皮肤黏膜色泽弹性。

（2）建立深静脉通道，监测中心静脉压变化及补充静脉营养。

（3）准确记录 24 小时出入量，观察记录引流液的量及性质。

6. 患者存在急性肾损伤，如何评估采取哪些护理措施？

（1）应遵医嘱监测血肌酐及每小时尿量。

（2）液体治疗，保证肾脏灌注。

（3）肾脏替代治疗的时机能够影响急性肾损伤（AKI）的预后。此患者血流动力学不稳定，采用床旁 CRRT 治疗（4L/h）。

7. 患者存在腹腔感染，术后留置腹、盆腔引流管，相关护理重点有哪些？

（1）管路标识：引流管、引流袋处有名称标识，记录中有置管时间。

（2）保持通畅：每 2 小时由近心端向远心端挤压引流管，防逆流，勿扭曲、打折。

（3）妥善固定：采用绷带固定、胶布高举平台法或改良固定法固定，记录导管外露长度，无外力牵拉，翻身时留有余地防止滑脱。

（4）密切观察：观察引流液颜色、量、性状，出现异常情况及时联络医生。

（5）健康教育：清醒患者及时宣教，使患者配合治疗。

8. 患者既往有胃溃疡病史，此次为就餐时饮酒溃疡穿孔，针对患者疾病知识缺乏，护士对患者应做好哪些宣教？

（1）向患者讲解疾病相关知识，正确认识疾病，强调规律饮食和避免刺激性食物的重要性。

（2）指导患者自我观察，如出现腹痛、腹胀、呕吐、呕血等情况及时就医。

（3）定期做胃镜，观察恢复情况。

问题分析

1. 什么是弥漫性腹膜炎？

弥漫性腹膜炎是指腹膜受到细菌感染或化学物质如胃、肠、胰液或胆汁等刺激时，引起的波及整个腹腔的急性广泛性炎症。以细菌感染者最为严重。

2. 急性弥漫性腹膜炎有哪些临床表现？

（1）急性腹痛：首发症状为突发上腹部剧痛，呈"刀割样"并迅速波及全腹。常伴有恶心、呕吐。严重时可出现血压下降。患者的临床表现与其穿孔的大小、时间、部位、是否空腹以及年龄和全身状况密切相关。常见体征：①望诊：表情痛苦，取屈曲体位，腹胀明显，不敢移动。腹式呼吸减弱或消失。立位 X 线检查膈下可见新月状游离气体。②触诊：腹部压痛、反跳痛、腹肌紧张，呈"板状腹"是腹膜炎的标志性体征。原发病灶处最明显。③叩诊：因胃肠胀气而呈鼓音；气体移至膈下，可使肝浊音界缩小或消失；腹腔内积液较多时，可闻及移动性浊音。④听诊：肠麻痹导致肠鸣音减弱或消失。

（2）全身表现：可有发热及脓毒症，循环、呼吸、肾衰竭等。表现出低血压、休克，呼吸困难，少尿、无尿等。

3. 弥漫性腹膜炎的治疗原则

（1）非手术治疗：对于病情较轻或病程较长超过 24 小时，且腹部体征逐渐减轻者，或伴有严重心肺等脏器疾病不能耐受手术者，可行非手术治疗。这也是手术前的准备。①体位：半卧位，促使腹腔渗出液流向盆腔，减少吸收，减轻中毒症状。②禁食、胃肠减压：留置胃管，持续胃肠减压，减轻积气、改善胃壁血运，利于炎症局限和吸收，促进胃肠道恢复蠕动。③纠正水、电解质紊乱：根据出入液量补充液体，纠正酸碱失衡。补充白蛋白、血制品，监测血压、尿量、血常规、血气分析等，维持尿量。④抗生素：多为混合感染，致病菌主要为大肠埃希菌、肠球菌和厌氧菌。三代头孢或根据细菌培养及药敏选用抗生素。⑤补充热量及营养支持：热量不足时，体内蛋白首先被消耗，使抵抗力及愈合能力下降。长期不能进食患者应尽早给予肠外营养。⑥镇静、镇痛、吸氧：可减轻患者痛苦与恐惧心理。

（2）手术治疗：绝大多数弥漫性腹膜炎需要手术治疗。①手术适应证：经上述非手术治疗6~8小时后，不缓解反而加重者；腹腔内原发病严重的腹膜炎；腹腔内炎症较重，有大量积液，出现肠麻痹或中毒症状，尤其是有休克表现者；腹膜炎病因不明确，且无局限趋势者。②麻醉方法：全身麻醉。③原发病处理。④彻底清洁腹腔：可用甲硝唑及生理盐水冲洗，一般不在腹腔内应用抗生素，以免粘连。⑤充分引流。⑥术后处理：禁食、胃肠减压、补液、应用抗生素和营养支持。

4. 什么是感染性休克？

感染性休克是外科常见并且治疗较为困难的一类休克，是机体对宿主－微生物应答失衡的表现。严重感染性休克的死亡率可高达30%~50%。首先应治疗病因，如介入穿刺、外科引流、手术等。国际上对感染性休克、脓毒症提出集束化治疗概念，提倡早期应用有效的抗生素，尽快纠正组织的低氧代谢状态，动态评估。

案例总结

本案例患者是一位典型的弥漫性腹膜炎患者。患者进餐饮酒造成胃溃疡穿孔，出现腹痛持续不缓解，在当地中医院行CT检查确诊为"胃穿孔"后来到我院，予实施胃穿孔修补术。术后因血流动力学不稳定、MODS收入我科。入科后予以禁食、水，胃肠减压，抗感染、抗休克液体复苏，应用血管活性药维持血流动力学稳定，CRRT，抑酸，镇痛镇静，肠外营养治疗。患者于8月26日转回普通外科病房，9月7日康复出院。

本案例弥漫性腹膜炎患者是在急性腹膜炎的基础上伴有器官衰竭，主要临床表现为血流动力学不稳定、心、肾功能障碍及衰竭。患者存在的护理问题有：清理呼吸道无效；体温过高；疼痛；营养失调：低于机体需要量；体液不足；潜在并发症：出血；知识缺乏。围绕这些护理问题，制定了详细的护理措施。

本案例介绍了弥漫性腹膜炎的临床表现、体征和手术、非手术治疗方法。针对本案例患者出现心、肾功能受累采用了手术治疗的方案，以清除感染灶。术后应加强腹部体征及引流液的观察，便于及时发现异常情况，有助于患者尽快恢复。

思政元素

弥漫性腹膜炎患者首发症状为上腹部刀割样剧痛，在护理过程中，护士对患者安慰鼓励的同时，采用科学评估工具 CPOT 进行动态评估，遵医嘱使用酒石酸布托啡诺镇痛，最大限度减轻患者痛苦；此外患者既往史有溃疡，本次发病也和溃疡相关，患者难免会对未来身体健康情况产生担忧，护士应宣教患者将来饮食应着重注意：规律饮食、细嚼慢咽；避免过饥过饱及生、冷、硬、热、粗糙、麻辣等刺激性，戒烟酒。这体现了护士细致体贴、关爱患者，"急患者之所急、想患者之所想"，尊重患者、消除其精神上的担忧和痛苦，真诚待患，注重患者所关心的问题并为之提供帮助的同理心。

诠释与研究

弥漫性腹膜炎患者的营养支持

早期提供机体需要的能量与蛋白质是实现重症患者理想营养支持的基础及应掌握的原则。具有营养支持指征的患者，经过早期复苏，胃肠组织有效灌注与血流动力学稳定后，及早（入 ICU 24~48 小时）给予营养支持以减轻"饥饿与应激后分解代谢"导致的能量与营养过度消耗及与此相关的营养不良。此患者存在消化道穿孔和血流动力学不稳定，故未行肠内营养，给予肠外营养支持治疗。

肠外营养时营养供给原则如下所述。

（1）肠外营养导致过度喂养的风险较大，并与营养不良一样对危重患者同样有害。指南推荐早期肠外营养时可按照"允许性低热量"的供能原则，即以实际体重 [25kcal/(kg·d)] 公式计算或代谢测定总需要量的80%为初期目标，即可达到理想的效果又能避免过度能量导致的胰岛素抵抗与感染增加、机械通气时间及住院时间延长。

（2）除了热量，还需要降低热氮比，以 100~150kcal∶1gN 为宜。

（3）复苏的概念已经从单纯的液体复苏扩展到对肠道的复苏。谷氨酰胺具有抗炎、组织保护及抗氧化的作用，并是肠黏膜特需的组织营养素。胃肠外营养（TPN）时应添加谷氨酰胺；但对血流动力学不稳定与多器官功能障碍综合征（MODS）的重症患者，谷氨酰胺应用可能有害。故本病例未添加谷氨酰胺。

（4）肠外营养仍然是合并肠功能障碍等重症患者营养支持的选择方式，避免早期能量不恰当地供给，注意胃肠功能的评估，一旦可行，应向肠内营养转换。

肠外营养的途径选择如下所述。

（1）中心静脉：锁骨下静脉、颈内静脉。需注意做好预防导管感染工作。

（2）外周静脉：具有应用方便、并发症少等特点，适用于短期（＜2周）肠外营养者。

（倪冬姝）

参考文献

［1］万学红，卢雪峰．诊断学［M］．9版．北京：人民卫生出版社，2022．

［2］于凯江，杜斌．重症医学［M］．2版．北京：人民卫生出版社，2022．

［3］陈孝平，汪建平，赵继宗．外科学［M］．9版．北京：人民卫生出版社，2018．

［4］Leanne Aitken，Andrea Marshall，Wendy Chaboyer，著．ACCCN重症护理［M］．李庆印，左选琴，孙红，译．北京：人民卫生出版社，2019．

第四节　急性肝衰竭患者的护理

教学目标

【识记】能复述急性肝衰竭的概念、格拉斯哥评分内容。

【理解】能正确解释急性肝衰竭的临床表现。

【运用】能在双重血浆分子吸附系统（DPMAS）治疗过程中给予相应的护理；能提出患者的护理问题并采取对应的护理措施。

主题与背景

1. 基本信息

患者，女，54岁，已婚，初中文化，家庭社会支持系统一般，入院时间为4月9日14：35。诊断：急性肝衰竭；低蛋白血症；肝性脑病4期；药物性肝损伤。

2. 护理评估

（1）主诉：极度乏力、厌食、腹胀2周余。

（2）现病史：患者2周前出现尿黄、皮肤巩膜黄染、极度乏力、厌食、腹胀等症状，无发热，于当地医院诊断为急性肝衰竭，1天前患者神志不清，呼之不应，血氧饱和度下降，为进一步诊治由急诊收入我科。

（3）既往史：平素健康状况良好。2个月前曾口服中药40天治疗幽门螺杆菌感染，具体不详，否认高血压史。

（4）个人史：生长于内蒙古，否认其他既往病史。

（5）家族史：家族中否认遗传性疾病及类似病史。

（6）查体：T 36.5℃，P 97 次/分，R 13 次/分，BP 124/61mmHg。患者烦躁，神志不清，表情痛苦，查体欠配合。发育正常，标准型体形，皮肤巩膜黄染明显；双肺呼吸音略粗，未闻及干湿啰音；腹饱满，柔软，未触及腹部肿块，肝脾肋下未触及，移动性浊音阴性；听诊肠鸣音弱。检查结果：丙氨酸氨基转移酶 337U/L，门冬氨酸氨基转移酶 293U/L，总胆红素 527.9μmol/L，血氨 270μg/dl，白蛋白为 25.1 g/L，凝血酶原活动度 25%。

（7）主要治疗经过：患者入科后予重症监护，血氧饱和度为 89%，GCS 评分 7 分，床旁经口气管插管保护气道，机械通气辅助治疗。患者胆红素高，凝血功能差，行双重血浆分子吸附系统（DPMAS）治疗。应用复方甘草酸苷、谷胱甘肽、多烯磷脂酰胆碱注射液保肝。应用腺苷蛋氨酸退黄。应用乳果糖口服加灌肠，门冬氨酸鸟氨酸静脉输入降血氨。补充白蛋白及血浆，营养支持，胃肠减压及镇静镇痛等对症治疗。

护理问题与措施

1. 患者接受双重血浆分子吸附系统（DPMAS）治疗期间，护士应采取哪些护理措施？

（1）DPMAS 参数设置：血流速度 100～150ml/min；分浆比 20%～30%；血浆分离速度 20～45ml/min；治疗量设定下限为血浆量的 1.2 倍，一般单次治疗量为 2～3 倍血浆量。治疗时间一般至少 2 小时。

（2）管路护理：对人工肝留置管路进行常规消毒和冲洗，确保血管通路通畅；妥善固定管路，防止管路打折或滑脱。

（3）预防感染：操作治疗时，注重无菌操作，避免交叉感染。

（4）观察要点：体外循环容积较大，治疗初始时段易发生低血压，应加强监测，如发生低血压要及时给予补液扩容治疗，必要时可在完成肝素盐水预冲后再用胶体液预冲血浆分离器和吸附器，以减少低血压发生的可能。

（5）抗凝管理：体外循环管路较复杂，吸附柱对抗凝剂也有一定吸附作用，故应注意适当加大抗凝剂剂量，治疗初始阶段尤其是半小时内的充分抗凝非常重要。治疗过程中严密监测各压力变化，尤其是跨膜压和二级膜入口压，及时发现压力的异常升高，必要时及时追加抗凝。

治疗频率取决于原发病病情严重程度、治疗效果。

（6）液体管理：治疗期间需要密切监测患者的液体平衡情况，包括输入和输出的量，以及电解质浓度。必要时，可能需要调整治疗参数以及补液和利尿。

（7）饮食指导：治疗后指导患者在术后 24～72 小时内控制饮食，进食低脂、清淡、易消化的软质饮食，少食多餐。

2. 急性肝衰竭患者常伴意识状态改变，患者神志不清，呼之不应，躁动明显，此时护士可采取哪些护理措施？

（1）密切观察、严密监测意识状态的变化。

（2）加床档，必要时使用约束带，预防患者坠床。

（3）遵医嘱使用非肠道吸收的抗生素（如新霉素、卡那霉素）进行脱污治疗。

（4）给予低蛋白饮食，减少产氨物质的摄入。

（5）使用乳果糖改变肠道 pH 值，刺激排泄，减少氨的产生。

（6）遵医嘱镇痛基础上联合应用镇静剂，谨慎选择药物，尽量避免经肝代谢的药物，观察呼吸和生命体征等变化。

3. 皮肤、巩膜黄染、瘙痒作为急性肝衰竭的首发症状，为预防皮肤完整性受损，护士可以采取哪些护理措施？

（1）协助患者用温水，使用温和的清洁剂清洁皮肤，避免使用含有刺激性成分的肥皂。

（2）使用温和的保湿霜或乳液，帮助保持皮肤湿润，减少瘙痒感。

（3）避免穿着粗糙的衣物，以减少对皮肤的刺激。

（4）给患者戴保护手套，避免抓伤皮肤。

（5）遵医嘱使用抗组胺药物。

4. 患者白蛋白为 25.1g/L，存在营养失调低于机体需要量的情况，护士应如何评估营养风险和采取护理措施？

（1）观察患者营养状况，如体重、皮肤弹性、皮褶厚度等。

（2）使用营养风险筛查量表（NRS 2002）评分动态评估患者营养风险；监测总蛋白、白蛋白、前白蛋白、血红蛋白等。

（3）根据病情需要留置鼻空肠管，予以肠内营养。

5. 患者气管插管后可吸出大量黄白色黏稠痰液，此时护士应采取哪些护理措施？

（1）密切监测生命体征及 SpO_2 变化情况，重点关注气道分泌物量、色、性质。

（2）保持人工气道通畅，遵医嘱使用化痰药物进行雾化，保持气道湿润。

（3）定时翻身叩背或使用排痰机振动排痰促进痰液松动；适当调整体位促进痰液排出。

（4）予以口腔护理，保持患者口腔清洁，减少细菌和痰液在口腔中滞留。定期监测气囊压力，预防误吸。

6. 若患者病情进一步加重，出现门静脉高压，继而导致消化道出血，针对潜在并发症——出血，护士应采取哪些措施？

（1）密切观察生命体征，尤其是血压、脉搏的变化，关注血红蛋白及凝血指标变化。

（2）观察胃肠减压有无血性液体引出；有无呕血、便血、黑便等。

（3）观察皮肤黏膜情况，有无出血点、淤血、瘀斑等。

（4）遵医嘱使用止血、抑酸等药物。

问题分析

1. 什么是急性肝衰竭？

肝衰竭（LF）是多种因素引起的严重肝脏损害，导致合成、解毒、代谢和生物转化功能严重障碍或失代偿，出现以黄疸、凝血功能障碍、肝肾综合征、肝性脑病、腹水等为主要表现的一组临床综合征。中华医学会感染病学分会肝衰竭与人工肝学组等学术组织将肝衰竭分为急性、亚急性、慢加急性和慢性肝衰竭。若急性起病，无基础肝病史，2 周内出现 2 期以上肝性脑病为特征的肝衰竭则定义为急性肝衰竭。

2. 急性肝衰竭有哪些临床表现？

（1）一般临床表现：主要表现为健康状况全面衰退，显著乏力，消化道症状严重，黄疸进行性加深，出血倾向明显，焦虑和烦躁，低热，出现肝臭等。病情进一步发展可出现脑水肿、肝性脑病、全身出血倾向、肝肾综合征、上消化道出血及严重继发感染等致命性并发症。

（2）特殊临床表现

①肝性脑病（HE）：是严重肝病所致，以代谢紊乱为主要特征的中枢神经系统功能失调的综合征，主要临床表现为意识障碍、行为异常及昏迷。

②脑水肿：AHF 时常见脑水肿，严重者可发生脑疝。

③腹水：少量腹水只能在肘膝位叩诊脐部显示浊音而确定，中等量腹水则出现显著的移动性浊音，大量腹水时两侧胁腹膨出如蛙腹。

④出血：最常见的出血部位是胃肠道，主要是胃黏膜糜烂和食管胃底静脉曲张破裂所致。其他部位：鼻咽、肺、腹膜后、肾脏和皮肤注射部位。少数肝衰竭患者可出现颅内出血，虽少见，但后果严重，应引起重视。

⑤肝肾综合征：在肝衰竭或失代偿期肝硬化时，由于内毒素血症、肾血管收缩、肾缺血、前列腺素 E2（PGE2）减少以及有效血容量下降等因素导致肾小球滤过率和肾血浆流量降低，从而引起急性肾衰竭。

⑥肝肺综合征：肝衰竭或失代偿期肝硬化患者可出现气促、呼吸困难、肺水肿、间质性肺炎、盘状肺不张、胸腔积液和低氧血症等病理和功能改变，统称为肝肺综合征。

⑦急性呼吸窘迫综合征：急性心力衰竭时，肺内血液分流量增大，血液氧合度下降，加之昏迷易致呼吸道分泌物滞留、肺部感染和出血，以及大量腹水使纵隔抬高而压迫双肺，均可严重影响换气功能，引起低氧血症。

⑧继发感染：患者常伴有免疫功能下降，容易细菌和真菌感染，常见自发性细菌性腹膜炎及肺部感染等。它是肝衰竭患者的主要死亡原因之一。

3. 针对该患者采取何种意识状态评估方法？

（1）格拉斯哥评分量表（GCS）：用于评估脑损伤、中风、昏迷和其他意识改变的患者意识状态的评估工具。

（2）镇静程度评估表（RASS）：用于评估患者镇静或兴奋状态的临床工具。

案例总结

本例患者是一名典型的急性肝衰竭患者。患者进食中药 40 天后出现极度乏力、厌食、腹胀、皮肤巩膜黄染、瘙痒等症状，在当地医院治疗后病情加重，以"急性肝衰竭，药物性肝损伤"收入我科。入院后予双重血浆分子吸附系统（DPMAS）治疗、有创机械通气、镇静镇痛、抗感染、保肝、退黄、降氨、补充白蛋白及血浆，营养支持，胃肠减压等对症治疗。于 5 月 8 日康复出院。

本案例是由于药物性肝损害引起的急性肝衰竭，主要临床表现为极度乏力、厌食、腹胀、皮肤巩膜黄染、瘙痒明显，意识状态改变。存在的护理问题有：清理呼吸道无效；感知改变；皮肤完整性受损的危险；营养失调：低于机体需要量；潜在并发症：出血。围绕这些护理问题，制定了详细的护理措施。

本案例急性肝衰竭患者高胆红素和凝血功能差。针对以上临床表现，介绍了双重血浆分子吸附系统（DPMAS）治疗方法。

最后，在掌握急性肝衰竭相关知识及治疗的同时，应加强人文护理、健康知识宣教等，制定个性化护理计划并贯穿于整个住院过程中。

思政元素

急性肝衰竭患者的主要症状为意识状态的改变。在护理过程中，应注意保护患者安全，使用格拉斯哥昏迷评分（GCS）或其他相关工具来评估患者的神志状态，定期记录意识水平和其他神经症状的变化，与患者及其家属建立有效沟通，提供情感支持和信息；使用呼吸机辅助通气会增加患者不适感，应遵医嘱使用镇静剂，减轻患者痛苦。患者存在皮肤瘙痒，护士应关注皮肤护理，用温水擦拭，为防止抓伤可应用保护手套。在此过程中充分体现了护士"尊重患者、感同身受"的仁爱精神和"求真务实、一丝不苟"的职业素养。

诠释与研究

急性肝衰竭患者人工肝治疗

人工肝支持系统（AISS）简称人工肝，是体外利用生物、理化装置，清除肝衰竭时产生或蓄积的各种代谢产物，补充需肝脏合成的蛋白质等必需物质，改善水、电解质及酸碱平衡等内环境，从而辅助治疗肝衰竭等疾病的治疗手段。人工肝主要分为生物型人工肝（BAL）、非生物型人工肝（NBAL）及混合型人工肝。

随着医学理论的不断更新及科学技术的进步，不同类型人工肝模式有效联合应用已经成为国内外研究的热点和趋势。现在多用的如血浆置换联合（血液滤过 PE 联合 HF）、血浆滤过透析（PDF）、持续白蛋白净化系统（CAPS）、双重血浆分子吸附系统（DPMAS）、分子吸附再循环系统（MARS）等在肝衰竭治疗中扮演着日趋重要的角色。

DPMAS 是将血液引出体外经过一个血浆分离器，分离出来的血浆依次经过阴离子树脂血浆胆红素吸附柱和中性大孔树脂吸附柱，血浆中的胆红素等毒素被吸附一部分后，与血细胞等有形成分汇合回到人体。血浆经过两个吸附柱的联合吸附，能增加对炎性介质、胆红素等毒素的清除能力。

DPMAS 可迅速清除胆红素、炎性介质等，不需要外源性血浆，必要时可换用一套新的吸附柱行连续加强治疗。但也有一些缺陷：无法补充凝血因子，必要时可与含外源性血浆补充的模式联合应用；对白蛋白和凝血因子也有一定的吸附作用，治疗后必要时应给予相应补充；体外循环容积较大，治疗初始时段易发生低血压。

DPMAS 适用人群：各种原因导致的肝衰竭、肝衰竭前期、高胆红素血症患者，也可用于伴有肝性脑病者、肝移植围手术期治疗、伴有黄疸的 MODS 或脓毒症等。

（谷艳梅）

参考文献

[1] 尤黎明，吴瑛．内科护理学 [M]．6 版．北京：人民卫生出版社，2017.

[2] 葛均波，徐永健，王辰．内科学 [M]．9 版．北京：人民卫生出版社，2020.

[3] 姚光弼．临床肝脏病学 [M]．2 版．上海：上海科学技术出版社，2011.

[4] 中华医学会感染病学分会肝衰竭与人工肝学组，中华医学会肝病学分会重型肝病与人工肝学组．肝衰竭诊治指南（2018 年版）[J]．中华肝脏病杂志，2019（01）：18 – 26.

[5] 郭伟，卢姗，范红，等．肝衰竭修复替代治疗的现状与发展对策 [J]．中国组织工程研究，2020，24（20）：3248 – 3255.

[6] 王志春，孙秀，张亚琴，等．人工肝系统治疗肝衰竭的现状及研究进展 [J]．中国临床研究，2019，32（09）：1292 – 1294 + 1298.

[7] 中华医学会感染病学分会肝衰竭与人工肝学组．非生物型人工肝治疗肝衰竭指南（2016 年版）[J]．中华临床感染病杂志，2016，9（2）：97 – 103.

第五节　重症急性胰腺炎患者的护理

教学目标

【识记】能复述重症急性胰腺炎的概念、早期肠内营养方法。

【理解】能正确解释重症急性胰腺炎的临床表现、Grey – turner 征与 Cullen 征。

【运用】能准确应用重症监护疼痛观察工具对患者进行疼痛评分；能提出患者的护理问题并采取对应的护理措施。

主题与背景

1. 基本信息

患者，女，52 岁，已婚，初中文化水平，家庭社会支持系统一般，入院时间为 4 月 13 日 10:10。诊断：重症急性胰腺炎；急性呼吸衰竭；多器官功能障碍；高脂血症；2 型糖尿病。

2. 护理评估

（1）主诉：持续中上腹疼痛 2 天，伴呕吐 1 天。

（2）现病史：患者 1 周前晚餐后出现上腹部胀痛，3 天前进食油腻食物后出现腹痛、腹胀，疼痛持续不缓解，伴恶心、呕吐，呕吐物为胃内容物，呕吐后症状稍缓解。于当地医院消化内科就诊，1 天前患者出现呼吸急促，血氧饱和度进行性下降，现患者为求进一步治疗，以"重症急性胰腺炎"收入我科。

（3）既往史：6 年前患糖尿病，4 年前曾患急性胰腺炎，治疗后好转。否认肝炎、结核、伤寒等传染病史，否认外伤史，否认青霉素及已知食物过敏史。

（4）个人史：生长于四川，否认吸烟史、饮酒史，家人身体健康。

（5）家族史：家族中否认遗传性疾病及类似病史。

（6）查体：T 38.5℃，P 154 次/分，R 36 次/分，BP 161/95mmHg，SpO_2 88%。视诊：发育正常，肥胖体型，腹部膨隆，患者烦躁，表情痛苦，查体欠配合。触诊：腹肌紧张，全腹压痛，反跳痛，未触及腹部肿块，肝脾肋下未触及。叩诊：腹部呈鼓音，移动性浊音阴性，双肾区叩击痛阴性。听诊：肠鸣音消失，未闻及血管杂音。测膀胱压为 23mmHg。血常规：白细胞 15×10^9/L，红细胞 5.4×10^{12}/L，血红蛋白 108g/L，白蛋白 27g/L，中性粒细胞 0.92×10^9/L，血淀粉酶 1149U/L。B 超示胰腺炎性改变，腹腔积液。

（7）主要治疗经过：患者入科后立即予以重症监护，无创机械通气，4 小时后患者 SpO_2 无明显改善，呼吸频率 38 次/分，医生床旁行经口气管插管，气道内吸出大量黄白色黏稠痰液，改为有创机械通气治疗。治疗措施：咪达唑仑镇静、瑞芬太尼镇痛、美罗培南抗感染、乌司他丁、生长抑素抑制胰酶分泌、艾司奥美拉唑抑酸护胃、谷氨酰胺保肝、非洛贝特降血脂，输注血浆纠正凝血功能，连续肾脏替代疗法，胃肠减压、大黄灌肠等治疗。

护理问题与措施

1. 患者气管插管时经气道吸出大量黄白色黏稠痰液，气管插管后患者不能自主咳痰，此时护士应该采取哪些护理措施确保患者气道通畅、预防痰液（栓）堵塞气道？

（1）密切监测生命体征、SpO_2 变化情况。

（2）保持人工气道通畅，遵医嘱乙酰半胱氨酸等化痰药物雾化，按需吸痰，根据痰液性状调整湿化力度。

（3）半卧位，定时翻身拍背，使用排痰机振动排痰。

2. 重症急性胰腺炎（SAP）患者常伴有发热，该患者白细胞达 $15 \times 10^9/L$，患者在入院后体温波动在 $38.5 \sim 39.4℃$，此时护士可以采取哪些护理措施？

（1）密切监测体温变化。

（2）遵医嘱予以冰袋/冰帽/冰毯物理降温。

（3）体温超过 $39℃$ 时遵医嘱抽取血培养，并关注培养结果。

（4）遵医嘱输注抗生素类药物。

（5）动态监测患者白细胞、中性粒细胞、降钙素原等指标变化。

3. 急性腹痛常作为 SAP 的首发症状，且疼痛持续时间较长。为该患者进行疼痛护理减轻痛苦，护士可以采取哪些护理措施？

（1）观察记录患者腹痛的部位、性质、程度、时间、频率等。

（2）体位与休息：急性期绝对卧床休息，协助患者取弯腰、屈膝侧卧位，以减轻疼痛，防止患者坠床，保证患者安全。

（3）禁食禁饮与胃肠减压：多数患者需禁食 1~3 天，通过禁食减少胃液的分泌，从而减少胰液分泌，辅助缓解疼痛。进行胃肠减压，排出胃肠道内气体和液体。

（4）遵医嘱芒硝外敷于腹部，消炎止痛，减轻渗出；大黄灌肠，促进肠道通畅，缓解腹胀腹痛。

（5）用药护理：遵医嘱瑞芬太尼微量泵入，并根据 CPOT 疼痛评分调节用量；禁用吗啡，以防 Oddi 括约肌痉挛，加重病情；观察用药后疼痛缓解程度。

4. 患者入院后采取禁食禁饮，当前患者白蛋白为 27g/L，存在营养失调、低于机体需要量的情况，护士应当如何评估营养风险和采取护理措施？

（1）观察患者的营养状况，如体重、皮肤弹性、皮褶厚度等。

（2）使用危重症营养风险（NUTRIC）评分动态评估患者营养风险情况；监测总蛋白、白蛋白、前白蛋白、血红蛋白等。

（3）禁食期间遵医嘱予以肠外营养支持，满足机体消耗。根据病情需要留置鼻空肠管，早期行肠内营养。

（4）在恢复饮食后从流质饮食开始逐渐过渡到普食。

5. SAP 患者初期常伴有恶心、呕吐，并且在治疗上采取胃肠减压、灌肠等措施，因此患者可能有体液不足的风险，针对该问题护士应采取哪些护理措施？

（1）严密监测生命体征，注意心率、呼吸、血压、电解质及酸碱平衡情况；观察患者皮肤黏膜色泽、弹性。

（2）建立深静脉通道，监测中心静脉压变化。

（3）患者禁食期间，遵医嘱进行补液扩容，保证有效循环血容量。

（4）病情允许情况下，可留置鼻空肠管进行肠内营养液体补充。

（5）准确记录 24 小时出入量，观察记录引流液的量及性质。

6. 若患者病情进一步加重，出现胰腺出血坏死，继而导致腹腔出血，面对潜在并发症——出血，护士应采取哪些措施？

（1）密切观察生命体征，尤其是血压、脉搏的变化。

（2）观察胃肠减压管有无血性液体引出；有无呕血、便血、黑便等。

（3）观察皮肤黏膜情况，有无出血点、淤血、瘀斑等情况。

（4）遵医嘱使用止血、抑酸抑酶等药物。

7. 患者既往有胰腺炎病史，此次为复发，针对患者疾病知识缺乏护士对患者应做哪些宣教？

（1）给患者讲解疾病相关知识，正确认识胰腺炎，强调避免复发的重要性。

（2）指导患者自我观察，如出现腹痛、腹胀、呕吐、呕血等及时就医。

（3）定期监测血糖、血脂，定时体检，改变饮食习惯，多运动等。

问题分析

1. 什么是急性胰腺炎？

急性胰腺炎是指多种病因导致胰酶在胰腺内被激活，引起胰腺组织自身消化、水肿、出血甚至坏死的炎症反应。根据 2012 年发布的《亚特兰大分类标准（修订版）》，将急性胰腺炎分为轻、中、重三型。若急性胰腺炎具有持续性（＞48 小时）的器官衰竭则定义为重型。

2. 急性胰腺炎有哪些临床表现？

（1）急性腹痛：是绝大多数患者的首发症状，常较剧烈，多位于中左上腹甚至全腹，部分患者腹痛向背部放射。患者病初可伴有恶心、呕吐，发热。常见体征：中上腹压痛，肠鸣音减少，轻度脱水貌。

（2）急性多器官功能障碍及衰竭：在上述症状基础上，腹痛持续不缓解，腹胀逐渐加重，可陆续出现循环、呼吸、肠、肾及肝衰竭。表现出低血压、休克，呼吸困难，少尿、无尿，黄疸加深，Grey – turner征、Cullen 征，体温持续升高或不降，意识障碍、精神失常，上消化道出血等。

3. 什么是 Grey – turner 征与 Cullen 征？

（1）Grey – Turner 征主要是一种临床体征，发生在重症坏死性胰腺炎时，由于胰腺组织被胰腺本身的胰酶消化、吸收，导致胰酶大量释放入血，有的释放到腹腔内，导致局部皮下出现青紫的情况，常见于腹部左右两侧肋区出现青紫。

（2）Cullen 征是指腹腔内大出血时出现的脐周围发蓝的征象。1918年 Cullen 等人报道了一例异位妊娠破裂出血患者出现脐周皮肤颜色的改变，后来这一体征就被命名为 Cullen 征。Cullen 征多见于急性出血坏死性胰腺炎。

4. 针对该患者采取何种疼痛评估方法？

疼痛评估有多种工具：①数字评分表（NRS）适用于能够自主表达的患者。NRS 评分为一个 0～10 分的点状标尺，0 代表不痛，10 代表疼痛难忍，由患者选取一个数字描述疼痛程度。②行为疼痛量表（BPS）与重症监护疼痛观察工具（CPOT）适用于不能自主表达且行为可观察到的患者。在进展期疼痛方面，CPOT 评分表现优于 BPS 评分。

患者为经口气管插管患者，而 CPOT 量表对气管插管和非气管插管患者均适用，因此选择该量表来评估患者疼痛程度。CPOT 量表共有 4个测量条目，前 3 个条目面部表情、身体活动与肌肉紧张度是两类患者共用的；第 4 个条目，对于气管插管患者观察其通气依从性。每个条目计分 0～2 分，总分 0（无痛）～8 分（最痛），分值越大，患者的疼痛程度越高（表 3 – 5 – 1）。

表3-5-1　重症监护疼痛观察工具（CPOT）

指标	条目	描述	得分
面部表情	放松、自然	无肌肉紧张表现	0
	表情紧张	皱眉、眉毛下垂、眼窝紧缩、轻微的面肌收缩，或其他改变（如侵入性操作中睁眼或流泪）	1
	脸部扭曲、表情痛苦	出现上述所有面部运动，并有眼睑紧闭（可以表现出张口或紧咬气管插管）	2
身体活动	没有活动或正常体位	根本不动或正常体位	0
	防卫活动	缓慢、小心地活动，触摸或摩擦痛处，通过活动寻求关注	1
	躁动不安	拔管，试图坐起，肢体乱动/翻滚，不听指令，攻击医务人员，试图爬离床	2
肌肉紧张度	放松	被动运动时无抵抗	0
	紧张、僵硬	被动运动时有抵抗	1
	非常紧张或僵硬	强烈抵抗，无法完成被动运动	2
机械通气顺应性（插管患者）或发声（无插管患者）	耐受呼吸机或活动	无报警，通气顺畅	0
	咳嗽但可耐受	咳嗽，可触发报警但自动停止报警	1
	人机对抗	不同步：人机对抗，频繁引起报警	2
	言语正常或不发声	说话音调正常或不发声	0
	叹息，呻吟	叹息，呻吟	1
	喊叫，哭泣	喊叫，哭泣	2

案例总结

　　本案例患者是一名典型的 SAP 患者。患者进食油腻食物后出现腹痛、腹胀，疼痛持续不缓解，伴恶心、呕吐，呕吐物为胃内容物，在当地医院治疗出现病情变化后，以"重症急性胰腺炎"收入我科。入院后予以无创机械通气、有创机械通气、镇静镇痛、抗感染、抑酸护胃、抑制胰酶、补液、降脂、连续肾脏替代治疗、胃肠减压、大黄灌肠等对症治疗。患者于 5 月 8 日康复出院。

　　本案例 SAP 患者是在急性胰腺炎的基础上伴有器官衰竭，主要临床表现为急性腹痛和急性多器官功能障碍及衰竭。患者存在的护理问题有：清理呼吸道无效；体温过高；疼痛；营养失调：低于机体需要量；

体液不足；潜在并发症：出血；知识缺乏。围绕这些护理问题，制定了详细的护理措施。

本案例介绍了 SAP 患者两个重要的体征 Grey – turner 征与 Cullen 征。针对本案例患者主要临床表现——腹痛，介绍了适合的疼痛评估方法——CPOT，有助于准确评估疼痛，做好镇痛镇静管理。

最后，在掌握 SAP 相关知识及治疗的同时，应加强人文护理、早期康复护理、健康知识宣教等，制定个性化护理计划并贯穿于 ICU 整个住院过程中。

思政元素

SAP 患者首发症状为急性腹痛、腹胀，在护理过程中，护士对患者的痛苦感同身受，在安慰鼓励的同时，对患者的疼痛采用科学评估工具—— CPOT 进行动态评估，遵医嘱使用瑞芬太尼镇痛并动态调节剂量，最大限度减轻患者痛苦；此外，腹胀也是影响患者不适的主要因素之一，护士持续关注腹腔内压力变化情况，采用胃肠减压降低消化道压力、中药芒硝外敷腹部减轻水肿，大黄灌肠加快肠道蠕动，从而减轻患者腹胀程度。在此过程中充分体现了护士尊重、体贴患者的仁爱精神和"严肃认真、精益求精"的职业素养。

诠释与研究

SAP 患者早期肠内营养

肠内营养（EN）是指通过胃肠道途径为机体进行营养干预的方法。与肠外营养比较，EN 可刺激消化液和胃肠激素分泌，增加肠蠕动和内脏血流，维持肠道免疫功能，刺激胃肠道黏膜分泌免疫球蛋白 A，促进肠道固有菌的正常生长等作用，还可为肠黏膜细胞直接提供部分营养素，全面维护肠道功能。对于无腹痛、腹胀、恶心、呕吐和肠梗阻等症状且血清脂肪酶水平有所改善的轻度急性胰腺炎患者建议根据患者的耐受情况尽早（24 小时内）开始经口进食；而对于 SAP 患者，在入院 24～48 小时内血流动力学评估为稳定的基础上尽早对患者进行肠内营养支持。

经鼻肠管喂养成为 SAP 患者进行 EN 的优先选择方式，有助于减轻胃潴留，减少反流误吸的风险及对胰腺的刺激。鼻肠管是进行幽门后喂养的主要途径，是将鼻肠管经鼻、食管、胃置入，导管尖端放置在十二指肠或者空肠的营养通路。留置鼻肠管的方法通常有盲插法和可视化操作（胃镜下置管、电磁导航置管及床旁超声辅助置管等）。鼻肠管尖端定位方法有：腹部 X 线摄影定位法（金标准）、体外测量法、消化液判定法、腹部听诊法、数字减影血管造影法、超声定位法、电磁导航定位法等。导管建议放置于屈氏韧带以下，置管后患者取半卧位，预防反流和误吸。肠内营养制剂选择肽类、半元素营养制剂，谷氨酰胺能改善免疫调节，中链三酰甘油小肽油可提高肠内营养耐受性。患者能量需求为 $25 \sim 35$ kcal/（kg·d）或 $1.5 \sim 1.8$ 倍的基础能量消耗。肠内营养支持期间应监测 6 小时胃残留量，鼻空肠管喂养开始为低灌注率（10ml/h），并以 10ml/h 递增，直到每 6 小时提供的胃残留量低于 250ml。

（米　洁）

参考文献

［1］张波，桂莉.急危重症护理学［M］.4 版.北京：人民卫生出版社，2017.

［2］葛均波，徐永建，王辰.内科学［M］.9 版.北京：人民卫生出版社，2020.

［3］张先翠，车恒英，陶秀彬.内科护理教学案例分析［M］.合肥：安徽大学出版社，2021.

［4］王硕，张晓雪，王欣然.鼻肠管尖端定位方法的研究进展［J］.中华护理杂志，2022，57（11）：1401－1405.

［5］刘承宇，陈丽如，朱明炜.重症患者早期肠内营养的研究进展［J］.中华临床营养杂志，2022，30（3）：161－166.

［6］陈翠，张允，朱海宁，等.重症急性胰腺炎患者肠内营养管理最佳循证实践方案的制定和应用［J］.中华胰腺病杂志，2021，21（5）：339－345.

［7］谢洁莹，周望梅，徐慧颖，等.急性胰腺炎患者早期肠内营养最佳证据总结［J］.护理学报，2020，27（19）：29－34.

第六节　腹腔间隔室综合征患者的护理

教学目标

【识记】能复述腹腔间隔室综合征的概念。

【理解】能正确解释腹腔间隔室综合征的临床表现。

【运用】能正确测量患者腹内压；能提出患者的护理问题并采取对应的护理措施。

主题与背景

1. 基本信息

患者，女，52 岁，已婚，家庭社会支持系统一般，入院时间为 8 月 21 日 9：39。诊断：腹腔间隔室综合征；脓毒症；急性呼吸衰竭；多器官功能障碍；急性肾损伤；肠梗阻。

2. 护理评估

（1）主诉：腹胀明显，痉挛性腹痛，间歇性发作伴腹泻 1 月余。

（2）现病史：患者 1 月前无明显诱因出现腹胀，伴下腹轻微疼痛。就诊于北京市某医院，行 CT 示"肠梗阻，降结肠可疑狭窄"，间断排黄色稀便。后于我院 CT 检查，提示：降结肠脾曲肠壁增厚，伴肠腔狭窄，考虑占位性病变待除外；结直肠第 3 ~ 6 组小肠肠梗阻，梗阻原因待定。乙状结肠、降乙交界区、降结肠局部肠腔狭窄，怀疑蠕动所致，不除外其他，建议进一步增强检查。网膜、肠系膜多发渗出，腹腔肠系膜内多发淋巴结，右侧腹膜处软组织密度结节，性质待定，转移不除外。十二指肠及空肠近段肠腔内多发积气，建议复查。肝囊肿可能。左肾囊肿可能。腰椎侧弯。后进一步肠镜检查，提示降结肠占位性病变，梗阻。现患者为求进一步治疗，急诊收入 ICU。自起病以来，饮食减少，睡眠质量可，小便偏少偏黄，大便为持续性糊状便，每日 5 ~ 6 次。

（3）既往史：既往克罗恩病 5 年，高血压 20 年，最高血压 190/70mmHg，规律服用药物治疗，具体不详。否认糖尿病、肾病病史，否认肝炎、结核等传染病史，无其他外伤、手术史，否认药物、食物过敏史。

（4）个人史：生长当地，久居北京。否认疫区、疫水接触史，否认烟酒嗜好。否认冶游史。

（5）家族史：家族中否认遗传性疾病及类似病史。

（6）查体：T 38.6℃，P 120 次/分，R 35 次/分，BP 172/95mmHg。视诊：发育正常，营养中等，腹部膨隆，患者烦躁，喘憋，表情痛苦，查体欠配合。全身皮肤黏膜无黄染、苍白、发绀、出血点、水肿、肝掌、溃疡、蜘蛛痣。头颅无畸形。双侧瞳孔等大正圆，对光反射灵敏。触诊：全身浅表淋巴结未触及肿大。右下腹触及腹部包块，腹胀明显，腹肌紧张，有压痛和反跳痛，肝脾肋下未触及。叩诊：腹部呈鼓音，移动性浊音阴性。双肺叩诊清音，肺底移动度 6cm。心界不大。听诊：双肺呼吸音清，双肺未闻及明显干湿性啰音及胸膜摩擦音。心率 120 次/分，心律齐，心音正常。肠鸣音消失。双侧膝腱反射对称引出，双侧 Babinski 征（－），脑膜刺激征（－）。测量膀胱压力为 30mmHg。血常规：白细胞 $14.5 \times 10^9/L$，红细胞 $6.4 \times 10^{12}/L$，血红蛋白 88g/L，白蛋白 28g/L，中性粒细胞 $0.93 \times 10^9/L$。

（7）主要治疗经过：患者入科后立即予以重症监护，经鼻高流量氧疗，8 月 23 日患者因腹内压持续升高，呼吸频率快，双下肺不张，协助医生行气管插管接呼吸机辅助呼吸；给予美罗培南＋注射用替考拉宁抗感染治疗；予重组人粒细胞集落刺激因子注射液皮下注射升白细胞，艾司洛尔泵入控制心率，白蛋白扩容，利尿剂利尿。患者肌酐高，血钾高，启动 CRRT 治疗。持续肠外营养，继续予静脉补液治疗。持续监测腹腔内压力，留置胃管减压。

护理问题与措施

1. 腹腔间隔室综合征（ACS）患者常首先出现肺损伤。呼吸变差，低氧血症，呼吸衰竭。此时护士可以采取哪些护理措施？

（1）密切监测生命体征，有变化及时告知医生。

（2）实施呼吸道支持治疗，保持呼吸道通畅。例如高流量氧疗，无创呼吸治疗等，必要时及时插管给予有创呼吸机辅助通气治疗。

（3）实施有效的肺部护理措施，如翻身叩背、机械排痰，当患者无法咳痰，予吸痰，吸痰不佳时，告知医生采取其他措施。

（4）体温超过 38℃时遵医嘱抽取血培养，并关注培养结果。

（5）遵医嘱输注抗生素类药物，预防肺部感染。

2. ACS 患者液体复苏重点是把握补液量，护士可以采取哪些护理措施？

（1）密切观察生命体征，尤其是血压、脉搏的变化。

（2）协助医生准确进行容量评估，例如超声、被动抬腿实验等，监测腹内压（IAP）的同时应严密观察患者血流动力学指标，包括中心静脉压（CVP）等值。

（3）准确记录出入量并做好液体复苏的护理。

（4）注意补液速度不可过快，控制输液量，保持出入量负平衡或正负平衡。

3. 患者 ACS 肠道扩张或蠕动减弱出现胃肠麻痹及胀气，医生留置腹腔穿刺引流管，护士该采取哪些护理措施？

（1）妥善固定管路，保持管道通畅。

（2）定时更换患者体位，以利引流。

（3）严格交接班，密切观察穿刺处有无渗血渗液。

（4）记录引流液颜色、性质、量，出现异常情况及时告知医生处理。

4. 若患者腹内压持续升高，应采取哪些措施帮助减压？

（1）密切观察生命体征变化。

（2）定时监测腹内压，掌握监测的方法，测量之前要充分评估有无使 IAP 增高的因素并排除其他因素的影响。

（3）遵医嘱进行胃肠减压和灌肠，密切观察患者腹胀情况。

（4）观察患者大便的量、颜色和性状，并正确记录。

（5）腹内压持续高，及时告知医生，必要时协助医生进行手术减压治疗准备，做好围手术期护理。

5. 患者需要每日监测腹内压力变化，遵医嘱进行膀胱压监测，Q6h，膀胱压的测量方法及注意事项有哪些？

根据世界腹腔间隔室综合征协会的建议，测量膀胱内压的方法：患者采取仰卧位，保持腹壁肌肉充分放松，以腋中线水平为 0 点，将 25ml 灭菌注射用水或生理盐水通过连接到压力计的导尿管注入膀胱，在呼气末时测量膀胱内压来反映腹内压（IAP）水平。测量时需要注意以下几点。

（1）患者采用平卧位，避免肌肉收缩，读数时读取呼气末的数值。避免在患者咳嗽、抽搐、烦躁的情况下测量。

（2）排空膀胱后，向膀胱内注入生理盐水时不要超过 25ml，否则会人为增加 IAP 读数。

（3）膀胱切除术或外伤性膀胱损伤患者应作为膀胱测压法的禁忌证，可采用其他技术替代。

（4）避免使用温度小于 15°C 的生理盐水。

（5）测量前进行冲洗试验，确保管路通畅并排除气泡。

（6）读数时允许生理盐水在膀胱中停留 30 秒以达到平衡。

6. ACS 一般发生在病情非常严重的患者中，如不及时减压，患者死亡率非常高。应如何对患者和家属做好宣教？

（1）告知患者和家属疾病的情况、发展和预后等，正确认识该疾病。

（2）对患者及家属解释腹内压监测的基本原理、操作流程和意义，告知重复测量的必要性。

（3）加强患者的社会支持，鼓励患者家属探视等，加强医护的人文关怀，帮助患者树立战胜疾病的信心。

问题分析

1. 什么是腹内压和腹内高压？

腹内压（IAP）是指仰卧位完全放松腹壁肌肉情况下呼气末腹部压力。IAP 等于全身平均动脉压（MAP）减去腹腔灌注压（APP）。腹腔高压（IAH）的定义为 IAP 持续 ≥12mmHg。正常情况下 IAP 为 0 或接近 0，成人危重症患者 IAP 为 5～7mmHg。IAH 进一步分为四级：Ⅰ级 12～15mmHg，Ⅱ级 16～20mmHg，Ⅲ级 21～25mmHg，Ⅳ级 >25mmHg。

2. 什么是腹腔间隔室综合征？

腹腔间隔室综合征（ACS）是各种原因引起 IAP 增高而导致多器官功能障碍的一种临床综合征，是可引起 IAH 相关疾病的最严重并发症。ACS 定义为 IAP >20mmHg（伴或不伴腹腔 APP <60mmHg），并伴有新的器官功能障碍或衰竭。目前，确切发病率仍不明确，有研究报道，非外伤危重患者 ACS 的发生率在 10%～35%，重大手术或外伤危重者这一比率则更高。

3. 腹腔间隔室综合征有哪些临床表现？

腹腔高压（IAH）几乎可能损害所有器官系统的功能。

（1）呼吸系统：膈肌头侧压力的升高会降低功能残气量和潮气量，加剧肺容积的下降。肺顺应性降低引起的通气不足最初表现为高碳酸血症，最终可进展为低氧血症。

（2）心血管系统：IAH 和 ACS 具有多种血流动力学的影响。两者都导致下腔静脉受压引起回心血量减少，胸腔内压升高。增加的胸腔内压也可通过降低右心室顺应度降低心脏充盈。高 IAP 还可以通过挤压主动脉和内脏循环来增加全身血管阻力，从而增加后负荷和减少心排血量。最终，患者出现心脏输出量明显降低，出现低血压。

（3）泌尿系统：肾功能异常在 ACS 中也很常见，当腹内压（IAP）>15mmHg 时表现为少尿，当 IAP 超过 30mmHg 时，表现为无尿。有若干导致 IAH 患者肾损伤的机制。例如肾静脉受压会增加静脉阻力，使静脉回流受阻，这是肾损伤的主要原因，肾动脉血管收缩是由交感神经和肾素－血管紧张素系统诱发，而心排血量下降可刺激交感神经和肾素－血管紧张素系统。最终的结果是肾小球灌注和尿量都进行性减少。

（4）肝胆：肝胆系统对 IAP 升高特别敏感，这种效果独立于心排血量的紊乱。IAP 轻微升高即可引起肝静脉、动脉和微循环血流量明显下降。肝损伤表现为血浆乳酸盐清除率下降，导致代谢性酸中毒，而不仅仅是由于乳酸生产增加而导致的。此外，血清乳酸水平的升高会降低血清 pH 值，从而导致心肌收缩力降低。乳酸性酸中毒也可引起全身性小动脉扩张，进一步降低系统血压，损害细胞呼吸功能，进一步增加乳酸的产生，建立这样一个恶性反馈机制，加速生理恶化。

（5）肠道：IAP 升高会显著影响肠道血流灌注，在 IAH 中可出现乳酸性酸中毒。IAH 的肠黏膜氧含量不足，随着 IAP 增加进一步引起肠道缺血。肠缺血可以表现为间质水肿和（或）肠梗阻，两者都增加腹腔容积并加重 ACS。另外，肠缺血患者通过与前面描述的机制无关的独立机制进一步使生理失代偿。若 IAP 持续超过 25mmHg 60 分钟，即使经过复苏（如平均动脉压达到正常）的患者肠黏膜血流量也明显受损，并且已被证明肠腔内细菌可能使受损的黏膜屏障移位。如果不能快速识别和治疗 ACS，这种细菌移位会导致脓毒症或脓毒性休克，进一步可能导致患者快速临床恶化或死亡。

案例总结

本案例患者是一名 ACS 患者。术后因"脓毒症"收入我科。入院后予以高流量氧疗、呼吸机辅助通气治疗、镇静镇痛、抗感染、抑酸护胃、补液、连续肾脏替代治疗等对症治疗。持续肠外营养，持续监测腹腔内压力，留置胃管减压。

患者是在腹腔间隔室综合征的基础上伴有器官衰竭，主要临床表现为急性肾损伤，白细胞减少，粒细胞缺乏，急性多器官功能障碍及衰竭。患者存在的护理问题有：清理呼吸道无效；体液不足；潜在并发症：腹内高压和 ACS。围绕这些护理问题，制定了详细的护理措施。

本案例介绍了腹腔间隔室综合征，如何测量腹内压，根据不同的护理问题，护士应如何采取护理措施。最后，在掌握 ACS 治疗的同时，应加强人文护理，制定个性化护理计划并贯穿于 ICU 整个住院过程中。

思政元素

ACS 患者首发症状为肺损伤，在护理过程中，针对患者有痰咳不出，护士帮助患者排痰，减轻患者的痛苦。当患者躁动时遵医嘱使用镇静药并动态调节剂量，最大限度减轻患者痛苦；此外，腹胀也是导致患者不适的主要因素之一，护士持续关注腹腔内压力变化情况，遵医嘱采用胃肠减压降低消化道压力，灌肠加快排泄，从而减轻患者腹胀程度。观察引流管的颜色、性质、量。关注患者的各种症状，及时发现，及时处理。在护理患者过程中充分体现护士"严谨、慎独、关爱"的职业素养和人文精神。

诠释与研究

腹内压测量的研究进展

1980 年，Kron 和他的同事第一次提出了腹腔间隔室综合征（ACS）这一术语。2004 年 12 月在澳大利亚召开世界腹腔间隔室综合征大会，并成立了世界腹腔间隔室综合征协会（WSACS），更加强调了 ACS 治疗的重要性。然而，确诊 ACS 需要测定腹内压（IAP），尤其是对于存在创伤、肝移植、肠梗阻、胰腺炎或其他已知与 ACS 相关的疾病患者。我们的目标是在 ACS 前发现 IAH，以免后续出现组织灌注不足、多器官衰竭甚至死亡。ICU 护士应关注并了解该目标，密切观察患者腹内压力变化，及时与医生沟通，采取相应的减压措施。有文献提出将 IAP 称为继 T（体温）、P（脉搏）、R（呼吸）、BP（血压）、SpO_2（血氧饱和度）后的第六大生命体征监测数据。

目前用于测量 IAP 有直接和间接的方法。直接测量法是指通过腹腔引流管或腹腔穿刺针连接传感器进行测压。理论上直接测量 IAP 是最准确的方法，但需要进入腹间隔室，使患者暴露于侵入性腹部手术相关的风险中。因此，这些技术在 IAH/ACS 并不被广泛使用。通过放置腹膜内压力传感器可以直接测量 IAP，然而这种导管会使患者出现不必要的并发症风险，除非有腹水排出的收益超过并发症的风险。因此，直接测量通常仅通过测量现有的腹膜透析导管或用于缓解恶性腹水的留置腹水引流管的压力来获得。间接测量法包括经膀胱、胃、上下腔静脉、直肠测量或使用腹围、腹壁张力测量等，其中，经膀胱测量被世界腹腔间隔室综合征协会推荐为腹内压测量的金标准，在临床中被广泛使用。本案例上文中已经重点阐述了经膀胱测量腹内压力的测量方法及注意事项。近年来，随着技术的发展，尿动力监控仪应运而生。该设备通过留置导尿进行尿流率监测，实时动态监测每小时尿量，并实现了腹内压（IAP）的动态监测，目前已在少数医院中有所应用，未来也许是实现重症患者持续腹内压力监测的解决办法，但仍需在临床广泛验证。

国内有证据总结的研究提出，ICU 医护人员应开展多学科合作，共同评估，建立腹内压力评估筛查系统；建议每个重症监护室提供腹内压测量方法的标准化方案；建议每位患者建立腹内压监测记录表；对医护人员进行腹内压相关理论知识和测量方法的培训等。

（袁　翠）

参考文献

［1］刘宇，马林沁，田鲜美，等．腹腔间隔室综合征的诊断和治疗进展［J］．实用心脑肺血管病杂志，2018，26（S2）：236－239.

［2］LEE R K，GALLAGHER J J，EJIKE J C，et al. Intra－Abdominal Hypertension and the open abdomen：nursing guidelines from the abdominal compartment society［J］. Crit Care Nurse，2020，40（1）：13－26.

［3］赵毛妮，王盼，卫晓静．重症急性胰腺炎并发腹腔间隔室综合征患者的护理［J］．齐鲁护理杂志，2019，25（15）：123－125.

［4］中国腹腔重症协作组．重症患者腹内高压监测与管理专家共识（2020版）［J］．中华消化外科杂志，2020，19（10）：1030－1037.

［5］李志茹，王华芬，卢芳燕．危重症患者腹内压监测的最佳证据总结［J］．中国护理管理，2022，22（05）：750－754.

［6］江志鹏，谭进富，邹湘才，等．疝修补术后腹腔间隔室综合征预防与处理中国专家共识（2022版）［J］．中国普通外科杂志，2022，31（12）：1578－1589.

第四章 肾脏疾病

第一节 急性肾损伤患者的护理

【识记】能复述急性肾损伤的概念、病因及诱因。

【理解】能正确解释急性肾损伤的分类和临床表现。

【运用】能准确应用急性肾损伤肾脏替代治疗（RRT）中的目标指导容量管理（GDVM）策略。

1. 基本信息

患者，女，73 岁，已婚，小学文化水平，家庭社会支持系统良好，入 ICU 时间为 8 月 13 日 9：00。诊断：肺炎；Ⅰ型呼吸衰竭；新型冠状病毒感染；急性肾损伤；代谢性酸中毒；电解质紊乱，高钾血症，低钠血症，低钙血症；慢性肾功能不全。

2. 护理评估

（1）主诉：胸闷，活动后加重，伴咳嗽 5 天；发热（最高体温 39℃）4 天，加重伴血氧饱和度下降 14 小时。

（2）现病史：患者 5 天前无明显诱因出现胸闷、活动后加重，伴咳嗽，咳白色黏痰，量少易咳出，伴纳差、乏力，4 天前出现发热，体温最高达 39℃。当地诊所测新型冠状病毒抗原阳性，给予抗病毒及退热治疗，病情较前好转，1 天前患者出现排尿减少（200ml/24h），14 小时前，患者喘憋症状加重，伴血氧饱和度下降，就诊于当地县医院。查 CT 示：双肺病毒性炎症改变；血常规示：白细胞计数 14.4×10^9/L，中性粒细胞百分比 92.5%，血红蛋白 74g/L，血小板计数 139×10^9/L；肾功能：肌酐 870μmol/L。给予吸痰、输液等综合治疗后病情不缓解，以"重症肺炎、呼吸衰竭、急性肾损伤"收入 ICU。

（3）既往史：慢性肾功能不全病史 5 年。否认"高血压""冠心病""糖尿病"病史，否认"肝炎""结核"等传染病病史。

（4）个人史：生长于河北，否认吸烟史、饮酒史，家人身体健康。

（5）家族史：家族中否认遗传性疾病及类似病史。

（6）查体：T 38.6℃，P 109 次/分，R 27 次/分，BP 167/67mmHg，$SpO_2$90%。视诊：神志清楚，鼻导管吸氧，表情痛苦，轻度贫血貌。触诊：腹软，无压痛、反跳痛及肌紧张，双下肢无水肿，四肢肌张力正常。听诊：肠鸣音弱，约 2 次/分，双肺呼吸音粗，闻及明显干湿性啰音，律齐，心音有力，各瓣膜听诊区未闻及杂音及额外心音。辅助检查：CT 示：双肺病毒性炎性改变，心影稍增大，冠脉走形区钙化；血常规示：白细胞计数 14.4×10^9/L，淋巴细胞百分比 5.2%，中性粒细胞百分比92.5%，红细胞计数 2.34×10^{12}/L，血红蛋白74g/L，血小板计数 139×10^9/L；肾功能：肌酐870μmol/L，尿素氮49.6mmol/L，葡萄糖5.83mmol/L，尿酸551μmol/L；血气分析：pH 7.3，二氧化碳分压15.8mmHg，氧分压91mmHg，Na^+119mmol/L，K^+6.19mmol/L，Ca^{2+}0.82mmol/L，CI^-100.1mmol/L，Lac 0.7mmol/L。

（7）主要治疗经过：患者入科后立即予以重症监护，经鼻高流量吸氧，SpO_2 可上升至96%，间断俯卧位，监测患者呼吸状态，急行股静脉置管，行连续性肾脏替代治疗（CRRT），改善代谢性酸中毒及纠正电解质紊乱，完善相关检查指导治疗。因患者肾功能不全，避免使用肾毒性药物，暂不给予奈玛特韦片/利托那韦片口服抗病毒治疗，给予胸腺法新皮下注射增强免疫力，输血纠正贫血提高携氧能力，入院后查白蛋白29g/L，给予补充白蛋白。右美托咪定镇静，瑞芬太尼镇痛，美罗培南抗感染，连续肾脏替代治疗等。

护理问题与措施

1. 患者入 ICU 时有明显的喘憋、呼吸困难症状，此阶段护士观察、护理的重点有哪些？

（1）密切监测生命体征、SpO_2 变化情况，评估患者的缺氧情况。

（2）根据患者的缺氧程度选择合适的氧疗方式，必要时给予气管插管，机械辅助通气。

（3）观察患者呼吸的频率、节律、咳嗽、咳痰及喘憋症状的改善情况。

（4）床头抬高 30°～45°，协助患者翻身、叩背，鼓励患者咳嗽、咳痰，促进痰液的排出。

（5）遵医嘱协助患者行俯卧位治疗，关注患者不适主诉，提高俯卧位的依从性。

2. 当患者处于急性肾损伤（AKI）的少尿期，应采取哪些护理措施？

（1）卧床休息：保持环境安静，绝对卧床休息以降低新陈代谢。

（2）维持体液平衡：观察每小时尿量，准确记录24小时出入量，严格控制补液的量和速度。

（3）预防感染：氯己定消毒湿巾全身擦浴每日至少一次，口腔护理2~4次/日，穿刺部位及时换药，密切关注C－反应蛋白、降钙素原、白细胞计数及中性粒细胞计数等感染指标的变化。

（4）饮食：可进食清淡、低盐、低脂、低磷、高钙、优质蛋白饮食，少食动物内脏和易过敏的食物等；酌情限制水分、钠盐及含钾食物的摄入。

（5）病情观察：持续心电监测，密切观察患者生命体征的变化。关注患者各项生化指标的变化，尤其注意有无高钾血症、酸中毒，及时处理水、电解质紊乱。观察并记录患者尿液的量及颜色的变化，正确留取尿标本。注意观察患者意识状态的改变，当患者发生意识障碍或抽搐现象时，应注意保护患者安全。

3. 患者经鼻高流量氧疗（HFNC）后，SpO_2 可上升至96%，经鼻高流量氧疗过程中，护士观察和护理的重点有哪些？

（1）在HFNC开始的1~2小时内应密切观察，如果出现任何一个失败预测指标（呼吸频率>35次/分，SpO_2≤88%，ROX指数<2.85，胸腹部矛盾运动或使用辅助呼吸肌等），应及时进行呼吸支持升级。

（2）使用前告知患者治疗目的和注意事项，取得患者配合，尽量采取半卧位。

（3）嘱患者尽量闭口呼吸。

（4）HFNC使用过程中会出现少量冷凝水积聚在管路中，应注意及时处理。保持鼻塞位置高度高于机器管路水平，以防冷凝水倒流导致误吸。

4. 经过2周的肾脏替代治疗，患者尿量逐渐恢复，每日达500~600ml，在此阶段应采取哪些护理措施？

（1）观察患者尿量及颜色的变化。

（2）准确记录24小时出入量，补充适量液体，保持液体出入平衡。

（3）监测生化指标的动态变化，及时发现水、电解质紊乱。

（4）饮食上给予高糖、高维生素、高热量食物，如每日尿量超过

3000ml，可多食含钾食物，低钾严重时可遵医嘱静脉补钾。

5. CRRT治疗过程中，护士如何做好容量管理?

（1）实施目标指导容量管理（GDVM）策略：医生对液体平衡目标及容量安全值进行动态设定、护士滴定式调节CRRT脱水速率实现液体平衡目标并进行反馈调整，通过良好的医护配合实现CRRT期间精准的液体管理。

（2）CRRT过程中护士每小时调整液体平衡并记录，力求达到符合生理要求的最佳容量状态。

（3）CRRT过程中护士采用"量入为出"的原则调整净超滤率（脱水率），主动滴定液体平衡。具体做法如下：①先主动预估下一小时的液体入量之和，包括常规液体入量、饮食（水）量、血制品入量、CRRT置换液/透析液之外的液体入量（如单独输注的碳酸氢钠、抗凝剂、钙剂等）。②预估下一小时的出量，包括如尿量、引流量、胃肠减压量、排便量、汗液量等。③根据预估的入出量值及液体平衡目标设置每小时的脱水速率。

问题分析

1. 什么是急性肾损伤?

2012年改善全球肾脏疾病预后组织（KDIGO）AKI指南对AKI定义为符合以下任一情况。

（1）Scr 48小时内升高≥26.5μmol/L（0.3mg/dl）。

（2）Scr在7天内升高≥基线值的1.5倍。

（3）尿量<0.5ml/（kg·h），持续6小时。

2. 如何对AKI的严重程度进行分期

目前临床上采用的是2012年KDIGO AKI指南推荐的AKI分期标准（表4-1-1）。

表4-1-1 KDIGO的AKI分期

分期	Scr	尿量
1	血肌酐值增至基础的1.5~1.9倍或增加≥26.5μmol/L（0.3mg/dl）	<0.5ml/（kg·h）持续6~12小时
2	血肌酐值增至基础值的2.0~2.9倍	<0.5ml/（kg·h）>12小时
3	血肌酐值增至基础值3倍或≥4353.6μmol/L（mg/dl）或开始RRT或年龄<18岁，eGFR降低至<35ml/（min·1.73m²）	<0.3ml/（kg·h）≥24小时，或无尿≥12小时

3. 引起 AKI 常见的危险因素有哪些？

引起 AKI 常见的危险因素主要包括肾缺血、脓毒症、肾毒性药物、外科大手术、挤压伤、肾移植及其他脏器功能不全，如心力衰竭、肝衰竭、胰腺炎、ARDS 等。

4. AKI 的临床病程分为哪几期？

临床上 AKI 分为少尿型和非少尿型，少尿型 AKI 的临床病程分为少尿（或无尿）期、多尿期、恢复期。

5. AKI 的临床表现有哪些？

AKI 的轻重程度不同，其临床表现和恢复的时间也不同。AKI 常见的临床表现包括以下几个方面。

（1）尿量改变：AKI 发病时，尿量骤减或逐渐减少，出现少尿（尿量 <400ml/24h）或无尿（尿量 <100ml/24h）。

（2）氮质血症：少尿期时，血肌酐和尿素氮升高。

（3）水、电解质和酸碱代谢失衡：表现为水过多、高钾血症、代谢性酸中毒、低钙血症、高磷血症、低钠血症、低氯血症、高镁血症等。

（4）心血管系统表现：高血压、急性肺水肿和心力衰竭、心律失常、心包炎等。

（5）消化系统表现：常见症状为食欲减退、恶心、呕吐、腹胀、呃逆或腹泻等。

（6）神经系统表现：轻型患者可无神经系统症状。

（7）血液系统表现：贫血是部分患者较早出现的征象。

6. 如何预防 AKI 的发生？

临床上 90% 以上的 AKI 是由灌注不足或中毒等多种危险引起的急性肾小管损伤或坏死，因此，针对危险因素采取相应的预防措施可有效地降低 AKI 的发病率。具体如下：①优化血流动力学：对于脓毒症患者，初始 MAP 至少≥65mmHg；对于既往有高血压患者，初始血压目标是既往基础 MAP 水平。②尽可能避免使用肾毒性药物。③控制感染。④及时清除肾毒性药物。⑤预防造影剂相关肾损伤。

案例总结

本案例患者是一名由新冠病毒感染导致的脓毒症继发 AKI 患者。患者 5 天前无明显诱因出现胸闷、活动后加重，伴咳嗽，咳白色黏痰，量少易咳出，伴食欲缺乏、乏力，4 天前出现发热，体温最高达 39℃，当地诊所测新型冠状病毒抗原阳性，1天前患者出现排尿减少（200ml/24h），14小时前出现喘憋症状加重，伴血氧饱和度下降，就诊于当地县医院。查CT示：双肺病毒性炎症改变；血常规示：白细胞计数$14.4×10^9/L$，中性粒细胞百分比92.5%，血红蛋白74g/L，血小板计数$139×10^9/L$；肾功能：肌酐870μmol/L。给予吸痰、输液等综合治疗后病情不缓解，就诊于我院急诊，以重症肺炎、呼吸衰竭、急性肾损伤收入我科。患者入科后立即予以重症监护，经鼻高流量吸氧，SpO_2可上升至96%，间断俯卧位，监测患者呼吸状态，急行股静脉置管，行CRRT替代肾功能，改善代酸及纠正电解质紊乱，完善相关检查指导治疗。因患者肾功能不全，避免使用肾毒性药物，暂不给予奈玛特韦片/利托那韦片口服抗病毒治疗，给予胸腺法新皮下注射增强患者免疫力，输血纠正贫血提高携氧能力，入院后查白蛋白29g/L，给予补充白蛋白。右美托咪定镇静、瑞芬太尼镇痛、美罗培南抗感染、连续肾脏替代疗等。患者于8月30日转当地医院继续治疗。

本案例AKI患者是在重症感染的基础上继发的，主要临床表现为尿量减少，血尿素氮、肌酐进行性升高，电解质紊乱（高钾血症、低钠血症、低钙血症），代谢性酸中毒等。患者存在的护理问题有：体温过高；气体交换受损；体液过多；营养失调：低于机体需要量；恐惧；潜在并发症：水、电解质紊乱及酸碱平衡失调；有皮肤完整性受损的危险；活动无耐力。围绕这些护理问题制定了对应的护理措施，对AKI的少尿期、多尿期的观察护理重点以及CRRT过程中目标指导的容量管理做了详细阐述。

最后，在掌握AKI相关知识及治疗的同时，应加强对患者及家属的人文关怀，进行预防急性肾损伤相关知识的健康宣教，鼓励患者适量运动，日常避免感染等。

思政元素

本患者年龄大，起病急，且伴有发热、喘憋、呼吸困难等症状，在急救及护理过程中，要时刻牢记"以患者为中心的、以人为本"的护理理念。在急救阶段，护士要重点关注患者的生命体征变化及发热、喘憋、呼吸困难等症状的改善情况。在患者病情稳定后，要关注到患者是否有焦虑、恐惧以及其他相关的心理问题。尤其是CRRT过程中，患者看到自己的血被引出来，以及担心会不会长期需要透析等问题，可能会产生焦虑、恐惧甚至烦躁不安等心理状态。护士要在治疗的同时，多与患者沟通，及时评估、发现患者的心理问题，并有针对性地解决。

AKI 的肾脏替代治疗（RRT）

1. RRT 的时机

当患者出现危及生命的肾功能障碍，包括高钾血症（血钾 $\geqslant 6.0$ mmol/L）、严重的酸中毒（pH $\leqslant 7.15$）严重的氮质血症（血尿素氮 $\geqslant 36$ mmol/L）、少尿〔尿量 < 0.3 ml/（kg·h），持续 > 24 小时〕或无尿 $\geqslant 12$ 小时、利尿剂无效的液体过负荷以及尿毒症性心包炎、脑炎、凝血功能障碍等，应该开始 RRT。当还没有出现上述指征的时候，RRT 的确切时机还不明确。根据 2016 年第 17 届急性疾病质量倡议（ADQI）推出的"精准 CRRT"概念，CRRT 时机应该个体化，应该根据患者的供需平衡，即肾脏储备能力与需求之间的平衡，而不是仅仅考虑肾功能损害的程度或 AKI 分期。

2. RRT 方式

CRRT 是目前临床应用于救治 AKI 的主要肾替代治疗方式。与 IHD 相比，CRRT 具有能连续、缓慢等渗地清除水分及溶质，更符合生理状态，容量波动小，尤其是用于血流动力学不稳定的患者；血浆渗量缓慢下降，防止失衡综合征；更好地维持水、电解质和酸碱平衡，为营养支持创造条件；能清除中、大分子及炎症介质，控制高分解代谢；滤器的生物相容性好。

3. CRRT 参数设置

（1）血流速：一般设置为 $150 \sim 250$ ml/min，对于血流动力学不稳定的患者可从 $50 \sim 100$ ml/min 开始，逐步上调。

（2）置换液输入途径：前、后置换液输入比例可根据患者对溶质清除和抗凝要求设置。

（3）控制滤过分数（FF）在 25% 以下（FF = 单位时间内滤出量/流经滤器的流量）。

（4）净超滤速率（CRRT 脱水速率）：主要根据患者全身液体平衡需求及耐受程度设置；设置后必须根据前负荷变化随时调整。对于确定每日超滤量需要考虑以下三个因素：①患者当前的液体平衡情况，是水钠潴留还是负水平衡。②当日治疗需要的液体量，包括营养所需的液体量。③预期患者当日出量。

（尹彦玲）

参考文献

[1] 张波, 桂莉. 急危重症护理学 [M]. 5版. 北京: 人民卫生出版社, 2022.

[2] 李庆印, 陈永强. 重症专科护理 [M]. 北京: 人民卫生出版社, 2017.

[3] 管向东, 陈德昌, 严静. 中国重症医学专科资质培训教材 [M]. 3版. 北京: 人民卫生出版社, 2019.

[4] 刘大为, 杨荣利, 陈秀凯, 等. 重症血液净化 [M]. 北京: 人民卫生出版社, 2017.

[5] 中华医学会呼吸病学分会呼吸危重症医学学组, 中国医师协会呼吸医师分会危重症医学工作委员会. 成人经鼻高流量湿化氧疗临床规范应用专家共识 [J]. 中华结核和呼吸杂志, 2019, 42 (2): 83 - 91.

第二节 嗜铬细胞瘤危象患者的护理

教学目标

【识记】能复述嗜铬细胞瘤危象的概念和紧急处理方法。

【理解】能正确解释嗜铬细胞瘤危象的临床表现、三联征。

【运用】能运用嗜铬细胞瘤危象的诊断标准和手术治疗前药物准备充分的标准指导临床工作; 能提出患者的护理问题并采取对应的护理措施。

主题与背景

1. 基本信息

患者, 男, 54岁, 已婚, 本科学历, 家庭社会支持系统良好, 入院时间为6月21日10:10。诊断: 嗜铬细胞瘤危象; 高血压3级高危; 2型糖尿病。

2. 护理评估

(1) 主诉: 胸闷、恶心、呕吐11小时, 加重2小时。

(2) 现病史: 突发胸闷、恶心、呕吐、烦躁不安等症状, 后急性加重伴头痛、气促、大汗, 端坐呼吸, 测血压220/130mmHg, 心率176次/分, 现患者为求进一步治疗, 拟以 "嗜铬细胞瘤危象" 收入我科。

(3) 既往史: 患者高血压病史20余年, 规律服用降压药。糖尿病病史3年多, 目前口服阿卡波糖降血糖, 血糖控制不详, 3年前曾于我院诊断"脑梗死"。否认冠心病、肾病、肝炎、结核等病史。否认外伤史和其他疾病史。否认输血史。否认药物、食物过敏史。

（4）个人史：生长于江西，久居本地，否认疫区、疫水接触史。否认毒物、放射性物质接触史。吸烟20余年，每天约20支，已戒烟3年。

（5）家族史：否认家族及遗传病史。

（6）查体：T 36.8℃，P 176 次/分，R 36 次/分，BP 220/130mmHg，SpO_2 84%。发育正常，肥胖体型，神志清楚，急性痛苦面容，烦躁不安，大汗，端坐体位，呼吸急促，查体欠配合。心律齐，心脏各瓣膜听诊区未闻及杂音，肺部听诊可闻及啰音。血糖 18.6mmol/L，血浆去甲肾上腺素 1800pg/ml，肾上腺素 310pg/ml；尿 24 小时儿茶酚胺 1675nmol/d，甲氧基肾上腺素类物质 20.3μmol/d。CT 示右肾上腺肿物。

（7）主要治疗经过：入院后给予镇静、降血压、扩血管、扩容、控制心率、降血糖等对症支持治疗。患者入院时 SpO_2 84%，给予无创通气后，患者血氧饱和度改善，但仍有反复肺水肿表现，改为气管插管有创机械通气，中心静脉和动脉置管行 PICCO 监测，各项指标好转后外出行 CT 检查。转运途中突发心搏骤停，立即予胸外心脏按压，转入综合 ICU 抢救治疗，行呼吸机控制呼吸、静脉注射肾上腺素、电除颤 1 次后患者恢复自主心律，予扩容、静脉泵入去甲肾上腺素维持血压，碳酸氢钠纠正酸中毒，艾司洛尔控制心室率，并行脑复苏。入 ICU 当晚 23：30 患者突发躁动。入院第 2 日患者苏醒，神志清楚，但血压波动极大，且和心率呈负相关，考虑为嗜铬细胞瘤危象。硝普钠、乌拉地尔降压效果不佳，对酚妥拉明敏感。入院第 3 日停止机械通气，拔除气管插管后患者自诉住在 ICU 很恐怖，强烈要求转出 ICU。入院第 6 日血压仍存在波动，最高时达 200/110mmHg，甲磺酸酚妥拉明微量泵泵入控制血压。入院第 8 日血压仍存在波动，最高时达 150/102mmHg，嗜铬细胞瘤诊断明确，拟近期手术，使用盐酸酚苄明片，并逐渐加大盐酸酚苄明片剂量，减少血压波动，使血压控制在 120/80mmHg 左右。入院第 17 日，血压控制尚可，行手术治疗，术后恢复良好康复出院。

护理问题与措施

1. 嗜铬细胞瘤危象发作时有高血压、高血压与低血压交替，常伴有头痛、心悸、多汗三联征。当患者出现这些表现时，护士应采取哪些急救与护理措施？

（1）去除诱因，避免体位突然改变、扪压肿瘤等。

（2）监测病情。观察头痛、心悸和出汗情况；监测意识，注意是否有烦躁不安、嗜睡、昏迷等，如有昏迷，则考虑是否有颅内出血；每4小时监测一次体温，注意有无高热；监测呼吸情况，注意是否存在ARDS；第4小时监测一次血糖，每天监测一次代谢和电解质，注意是否有高血糖、高脂血症、高钙血症和低钾血症等。

（3）吸氧，抬高床头，卧床休息，加用床档，预防坠床和跌倒。

（4）按医嘱给予快速降压药物如酚妥拉明等，同时予适当镇静。当血压 >180/130mmHg 时，用酚妥拉明，首次 5～10mg，以 1.0mg/min 的速度静脉注射，每5分钟重复一次，直至收缩压降至≤180mmHg，随后以1.0mg/min 静脉泵入，当收缩压降至≤160mmHg 时，以 0.5mg/min 静脉泵入，并调整剂量，使血压维持于 110/70mmHg 左右，同时进行补液。

（5）持续心电监护，连续动态观察心电图、血压、SpO_2、脉压、休克指数等，每5分钟监测一次血压，观察血压波动情况，如波动幅度、波动周期、波动伴随表现、引起波动的相关因素等，并做好记录，便于诊治。

（6）专人护理，安抚患者，避免恐惧、焦虑情绪加剧血压升高，擦干汗液，更换汗湿的衣被。

（7）若出现心律失常、心力衰竭、高血压脑病、脑卒中等并发症，积极协助医生处理并给予相应的护理。

2. 该患者嗜铬细胞瘤危象发作时血压波动极大，高血压与低血压交替出现，此时护士针对血流动力学不稳定可以采取哪些护理措施？

（1）密切监测患者血压波动详情。

（2）做好血流动力学监测，进行脉搏指示连续心排血量（PiCCO）监测。

（3）建立两条或两条以上静脉通路，用于使用血管活性药物和补液。

（4）根据血流动力学指标，精确调整血管活性药物的用量和补液速度。高血压时可选用酚妥拉明降压，并减慢补液速度。出现血压下降时，立即停用酚妥拉明，并以 20～30ml/(kg·h) 的速度快速输注平衡液 1000～1500ml，当血压 <90/60mmHg 或平均动脉压 <60mmHg，则同时给予去甲肾上腺素，开始以 8～12μg/(kg·min) 静脉泵入，并根据血压调整剂量，使血压升至 120/80mmHg 左右并维持。

（5）续泵血管活性药物时提前准备好药物，应用大剂量血管活性药物时使用双泵法续泵，避免血压波动。

3. 嗜铬细胞瘤定性诊断是检查血、尿儿茶酚胺及其代谢产物浓度，为了提高定性诊断的准确性，护士在采集标本时应做好哪些工作？

（1）测血浆游离甲氧基肾上腺素、甲氧基去甲肾上腺素浓度，抽血前休息 1 小时以上，平静后取仰卧位抽血，以减少假阳性。

（2）血样置于冰水中于 30 分钟内送检。

（3）用棕色瓶留取 24 小时尿液，容器中加浓盐酸 5ml 防腐，混匀后取 30ml 送检，标记 24 小时总尿量。

（4）试验前 3 天禁食咖啡、浓茶、柠檬汁、巧克力、香蕉、柑橘类水果等。

（5）了解普萘洛尔等药物使用情况，避免假阳性误导。

4. 患者已行手术治疗，术后恢复良好，患者对疾病相关知识缺乏，不知道本病康复阶段的注意事项，护士对患者应做好哪些健康宣教？

（1）给患者讲解疾病相关知识，正确认识嗜铬细胞瘤，熟悉嗜铬细胞瘤危象的表现和诱发因素。

（2）终身随访，定期复查，至少 1 次/年，按医生要求复查血压、临床症状、血和尿检验、超声或 CT 检查等。

（3）指导患者自我观察，如出现血压高、头痛、心悸、胸闷、大汗等及时就医。

（4）适当进行体育活动。

（5）随身携带诊疗卡片，以备突发嗜铬细胞瘤危象时能得到及时抢救。

问题分析

1. 什么是嗜铬细胞瘤危象？

嗜铬细胞瘤危象（PCC）亦称儿茶酚胺危象，是指嗜铬细胞突然释放大量儿茶酚胺入血造成高儿茶酚胺血症，或突然停止分泌儿茶酚胺；由此产生以心血管症状为主的一系列临床表现，可引起患者持续性或发作性高血压或低血压及多个器官功能和代谢紊乱。严重者可引起高血压危象、休克、颅内出血、心律失常、急性左心衰竭、肺水肿、高热甚至猝死。嗜铬细胞瘤危象分为 A、B 两型，A 型为不含持续性低血压的局限性危象，而 B 型危象则表现为严重持续性低血压、休克及多器官功能障碍（MOD），称为嗜铬细胞瘤多系统危象（PMC），严重威胁患者生命。

2. 嗜铬细胞瘤危象有哪些临床表现？

（1）特征性高血压：为阵发性或持续性，40%～50%为阵发性高血压，发作间隙期血压可正常，甚至可能发生低血压、休克，或高血压与低血压交替发生；50%～60%为持续性高血压，半数阵发性加重。发作时血压突然增高（可达200～300/130～180mmHg），伴"剧烈头痛、心悸、大汗"三联征为本病特征性表现，并可致急性左心衰竭/心律失常、脑出血等并发症。高血压发作持续时间不定，数分钟、数小时、数天不等，初期发作次数较少，随病情发展发作逐渐频繁，可达10余次/天。急性发作时，使用一般降压药无效。还可伴有心前区及上腹部紧迫感、心前区疼痛、焦虑、恐惧感、面色苍白、恶心、呕吐、视物模糊、复视。

（2）儿茶酚胺性心肌病：是较严重的特殊并发症，常以急性左心衰竭为主要表现，可伴有心律失常、心肌退行性变、心肌坏死、心肌肥厚、心脏扩大。

（3）代谢紊乱：发热，消瘦，血糖增高，糖耐量降低，高脂血症、高钙血症、低钾血症等。

3. 什么是嗜铬细胞瘤危象三联征？

嗜铬细胞瘤危象三联征是指在持续性高血压阵发性极度升高时，发生的"剧烈头痛、心悸、大汗"三个症状，为本病的典型发作症状。

4. 嗜铬细胞瘤危象低血压和休克原因有哪些？

（1）肿瘤骤然发生出血、坏死，以致停止释放儿茶酚胺。

（2）大量儿茶酚胺引起严重心律失常或心力衰竭，致心排血量锐减。

（3）肿瘤分泌肾上腺素，兴奋肾上腺素能β受体，使周围血管扩张。

（4）大量儿茶酚胺使血管强烈收缩、组织缺氧、微血管通透性增加，血浆外溢，血容量减少。

（5）肿瘤分泌多种扩血管物质，如舒血管肠肽、肾上腺髓质素等。

5. 嗜铬细胞瘤危象的主要诱发因素有哪些？

嗜铬细胞瘤患者诱发危象的主要因素有便秘、屏气、灌肠、腹膜后充气造影、体检扪压肿瘤等使瘤体受压、手术创伤、肿瘤剥离和切除、寒冷、缺氧、情绪激动、恐惧、疼痛、分娩等；甲氧氯普胺、糖皮质激素、β受体阻滞剂、麻醉药物也可引起嗜铬细胞瘤危象。

6. 如何预防嗜铬细胞瘤危象的发生？

（1）提高对嗜铬细胞瘤危象的认识和防范意识。

（2）避免诱因：避免外伤、情绪激动、体位突然改变、便秘、屏气动作等；禁止灌肠、扪压肿瘤、腹膜后充气造影等操作；避免使用甲氧氯普胺、糖皮质激素等药物。

（3）做好嗜铬细胞瘤手术前准备：特别强调在扩血管的基础上行扩容治疗，使血细胞比容 <45%；术前给予镇静；避免使用阿托品；入手术室后先扩容，麻醉诱导力求平稳。

（4）术中各种操作，如探查、肿瘤分离等均需轻柔。

（5）一旦发生危象，应早诊断、早处理，术者、麻醉医生和护士需密切配合，避免发生意外。

案例总结

本案例患者是一位典型的嗜铬细胞瘤危象患者。患者在持续高血压基础上出现血压骤升、骤降，伴有头痛、心悸、多汗，入住心内科外出CT检查中突发心搏骤停，以"嗜铬细胞瘤危象"转入重症医学科。入科后给予机械通气、镇痛镇静、应用血管活性药物、扩容、手术等治疗。患者于7月15日痊愈出院。

本案例嗜铬细胞瘤危象患者是在高血压基础上伴有器官衰竭，主要临床表现为血压急剧升高、高血压与低血压频繁交替现象和急性多器官功能障碍及衰竭。患者存在的护理问题有：组织灌注无效；体液不足；疼痛：头疼；恐惧；潜在并发症：高血压危象；知识缺乏。围绕这些护理问题，制定了详细的护理措施。

本案例介绍了嗜铬细胞瘤危象患者的临床表现、典型发作症状"三联征"。针对本案例患者嗜铬细胞瘤危象发作时高血压、高血压与低血压交替的表现，介绍了嗜铬细胞瘤危象患者病情观察与急救措施，尤其是血管活性药物应用等内容，有助于做好患者血压管理。

最后，在掌握嗜铬细胞瘤危象相关知识及治疗的同时，应加强人文护理、早期康复护理、健康知识宣教等，制定个性化护理计划并贯穿于ICU整个住院过程中。

思政元素

嗜铬细胞瘤危象来势凶猛，患者突发重症，经历重大抢救，入住ICU，使用多种监护和治疗仪器，产生恐惧心理。在护理过程中，护士关心患者，倾听患者诉说恐惧的感受，耐心解释疾病的原因和治疗的效果，介绍成功的案例。入住单人间，特级护理，护士守护床旁，经常握住患者的手，增强其安全感。安排患者信任的家属陪伴，与患者交流，分散其注意力；合理设置监护报警值范围，调低报警音量，避免患者知晓其他患者抢救的情况；医务人员操作沉稳，不在床旁议论患者的病情，合理安排夜间治疗与护理的时间，仅留地灯，遵医嘱用咪达唑仑镇静，保证患者的睡眠。在此过程中充分体现了护士用心感悟、用心去想、用心去做的人文关怀精神。

诠释与研究

嗜铬细胞瘤危象的诊断标准

在骤发高血压或持续性高血压阵发性加剧的基础上，同时伴有下列1项或多项症状，即可诊断为嗜铬细胞瘤危象。①发作时有剧烈头痛、呕吐、视力下降且血压＞220/180mmHg。②伴有短暂意识丧失、抽搐、脑出血等明显高血压脑病症状。③严重心律失常、心力衰竭、心肌损害等心脏损害症状。④剧烈腹痛、消化道出血、急性溃疡穿孔等消化系统症状。⑤高热，体温＞39℃。⑥出现休克或高低血压反复交替出现。

嗜铬细胞瘤危象诊断明确后应尽早手术切除肿瘤，但术前必须进行充分的药物准备，以避免麻醉和术中、术后出现血压大幅度波动而危及患者生命。术前药物准备充分的标准：①患者血压控制正常或基本正常，无明显直立性低血压，心率＜90次/分。②血容量恢复：血细胞比容＜45%，体重增加，肢端皮肤温暖，微循环改善。③高代谢症群及糖代谢异常得到改善。④术前药物准备时间存在个体差异，至少为2~4周，对较难控制的高血压并伴有严重并发症的患者，应根据患者病情延长术前准备时间。

（李冬英）

参考文献

［1］张波，桂莉．急危重症护理学［M］.4版．北京：人民卫生出版社，2017.

［2］葛均波，徐永建，王辰．内科学［M］.9版．北京：人民卫生出版社，2020.

［3］尤黎明，吴瑛．内科护理学［M］.7版．北京：人民卫生出版社，2022.

［4］李乐之，路潜．外科护理学［M］.7版．北京：人民卫生出版社，2022.

［5］王庭俊，谢良地．《嗜铬细胞瘤和副神经节瘤诊断治疗专家共识（2020版）》解读［J］.中华高血压杂志，2021，29（8）：708-713.

［6］刘帅，徐珊珊，王淑雅，等．成人重症患者镇痛镇静诊疗流程［J］.中华重症医学电子杂志，2023，9（2）：135-140.

［7］PiCCO监测技术操作管理共识专家组．PiCCO监测技术操作管理专家共识［J］.中华急诊医学杂志，2023，32（6）：724-735.

第五章　神经系统疾病

第一节　癫痫持续状态患者的护理

【识记】能复述癫痫持续状态的概念、癫痫持续状态患者的现场急救。

【理解】能正确解释癫痫持续状态的临床分型、临床表现。

【运用】能准确对癫痫持续状态患者进行评估；能提出患者的护理问题并采取对应的护理措施。

主题与背景

1. 基本信息

患者，女，34岁，汉族，大专，已婚，育有一子，入院时间为7月7日。诊断：自身免疫性胶质纤维酸性蛋白星形胶质细胞病（GFAP‑IgG）；症状性癫痫；颅内压增高；吞咽障碍；Ⅱ型呼吸衰竭；低钾血症；低钠血症。

2. 护理评估

（1）主诉：发热、头痛14天，发作性四肢抽搐3天。

（2）现病史：患者14天前出现发热，最高可达39℃，伴头部胀痛，口服洛索洛芬后缓解，5～6小时后体温再次升高，多次就诊于外院，给予阿奇霉素、左氧氟沙星抗菌感染治疗，效果不佳。3天前发热时出现四肢发作性抽搐，伴双眼上翻，呼之不应，症状持续约5分钟，外院给予咪达唑仑肌内注射后患者可自主睁眼，应答不能，就诊于医院，完善腰椎穿刺、头部增强核磁检查，考虑颅内感染，给予阿昔洛韦抗病毒、头孢唑肟抗感染、甘露醇脱水降颅压治疗，患者未再出现发热，现患者为求进一步治疗收入神经重症医学科。

（3）既往史：患者平素健康状态良好，否认高血压、冠心病、糖尿病、脑血管病史，否认精神病史，否认肝炎、疟疾、结核史，否认手术史、外伤输血史，否认药物、食物过敏史，预防接种史不详。

（4）个人史：否认吸烟史、饮酒史，家人身体健康。

（5）家族史：家族中否认遗传性疾病及类似病史。

（6）查体：T 36.8℃，P 82 次／分，R 18 次／分，BP 128/78mmHg，身高 156cm，体重 60.0kg，双肺呼吸音清，无创呼吸机辅助通气，心律齐，嗜睡，四肢可见自主活动，双侧瞳孔等大等圆，直径约 2.5mm，对光反射灵敏，双眼球均外展不到位，双眼球水平运动可见双向水平眼震，双侧鼻唇沟对称，双上肢肌力 3 级，右下肢肌力 0 级，左下肢肌力 1 级，双侧肢体肌张力低，双下肢病理征阴性，双上肢腱反射活跃，双下肢腱反射消失，无确切感觉平面，双侧掌颏反射、Hoffmann 征、双侧巴宾斯基征阴性，脑膜刺激征（＋），颈强 4 横指。头部 CT 示：双侧基底节区可见低密度影，边界模糊。胸部 CT 示：双下肺叶少量坠积性改变，双侧胸腔积液。中枢神经系统脱髓鞘疾病谱；抗胶质纤维酸性白蛋白抗体（GFAP）IgG 阳性。急诊离子三项：钾离子 3.0mmol／L，钠离子 132.1mmol／L，氯离子 99.1mmol／L。胸椎增强核磁：胸 10－胸 11 椎体水平脊膜可疑线样强化。腰椎增强核磁：腰髓、圆锥表面线样强化；腰背部筋膜炎可能。

（7）主要治疗经过：患者入科后立即予以重症监护，无创呼吸机辅助通气；患者颅内压高，给予脱水降颅压；患者有颅内感染，给予阿昔洛韦抗病毒，甲泼尼龙琥珀酸钠激素冲击，静脉注射人免疫球蛋白冲击治疗以及左乙拉西坦预防癫痫。患者出现低钾血症、低钠血症，给予氯化钾注射液口服补钾，10% 浓氯化钠补钠治疗。其他治疗措施：泮托拉唑保护胃黏膜，枸橼酸莫沙必利促进胃动力，乳果糖通便，酒石酸美托洛尔控制心率，双歧杆菌三联肠溶胶囊、地衣芽孢杆菌活菌胶囊调节肠道菌群。

护理问题与措施

1. 患者颅内压高，住院期间存在发生脑疝的风险，此时护士应该采取哪些护理措施？

（1）给予患者 15°～30°半坐位，吸氧。

（2）密切观察患者意识、瞳孔、生命体征变化。

（3）保持呼吸道通畅，必要时协助医生留置人工气道。

（4）积极治疗原发病，遵医嘱给予脱水药物降低颅内压，注意水、电解质平衡。

（5）症状护理：发生高热、头痛、呕吐时对症处理，配合医生控制癫痫发作。

2. 患者住院期间存在再次发生癫痫的风险，护士应该采取哪些护理措施预防癫痫再次发作？

（1）将患者安置在安静的房间，保持病室安静、暗光。做好安全护理，避免患者受伤。

（2）保持呼吸道通畅，遵医嘱及时吸氧，给予吸痰。

（3）严密观察生命体征、意识状态及瞳孔等变化；观察癫痫发作类型、持续时间、频率以及伴随症状；监测血清电解质和酸碱平衡，并做好记录。

（4）严格遵医嘱使用抗癫痫药物，注意观察药物的作用和副作用，各种抢救药品和设备处于完好备用状态。

（5）遵医嘱应用脱水剂降颅压，应用抗生素，预防和治疗肺部感染，补液，保持水、电解质平衡。

（6）给予心理安抚和支持，鼓励积极治疗。

3. 患者存在Ⅱ型呼吸衰竭且CT结果显示：双下肺叶少量坠积性改变，护士应该采取哪些护理措施？

（1）卧床休息，取半坐卧位。

（2）纠正患者缺氧状态，合理用氧。Ⅱ型呼吸衰竭者，持续低浓度低流量吸氧，严密观察给氧效果。观察呼吸形态，保持呼吸道通畅，按需吸痰。

（3）病情观察：意识、生命体征、测CVP、记出入量，监测电解质、血气分析。

（4）病情危重长期卧床患者应做好基础护理，预防并发症。

（5）给予高热量、高蛋白、高维生素、易消化的流质或半流质饮食。

4. 患者存在吞咽功能障碍，护士应该采取哪些护理措施？

（1）根据患者吞咽功能检查结果，制定有针对性的康复护理措施。

（2）根据医嘱选择合适的食物，并保证足够营养及热量摄入。

（3）治疗性进食的护理，包括体位、进食方法及呛咳的处理等。

（4）必要时给予患者鼻饲饮食。

（5）密切观察患者进食情况，防止进食时发生误吸。

（6）吸痰和气管插管等急救物品处于备用状态。

5. 患者钾离子3.0mmol/L，钠离子132.1mmol/L，存在低钾血症和低钠血症，护士应该采取哪些护理措施？

（1）监测血电解质的变化及神志、瞳孔、生命体征，必要时给予心电监护。

（2）控制病因：积极治疗原发病，监测患者的血钾、血钠变化。

（3）补钠：轻者静脉补充等渗盐水即可纠正；重者给予高渗盐水。

（4）补钾：能口服的尽早口服，不能口服的静脉补钾，严禁静脉推注。

6. 针对此患者，护士对患者应做好哪些健康指导？

（1）指导患者保持良好的生活习惯，劳逸结合。避免过度劳累、便秘、睡眠不足、情绪激动、烟酒等诱发因素。

（2）嘱患者遵医嘱长期规律服药，避免突然停药、减药、漏服药及自行换药，定期复查血药浓度。

（3）指导患者及家属注意癫痫发作时的安全。

问题分析

1. 什么是癫痫持续状态？

癫痫持续状态是指一次癫痫发作持续 30 分钟以上，或连续多次发作，持续抽搐或有间断暂停，但意识一直模糊，即一次大发作后意识尚未恢复又出现另一次大发作，如此重复不止。若不及时治疗，可因器官功能衰竭而死亡，或造成持久性脑损害后遗症。

2. 癫痫持续状态的临床分型有哪些？

（1）全身性癫痫持续状态

①全身惊厥性癫痫持续状态：强直－阵挛性癫痫持续状态（大发作）、强直性癫痫持续状态、阵挛性癫痫持续状态、肌阵挛性癫痫持续状态。

②全身非惊厥性癫痫持续状态：典型失神性癫痫持续状态、非典型失神性癫痫持续状态、失张力性癫痫持续状态。

（2）部分性癫痫持续状态

①部分惊厥性癫痫持续状态：简单部分性癫痫持续状态、持续性部分性癫痫持续状态。

②部分非惊厥性癫痫持续状态：指复杂部分性癫痫持续状态（精神运动癫痫持续状态）。

癫痫持续状态的临床分型具体内容详见图 5－1－1。

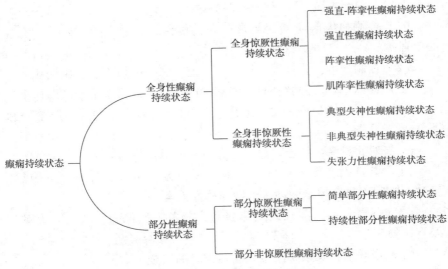

图 5 - 1 - 1   癫痫持续状态的临床分型

3. 癫痫持续状态的临床表现?

（1）频繁的癫痫发作：两次发作间期意识障碍没有完全恢复，或者持续 30 分钟以上的癫痫发作。

（2）强直 - 阵挛性癫痫持续状态：①全身性癫痫持续状态；②开始为部分性的，继发为全身性的癫痫持续状态。典型的持续全面性强直 - 阵挛性发作，即患者突然叫一声，跌倒在地，眼球向上凝视，瞳孔散大，全身肌肉强直，上肢伸直或屈曲，手握拳，下肢伸直，头转向一侧或后仰，口吐白沫，大小便失禁、不省人事等，抽搐停止后患者进入昏睡、昏迷状态。发作之间意识未完全恢复，或一次发作持续 30 分钟以上未能自行停止。

（3）强直性癫痫持续发作：强直性发作而无阵挛、强直，或呈伸展，或呈屈曲状，常见双上肢屈曲而双下肢伸直，或呈角弓反张型发作。

（4）阵挛性癫痫持续状态：发作一开始即有长时间阵挛发作而不伴强直，呈不对称性和无规律性，伴意识障碍。

（5）肌阵挛性癫痫持续状态：全身性肌阵挛性抽搐，反复持续发生或持续长时间。

4. 针对该患者癫痫发作时应采取何种急救措施?

（1）防跌伤：在癫痫发作时，扶患者卧位，防跌伤或碰伤。对精神症状为突出表现的，如意识模糊、进行一些无意识动作者，在发作时，应防止其自伤、伤人或毁物。

（2）防窒息：癫痫发作时，立即将患者平卧，取下活动性义齿，解开衣扣、松解衣领、裤带，头偏向一侧，保持呼吸道通畅，吸氧，必要时给予气管插管或气管切开。

（3）防咬伤：用压舌板置于患者口腔的一侧白齿之间，以防咬伤舌和颊部。

（4）防压伤：对抽搐肢体切勿用暴力按压，以免骨折、脱白等。

（5）准确、定时遵医嘱使用抗癫痫药物，观察药物的不良反应。

（6）准确记录癫痫发作类型，持续时间与频率以及伴随症状。

案例总结

本案例患者是一名自身免疫性胶质纤维酸性蛋白星形胶质细胞病（GFAP-IgG）患者，肌阵挛性癫痫持续状态，发作性四肢抽搐 3 天。主因"发热、头痛 14 天，发作性四肢抽搐 3 天"，收入神经感染与免疫病房，转入神经重症医学科，诊断为自身免疫性胶质纤维酸性蛋白星形胶质细胞病。入院后予以无创机械通气、脱水降颅压、抗病毒、激素冲击，静脉注射人免疫球蛋白冲击，补钾，补钠治疗后，转回原病房继续治疗。

本案例患者诊断为 GFAP-IgG，是一种新型的中枢神经系统自身免疫性炎性疾病，诊断生物标记物为脑脊液中的自身免疫性胶质原纤维酸性蛋白（GFAP），可在患者脑脊液中检测出 GFAP-IgG。病变可累及脑、脊髓、脑脊膜、视神经、周围神经等。通常在增强核磁上表现为脑血管周围放射状强化。起病年龄常在 40 岁以上，女性多于男性。患者存在的护理问题有：潜在并发症——脑疝；清理呼吸道无效；癫痫再次发作；吞咽功能障碍；电解质紊乱；知识缺乏。围绕这些护理问题，制定了详细的护理措施。

本案例介绍了 GFAP-IgG 的特点和临床表现；癫痫持续状态的定义、分型、临床表现和评估方法；护士需要掌握癫痫发作的急救护理。同时，应加强人文关怀、健康知识宣教，制定个性化护理计划并贯穿于患者 ICU 住院全过程。

思政元素

癫痫患者一方面往往会对其频繁发作产生恐惧、耻辱、焦虑、紧张的心理，从而可促使再次发作；另一方面，患者有自卑心理，对其治疗缺乏信心。此外，癫痫可伴发各种精神障碍，如固执、多动、冲动、社会退缩、攻击行为、自我伤害。在癫痫的治疗上，除抗癫痫药物、精神药物及外科治疗外，对患者的心理治疗是十分重要的。护士在全程的护理过程中，重点关注患者的心理状态和需求，对患者的痛苦感同身受，对患者进行鼓励，重视患者及家属的宣教，教会家庭成员对癫痫急救的方法。通过宣教帮助患者和家属识别应对机制，为患者提供心理社会支持。在此过程中充分体现了护士"尊重患者、感同身受"的仁爱精神。

诠释与研究

误吸的评估及管理

误吸是指进食或非进食时，在吞咽过程中有数量不等的液体或固体的食物、分泌物、血液等进入声门以下呼吸道的过程。吞咽动作通常分为4期：口腔准备期、口腔期、咽期和食管期。高风险误吸的因素：①高龄（＞70岁）。②鼻胃管肠内营养喂养期间。③机械通气期间。④吞咽功能障碍。⑤意识丧失/下降。⑥声门或贲门关闭功能遭到破坏。⑦合并神经系统疾病或精神类疾病。⑧使用镇静或肌松药物。⑨院内外转运等。中国危重症患者肠内营养治疗常见并发症预防管理专家共识推荐采用ICU误吸风险评估量表对住院的肠内营养患者进行评估〔A级推荐，强一致性（100%一致）〕。

误吸的管理策略包括：体位的管理〔推荐临床医务人员对ICU机械通气患者和（或）肠内营养治疗患者采取半卧位（床头抬高30°~45°）来预防误吸〕、人工气道的管理（建议采用带锥形或圆锥形气囊的气管导管来预防微误吸；推荐囊内压维持在25~30cmH$_2$O；当患者的气道压较低或自主呼吸较弱以及吸痰时，宜适当增加气囊压；当患者体位改变后，宜重新测量气囊压）、肠内营养管理建议改变临床误吸高风险患者肠内营养管道的位置或食物输送的方式，如幽门后/小肠喂养。对于机械通气患者，推荐根据患者的胃肠耐受性动态调整肠内营养的量及速率来避免胃扩张，进而减少误吸的风险；对于误吸高风险患者，推荐每4小时监测1次胃残余量（GRV），有条件的情况下，可采用床边胃超声检测评估GRV、药物干预以及合理的镇痛与镇静等。

（冯雅笛）

参考文献

[1] 邹国涛. 儿科常见疾病临床诊疗实践 [M]. 北京：中国纺织出版社，2022.

[2] 韩典慧，王雪艳，冯艳敏，等. 常见疾病规范化护理 [M]. 哈尔滨：黑龙江科学技术出版社，2022.

[3] 臧静. 神经免疫及相关疾病诊疗 [M]. 北京：科学技术文献出版社，2021.

[4] 冉健，李金英，陈明. 现代急危重症与护理实践 [M]. 汕头：汕头大学出版社，2021.

[5] 米元元，黄海燕，尚游，等. 中国危重症患者肠内营养治疗常见并发症预防管理专家共识（2021 版）[J]. 中华危重病急救医学，2021，33（8）：903 – 918.

[6] 张晓梅，周春兰，周宏珍，等. 脑卒中患者误吸预防的标准化护理流程及措施——基于循证及德尔菲函询法的专家共识 [J]. 护理研究，2020，34（1）：1 – 8.

第二节 重度颅脑损伤患者的护理

教学目标

【识记】能复述重度颅脑损伤的概念、颅内压监测的方法。

【理解】能正确解释重度颅脑损伤的临床表现、中间清醒期。

【运用】能准确应用 Glasgow 昏迷评定量表（GCS）对患者进行意识障碍程度评分；能提出患者的护理问题并采取对应的护理措施。

主题与背景

1. 基本信息

患者，男，65 岁，已婚，高中文化水平，家庭社会支持系统一般，入院时间为 7 月 26 日 21：14。诊断：重型颅脑外伤；脑挫伤；蛛网膜下腔出血；颅骨骨折；硬膜外血肿；硬膜下血肿；脑室积血；脑疝；肋骨骨折；肺部感染。

2. 护理评估

（1）主诉：车祸致头部外伤 4 小时余。

（2）现病史：患者家属诉患者于 4 小时前骑电动车与小汽车相撞，头部受伤，当即前往就近医院就诊，行头部 CT 检查显示"右侧颞顶叶脑挫裂伤"，未行特殊处理。为求进一步诊治转至我院，神志逐渐转为昏迷，行头部 CT 显示"右侧颞、顶叶挫裂伤，右侧额颞顶枕部硬膜下

（外）出血，脑疝形成可能性大"，完善术前准备后拟行急诊手术治疗，自起病以来，患者神志不清，未进食，大小便失禁，体重无明显变化。于7月27日01：20急诊全麻下行显微镜下颅内血肿清除术＋脑脊液漏修补术＋去颅骨瓣减压术＋颅内压监护探头置入术＋脑室钻孔引流术，术后为加强监护入ICU。

（3）既往史：既往有"高血压"3年，规律服药，自诉血压控制可。否认食物、药物过敏史。

（4）个人史：生长于原籍，否认吸烟史、饮酒史，家人身体健康。

（5）家族史：家族中否认遗传性疾病及类似病史。

（6）查体：T 36.3℃，P 166次/分，R 12次/分，BP 173/101mmHg，SpO_2 98%。患者昏迷，查体欠配合，专科情况：神志不清，GCS评分5分，头颅大小及形态正常，枕部未见伤口，鼻腔及外耳道无异常分泌物，右侧瞳孔5mm，对光反射消失，左侧瞳孔3mm，对光反射消失，眼球活动正常，颈软，克氏征阴性，布氏征阴性，躯干两侧及双侧肢体深、浅感觉对称，肌张力高，双侧Babinski征（－），双侧Oppenheim征（－），双侧Gordon征（－）。双侧快速轮替试验、误指试验、跟膝胫试验、闭目难立征无法配合检查。血常规：白细胞$9.6×10^9$/L，红细胞$3.3×10^{12}$/L，血红蛋白102g/L，白蛋白27g/L，D－二聚体3.02mg/L。C－反应蛋白200.5mg/L，降钙素原0.18ng/ml，头部CT显示右侧颞、顶叶挫裂伤，右侧额颞顶枕部硬膜下（外）出血。

（7）主要治疗经过：患者手术后入ICU立即予以重症监护，保留气管插管，呼吸机辅助呼吸，头部伤口敷料干燥，留置颅内压监测管及脑室引流管各一根。治疗措施：针对颅脑损伤，给予营养神经等治疗，密切观察神志、瞳孔、生命体征变化及头部引流情况，记录24小时出入水量，维持内环境稳定，祛痰、护胃、营养支持、镇痛镇静，预防感染，完善血常规、血生化及凝血功能相关检查，必要时复查CT。

护理问题与措施

1. 该患者目前首优的护理问题是什么？应采取哪些护理措施？

该患者首优护理问题是：有发生脑疝的风险，与颅内压增高有关。

应采取的护理措施有以下几个方面。

（1）严密监测病情变化，观察并记录患者意识、瞳孔、生命体征及头痛、呕吐情况。

（2）遵医嘱进行颅内压监测，根据监测结果调整引流袋高度及引流量。

（3）术后重点观察伤口情况，去骨瓣处避免受压。

（4）卧位：床头抬高 15°~30°，头部保持正中位。

（5）保持呼吸道通畅，关注液体平衡及内环境稳定。

（6）加强营养支持，保持大便通畅。

（7）加强基础护理。

（8）适当保护患者，避免因躁动、癫痫发作引起颅内压增高。

2. 脑脊液漏是重度颅脑损伤患者常出现的并发症之一，如该患者发生脑脊液漏应如何护理？

（1）如发生脑脊液漏，需绝对卧床，抬高床头 15°~30°，头偏向一侧，防止脑脊液逆流。

（2）保持鼻腔清洁，液体流出时使用无菌干棉球在鼻腔外侧轻轻吸附，鼻腔内不可冲洗和填塞。

（3）严密观察病情：如出现头痛、头晕、视物模糊、尿量明显增多等颅内压低的症状，及时告知医生并积极配合治疗。

（4）限制液体入量或采取甘露醇脱水，以减少脑脊液分泌，必要时使用抗生素预防感染。

3. 患者目前保留气管插管，呼吸机辅助呼吸，护士应该采取哪些护理措施确保患者气道通畅、预防 VAP 的发生？

（1）密切监测生命体征。

（2）加强手卫生和口腔护理。

（3）合理镇痛镇静。

（4）定期监测人工气道气囊压力，维持在 25~30mmHg。

（5）保持人工气道通畅，选择合适的湿化方式。

（6）半卧位，按需吸痰。

（7）及时倾倒呼吸机冷凝水。

（8）规范肠内营养，预防误吸。

（9）每日评估停呼吸机、拔管的必要性。

4. 患者入 ICU 白蛋白为 27g/L，存在营养失调，护士应如何实施营养方案确保营养供给？

（1）建议入院 48 小时内即启动肠内营养。

（2）建议 20~25Kcal/（kg·d）作为能量供应目标，蛋白的补充必须足量。

（3）肠内营养配方应根据胃肠功能、合并疾病选择。

（4）肠内营养输注应强调先低渗后高渗，喂养速度先慢后快，建议使用营养泵均匀输注。

5. 若患者病情进一步加重，需要行 CT 检查，护士应采取哪些措施确保转运安全？

（1）转运人员、物品准备，备相应仪器设备和药品及抢救用物。

（2）转运前再次评估病情，如存在血流动力学不稳定等情况禁止转运，待稳定后再转运。

（3）转运前及转运途中及时清除呼吸道分泌物；采取平卧位，头偏向一侧防误吸。

（4）如患者躁动，可予以保护性约束。

（5）转运中密切观察病情，随时准备就地抢救处理。

（6）到达目的地后，应详细交接病情及转运途中的病情变化及处理。

6. 患者术后长期卧床且 D－二聚体高，护士应采取哪些措施预防深静脉血栓？

（1）基础预防：严密观察肢体皮肤温度、色泽及双侧腿围是否对称、肿胀，抬高肢体。

（2）物理预防：穿弹力袜或给予间歇充气加压装置。

（3）药物预防：必要时遵医嘱给予抗凝治疗。

（4）潜在并发症（包括出血和肺栓塞）预防。

问题分析

1. 什么是重度颅脑损伤？

创伤性脑损伤（TBI）是临床上常发生的一种因头部被撞击、突然加速或突然减速等机械力造成的脑部损伤疾病。主要表现为平衡和协调能力差，学习认知能力、记忆能力降低，以及情感障碍。此外，严重的创伤性脑损伤患者还可能出现反复呕吐、瞳孔扩张、下肢虚弱等一系列中枢神经受损表现。

1960 年中国神经外科医师已经把颅脑损伤分为轻、中、重三种类型，在 1978 年经过详细的讨论、验证，在原有重型基础上增加了特重型脑损伤，分型为四级。如患者格拉斯哥评分为 5～8 分，昏迷大于 6 小时，意识障碍逐渐加重或出现再昏迷，有明显的神经系统阳性体征，有明显生命体征改变则定义为重型；如伤后 3 小时内立即出现瞳孔散大，生命体征严重紊乱则定义为特重型。

2. 重度颅脑损伤的救治原则及措施有哪些?

（1）急救：重点了解病情，系统全面地检查患者全身情况，立即处理危及生命的问题，保持呼吸道通畅，妥善处理伤口，迅速脱离现场转送医院进一步诊治和复苏。

（2）转运：患者至医院时，有呼吸、循环系统障碍或可能发生脑疝的患者不宜立即转运，应就地抢救，转运过程要迅速平稳。

（3）手术：手术治疗原则为救治患者生命，恢复神经系统重要功能，降低死亡率和伤残率。主要手术方式包括大骨瓣减压术、开颅血肿清除术、清创术、凹陷性骨折整复术和颅骨缺损修补术。

（4）非手术治疗：绝大多数轻、中型及重型颅脑损伤患者以非手术治疗为主。非手术治疗主要包括颅内压监测、脱水治疗、营养支持疗法、呼吸道处理、脑血管痉挛防治、常见并发症的治疗、水和电解质平衡紊乱处理、抗菌药物治疗、脑神经保护药物治疗等。

3. 什么是颅内压监测? 主要方法有哪些? 针对该患者采取何种颅内压监测方法?

颅内压（ICP）监测是采用传感器和监护仪动态测定颅内压的一种方法。目前已被认为是直接诊断颅内高压最迅速、客观和准确的方法，也是观察脑疾病患者病情变化、判断手术时机、指导临床用药和评估预后的必备手段之一，可动态观察颅内压的变化，是治疗重型颅脑损伤最为重要的一项技术。成人正常的颅内压是 $70 \sim 200 mmH_2O$（$5 \sim 15 mmHg$）。颅内压持续超过 $200 mmH_2O$（$15 mmHg$）称颅内压增高。颅内压增高分轻度、中度、重度三级：$15 \sim 20 mmHg$ 为轻度增高，$> 20 mmHg$ 为中度增高，$>40 mmHg$ 为重度增高。颅内压监测的主要方法有：有创颅内压监测和无创颅内压监测。有创颅内压监测主要通过颅骨钻孔或开颅手术后，将压力传感器置入颅内，使压力信号转换成电信号，再经电信号处理装置将信号放大后在监护仪显示 ICP 压力数值和波形，并可在纸上连续记录，从而及时动态观察 ICP 变化。由于脑室内 ICP 监测准确性高被称为 ICP 监测的"金标准"。无创颅内压监测是通过各种监测仪器来测定颅内压的一种非创伤性的监测方法，包括颅内多普勒、前囟测压法、脑电图、脑诱发电等方法进行监测并记录。由于该患者已行显微镜下颅内压监测探头置入术，因此选择有创颅内压监测方法动态监测颅内压变化。

案例总结

本案例患者是一名典型的颅脑损伤患者。因车祸致重度颅脑损伤入院，入院后在急诊全麻下行显微镜下颅内血肿清除术＋脑脊液漏修补术＋去颅骨瓣减压术＋颅内压监护探头置入术＋脑室钻孔引流术，术后入ICU，保留气管插管，机械通气，保持呼吸道通畅，密切观察神志、瞳孔、生命体征变化及头部引流情况，给予降颅压、预防癫痫、营养神经等治疗，维持内环境稳定，祛痰、护胃、营养支持、镇痛镇静，预防感染。患者于8月8日转病房继续治疗。

本案例重度颅脑损伤患者，主要临床表现为意识障碍程度加重，头痛、呕吐及生命体征紊乱。患者存在的护理问题有：①意识障碍：与颅脑损伤、颅内压增高有关。②清理呼吸道无效：与颅脑损伤后意识障碍有关。③营养失调：低于机体需要量。④潜在并发症：癫痫发作、深静脉血栓。围绕这些护理问题，制定了详细的护理措施。

本案例介绍了重度颅脑损伤患者的意识程度的评估方法—Glasgow昏迷评定量表。针对本案例患者的主要观察要点，介绍了适合该患者的颅内压监测方法，有助于准确监测颅内压变化，及时对症处理。最后，在掌握重度颅脑损伤相关知识及治疗的同时，应加强营养管理、人文护理、早期康复护理等，制定个性化的护理计划并贯穿于患者住院全过程。

思政元素

重度颅脑损伤患者的主要临床表现是意识障碍，责任护士和患者家属都希望能尽自己所能去唤醒"沉睡"的昏迷患者。在护理过程中，护士将昏迷患者当作清醒患者进行照护，实施常规宣教工作，如对昏迷患者进行评估，予以宣教性言语教导患者，呼唤患者姓名，询问有无不适，与其正常交谈和解释，并采用鼓励、赞许、安慰等支持性语言刺激患者，提高昏迷患者对外界的反应度。护士将整体护理运用到昏迷患者唤醒护理中，尊重患者的生命价值及人格尊严，应用人性化的核心内涵善待患者，采用视觉、听觉、触觉等刺激改善患者的感觉障碍，促进患者神经功能修复，帮助早期觉醒，充分体现了"尊重患者、维护尊严"的仁爱精神和"敬佑生命、救死扶伤"的职业精神。

诠释与研究

重度颅脑损伤患者早期康复管理

颅脑损伤是一种常见的外伤，可单独存在，也可复合存在，常见的原因主要有交通事故，高处坠落、工伤事故等。颅脑损伤病情发展迅速，在临床治疗中，治疗效果较差，且具有较高的致残率和死亡率。随着重症医学的不断发展，危重患者的初期救治成功率得到很大的提高，但幸存者可能伴随着各种功能障碍，生活不能自理，需要长期接受治疗及家人的照顾，造成家庭及社会的负担。因此，生存患者的功能状态和重返社会的能力逐渐成为社会关注的焦点，近年来有大量研究证实早期康复治疗是安全、可行和有效的。

国内创伤的急重症康复起步较晚，大多数临床医务工作者缺乏康复教育相关知识，对 ICU 重度颅脑损伤患者早期康复介入的意识不足，且把重度颅脑损伤患者的不良预后当作康复潜力低的指征，大部分仍停留在急性期过后的床旁治疗或转入康复治疗病房后的治疗阶段，导致患者住院时间延长，医疗成本增加，不利于重度颅脑损伤患者功能恢复。研究表明，早期康复可以促进神经重症患者的远期预后，减少并发症发生率，缩短患者住院时间并降低医疗费用，帮助患者早日重返社会。康复团队建议由神经重症医生、康复医生、物理治疗师、作业治疗师、言语治疗师和护士组成。物理治疗师、言语治疗师和护士是康复治疗的主要实施者，为保障早期康复安全、高效地开展，需要建立和完善康复治疗流程，并密切监测各项指标变化，防止不良事件发生。因此，重度颅脑损伤患者在生命体征相对平稳、原发疾病无加重的状态下，在监护下进行全面、综合的康复治疗，有助于改善重度颅脑损伤患者的运动功能、提高生活自理能力和生活质量。

（曹　岚）

参考文献

［1］蔡卫新，贾金秀．神经外科护理学［M］．北京：人民卫生出版社，2019．

［2］刘芳，杨莘．神经内科重症护理手册［M］．北京：人民卫生出版社，2019．

［3］陶子荣，唐云红，范艳竹，等．神经外科专科护理［M］．北京：化学工业出版

社，2021.

[4] 中华医学会神经外科学分会，中国神经外科重症管理协作组. 中国神经外科重症管理专家共识 [J]. 中华医学杂志，2020，100（19）：1443－1458.

[5] 徐娟，彭丽延. 早期康复护理对重型脑外伤患者认知功能及并发症的影响 [J]. 中国急救医学，2017，37（22）：263－264.

[6] Kreitzer N，Rath K，Kurowski BG，et al. Rehabilitation practices in patients with moderate and severe traumatic brain injury [J]. Head Ttauma Rehabil，2019，34（5）：E66－E72.

[7] Fan MC，Li SF，Sun P，er al. Early intensive rehabilitation for patients with traumatic brain injury：A prospective pilot trial [J]. World Neurosurg，2020，137：e183－e188.

第三节　缺血缺氧性脑病患者的护理

教学目标

【识记】能复述缺血缺氧性脑病的概念，掌握意识障碍患者的评估方法及护理要点。

【理解】能正确解释缺血缺氧性脑病的临床症状，理解目标体温管理的目的。

【运用】能准确应用全面无反应量表（FOUR）对患者进行意识评分；能提出患者的护理问题并采取对应的护理措施。

主题与背景

1. 基本信息

患者，女，31 岁，已婚，初中文化水平，家庭社会支持系统一般，入院时间为 08 月 26 日 12：05。诊断：缺血缺氧性脑病；呼吸心搏骤停（心肺复苏术后）；热射病。

2. 护理评估

（1）主诉：意识障碍半月余。

（2）现病史：患者于 8 月 6 日室外劳动时出现头晕、目眩伴呕吐，随即出现意识障碍、呼之不应、大小便失禁，后转入当地医院治疗，经气管切开、心肺复苏等对症治疗后恢复自主心跳及呼吸，意识未完全转清，患者家属为进一步诊治来我院就诊。

（3）既往史：脂肪肝病史 2 年，未规律治疗，否认高血压、糖尿病、冠心病等病史；否认肝炎、结核等传染病史；否认外伤手术输血史，否认药物、食物过敏史。

（4）个人史：生长于湖北，否认吸烟史、饮酒史，家人身体健康。

（5）家族史：家族中否认遗传性疾病及类似病史。

（6）查体：T 38℃，P 137 次/分，R 20 次/分，BP 145/108mmHg。患者目前处于镇痛镇静状态，气管切开通畅，双侧瞳孔等大等圆，直径 3.5mm，对光反射存在，全身皮肤黏膜无黄染，浅表淋巴结无肿大，颈软，气管居中，心律齐，各瓣膜区未闻及杂音，双肺呼吸音粗，双肺底可闻及散在湿啰音，腹软，肝脾肋下未触及，无压痛及反跳痛，双下肢无水肿，四肢肌力及肌张力基本正常，病理反射未引出。

（7）主要治疗经过：患者入科后立即予以重症监护，带入气管切开导管，呼吸浅快，R 40 次/分，$SpO_2$80%，立即进行有创机械通气，设置通气模式为 V – SIMV，设置 $FiO_2$60%，潮气量450ml，R 16 次/分，PEEP 5cmH_2O；予患者脱水、镇静镇痛、亚低温治疗，降低患者脑部代谢率，减轻缺氧症状，降低颅内压，避免脑疝发生。为患者置入鼻胃管，进行肠内营养治疗；康复科会诊后给予肢体康复训练及膈肌功能锻炼；并给予丙戊酸钠抗癫痫、美罗培南抗感染、泮托拉唑抑酸护胃、谷氨酰胺保肝、膈肌起搏等治疗。

护理问题与措施

1. 患者因缺血缺氧导致颅内水肿，有脑疝的风险，为预防颅内压增高，应采取哪些护理措施？

（1）保持病室安静，注意卧床休息，床头抬高 15°～30°，移动患者时注意动作轻柔。

（2）密切观察患者生命体征、神志及瞳孔的变化。

（3）保持呼吸道通畅，必要时考虑高压氧治疗。

（4）定时输注甘露醇等脱水药物，控制静脉补液速度，补液量以维持出入量平衡为度，观察并记录患者尿量。

（5）高热患者做好体温管理。

（6）保持大便通畅，避免因用力排便引起颅内压增高。

2. 患者因缺血缺氧导致中枢神经系统功能损伤，出现低效性呼吸形态，针对这一情况，护士可以采取哪些护理措施？

（1）为患者取半卧位，减轻胸腔压力，改善通气功能，以利于患者呼吸。

（2）保持气道通畅，必要时进行胸部物理治疗及吸痰操作。若患者可配合，鼓励患者进行有效咳嗽，促进气道内分泌物排出。

（3）保持呼吸通畅，必要时使用高流量湿化仪给氧。

（4）密切关注患者生命体征变化，必要时协助医生为患者进行机械通气治疗。

3. 患者因神经系统受损，出现意识障碍，为促进患者早日苏醒，应采取哪些护理措施？

（1）密切关注患者血压、体温、心率、呼吸等基础生理指标。

（2）每日晨间停用镇静镇痛类药物，评估药物对意识障碍的影响。

（3）对患者进行多感官促醒护理，如下所述。

①语言促醒护理：每日对患者执行常规护理时同时进行语言沟通；指导家属每日对患者进行沟通交流。

②听觉促醒护理：每日固定时段，为患者安排听觉训练内容，刺激听觉神经，唤醒听觉神经元。

③视觉促醒护理：选择每日的早6点和晚10点进行，护理期间采用每间隔1分钟反复开灯和关灯的形式，交替执行5次，每次控制5分钟内。每日上午及下午针对患者瞳孔采用手电筒直接照射，每次照射时长30秒，反复执行5次，每次间隔1～2分钟。

④触觉促醒护理：对患者进行全身湿毛巾按摩，并重点刺激患者面部及脚掌、手掌等神经纤维分布密集的区域，以刺激患者触觉神经，加速患者苏醒。

（4）每日进行昏迷状态评分，如格拉斯哥昏迷评分（GCS评分），同时辅以全面无反应性量表评分（FOUR评分），根据患者病情动态调整护理计划及制定护理措施。

4. 患者有脑部缺血缺氧病史，有可能造成神经功能损伤，目前患者GCS评分3分，四肢肌力0级，预计病程长，卧床时间久，有废用综合征的风险，针对这一问题，责任护士该采取哪些护理措施？

（1）体位管理：保持肢体功能位，定时更换卧位。

（2）康复训练：早期开展康复治疗，以预防患者肌肉萎缩及肢体痉挛。

（3）营养支持：根据患者病情，尽量达到每日能量摄入目标。提供高蛋白质、富含微量元素和矿物质、营养均衡的饮食，保证肌肉和骨骼代谢需求，减缓肌肉、骨骼中钙质流失。

5. 患者文化水平为初中，既往无特殊病史，此次因心搏骤停导致大脑供血不足，出现缺血缺氧性脑病，针对患者及家属疾病知识缺乏，护士对患者及家属应做好哪些宣教？

（1）讲解疾病及用药相关知识，正确认识缺血缺氧性脑病，告诉患者及家属服用药物的作用与副作用，遵医嘱服药，不可随意增减或自行停药；如有异常立即通知医生。

（2）指导家属为患者进行被动康复锻炼，促进患者早日苏醒。

（3）定期监测体重，观察大小便情况，做好营养护理。

问题分析

1. 什么是缺血缺氧性脑病？

缺血缺氧性脑病（HIE）是由心搏骤停、血管疾病、中毒（如一氧化碳中毒或药物过量）或头部外伤等原因引起的脑组织缺血缺氧性损伤，该病病因主要为各种原因导致的脑组织缺血缺氧。缺氧性脑病可分为低氧性缺氧、贫血性缺氧、循环障碍性缺氧、组织中毒性缺氧。成人缺血缺氧性脑病虽较为少见，但其造成的神经功能性损害却很严重。HIE 如果治疗不及时或方法不当，会引发脑水肿、颅内出血、脑疝、肢体功能障碍等，影响患者预后。

2. 成人缺血缺氧性脑病有哪些临床表现？

（1）有明确的脑组织缺氧史，如呼吸、心搏骤停，心脑血管意外急性发作等。

（2）在明确的脑组织缺氧史后出现意识障碍、精神障碍、癫痫发作等。重症患者可出现脑干受损症状，表现为呼吸节律不齐、呼吸减慢、呼吸暂停等中枢性呼吸衰竭症状；瞳孔缩小或放大，对光反应迟钝甚至消失。

3. 如何对缺血缺氧性脑病患者的意识情况进行评估？

（1）行为学量表评估：目前常用的行为学量表主要包括格拉斯哥昏迷量表（GCS 评分量表）、全面无反应量表（FOUR）和改良后昏迷恢复量表（CRS－R）等。

（2）神经电生理学评估：目前常用的神经电生理检查方法主要包括脑电图和诱发电位评估，前者包括定量脑电图、多导睡眠图以及经颅磁刺激技术，后者包括体感诱发电位、脑干听觉诱发电位及事件相关电位等。

（3）神经影像学评估：采用神经影像技术直接观察、测量意识障碍患者大脑功能连接模式、激活状态以及代谢水平可作为一种有效的意识评估手段，用于弥补量表对意识评估的不足与缺陷。现阶段神经影像学评估方法主要有颅脑 CT、弥散张量成像检查（DTI）、功能磁共振检查（MRI）、单光子发射计算机断层成像术（SPECT）及正电子发射断层扫描（PET）等。

（4）血清标记物评估：血清标记物测定是临床上动态监测相关疾病进展及预后的常规手段，具有敏感性强、操作简单等优点。血清标记物特异性改变对意识障碍患者预后评估也具有重要参考价值。目前常用的预后血清标记物包括神经元特异性烯醇化酶（NSE）、S100β、白细胞介素-6等。

4. 什么是全面无反应量表（FOUR）？

全面无反应量表（表5-3-1）由4项分量表组成，分别为眼部反应、运动反应、脑干反射和呼吸类型，每项0~4分，总分0~16分，分数越低，意识障碍程度越深，死亡和残疾的可能性越大。与目前应用最广泛的GCS评分比较，其特点有：①去除了言语反应项目，回避了气管插管或伴有各种失语对意识障碍的影响。②对睁眼反应项目进行了改进，增加了眼球示踪和眨眼检查，能对闭锁综合征与植物状态进行鉴别。③对远动反应项目进行了改进，对难以判定的刺激后屈曲反应和异常屈曲反应（去皮质状态）进行了合并，增加了肌阵挛等内容。④增加了脑干反射、呼吸功能的评估，有助于鉴别低意识障碍状态，如在GCS评分3~5分时，FOUR量表能提供更多的神经系统数据。

表5-3-1　全面无反应量表（FOUR）

评分	眼部反应	运动反应	脑干反射	呼吸类型
4	睁眼或被动睁眼后，能随指令追踪或眨眼	能完成竖拇指、握拳、V字手势指令	瞳孔和角膜反射灵敏	未插管，规律呼吸模式
3	睁眼，但不能追踪	对疼痛有定位反应	一个瞳孔散大并固定	未插管，潮式呼吸
2	闭眼，但较强的声音刺激时睁眼	疼痛时肢体屈曲反应	瞳孔或角膜反射消失	未插管，呼吸节律不规律
1	闭眼，但疼痛刺激时睁眼	疼痛时肢体过伸反应	瞳孔和角膜反射均消失	呼吸频率高于呼吸机设置
0	闭眼，对刺激无反应	对疼痛无反应或肌阵挛状态	瞳孔和角膜反射及呛咳反射均消失	呼吸频率等于呼吸机设置，或无呼吸

全面无反应性量表（FOUR）有四个主要评估项目，即眼部、运动、脑干反射和呼吸类型。每个项目满分为4分，总分为16分，分数越低，表明死亡和残疾的可能性越大。FOUR的脑干反射和呼吸类型比GCS的语言评分预测ICU患者死亡风险更敏感。该量表可以监测视觉追踪，检测闭锁综合征患者遵从指令的眼球运动。

案例总结

本案例是一名心搏骤停术后并发缺血缺氧性脑病的患者。患者于8月6日室外劳动时出现头晕、目眩伴呕吐，随即出现意识障碍、呼之不应、大小便失禁，后转入当地医院治疗，经气管插管、心肺复苏等对症急救治疗后恢复自主心跳及呼吸，意识未完全转清，为进一步诊治来我院就诊。入院后予以亚低温治疗、降低颅内压、有创机械通气、抗感染、抑酸护胃、营养神经、康复训练、营养支持等对症治疗。患者于8月30日停止机械通气，改用高流量湿化治疗仪给氧；患者于9月10日转入康复科继续治疗。

本案例HIE患者是心搏骤停复苏术后伴缺血缺氧性脑病，主要临床表现为意识障碍、肢体功能障碍、癫痫。患者存在的护理问题有：有脑疝的风险；低效性呼吸形态；意识障碍；有废用综合征的风险；知识缺乏。围绕这些护理问题，制定了详细的护理措施。

本案例介绍了HIE患者的预后评估及治疗。针对本案例患者主要临床问题——意识障碍的评估及护理，介绍了详细的方法及策略。

最后，在掌握HIE相关知识及治疗的同时，加强人文护理、做到准确评估、促进患者苏醒、进行早期康复、讲解健康知识等，并制定个性化的护理计划贯穿于重症医学科住院全过程。

思政元素

HIE往往是由其他疾病引发大脑缺血缺氧而导致，患者临床表现为意识障碍、躯体功能障碍等。在护理过程中，护士应对患者的痛苦感同身受，在积极治疗的同时，为患者的后期康复打下基础，早期进行康复锻炼，最大限度避免患者肢体出现失用性萎缩或痉挛，保持肢体功能。另外，患者长期卧床，要做好患者基础护理。长期鼻饲流质饮食的患者，应持续监测患者营养状况，观察是否出现肠内营养相关并发症，并积极干预。患者家庭成员知识水平一般。护士应对患者家属做好健康宣教，并做好全面考虑，站在家属的角度，认真思考患者出院后可能遇到的困难，并给予解决办法。在此过程中充分体现了护士"尊重患者、感同身受"的仁爱精神和"求真务实、一丝不苟"的职业素养。

目标温度管理与脑保护

人们认识到低温对神经系统损伤的保护作用已经有着几百年的历史。低温能降低神经细胞代谢率，减低脑组织对能量及氧的需求，降低脑损伤后的炎症反应，减轻脑水肿和降低颅内压，保护受损的神经元。

1. 目标温度管理（TTM）的作用

目标温度管理是具有脑保护作用的重要治疗措施，具有降低颅内压和神经保护作用。

2. 目标温度管理的启动时机

心搏骤停患者建议尽可能在自主循环恢复后 8 小时内开始 TTM。急性颅脑损伤、缺血性脑卒中、出血性脑卒中患者也应尽早（6~72 小时内）开始 TTM 治疗。

3. 目标温度管理启动前准备

（1）稳定血流动力学。

（2）镇痛镇静。

（3）建立人工气道，并予机械辅助通气。

（4）深静脉置管：建立有效的静脉通道。

（5）置入鼻胃管或鼻肠管。

（6）持续脑温或核心温度监测。

（7）有创血压监测。

4. 目标温度管理的具体方法

（1）诱导阶段原则：①尽快达到目标温度。②保持呼吸、循环、脑灌注压（60~80mmHg）、电解质水平等的稳定。③防治寒战、低血压等并发症。

（2）维持阶段：达到目标温度后进入维持阶段，持续至少 24 小时以上。

（3）复温阶段：①尽可能缓慢复温，速率为 0.10~0.25 ℃/小时，复温持续时间为 24~48 小时；②复温目标为正常核心温度（36.0~37.5 ℃）。若复温过程出现颅内压明显增高，则暂停复温，降温至先前设定的水平。

（4）正常体温控制阶段：将核心温度控制为 36.0~37.5 ℃，持续 3~5 天。

5. 目标温度管理期间患者的管理

（1）颅内病变状态的监测、评估：定期复查颅脑 CT，定期进行神经系统体检。建议进行持续或间断脑电、脑氧及脑血流监测等。

（2）颅内压及脑灌注压监测：可指导 TTM 的启动、目标温度确定、复温时机及复温速度，并及时预警颅内出现结构性变化。

（3）肠内外营养：早期以低喂养速度启动肠内营养（滋养性喂养），超过 7 天的肠内营养仍无法达标时（<60％ 能量目标），建议补充肠外营养。

（王莎莎）

参考文献

[1] 张波，桂莉. 急危重症护理学 [M].4 版. 北京：人民卫生出版社，2017.

[2] 尤黎明，吴瑛. 内科护理学 [M].6 版. 北京：人民卫生出版社，2018.

[3] 张先翠，车恒英，陶秀彬. 内科护理教学案例分析 [M]. 合肥：安徽大学出版社，2021.

[4] 冯珍. 意识障碍的康复评估及其进展 [J]. 中华物理医学与康复杂志，2020，42（10）：940 – 943.

[5] 王竹. 康复护理对成人患缺血缺氧性脑病预后影响的分析 [J]. 广州医科大学学报，2020，48（5）：104 – 106.

[6] 刘晓燕，刘建风，张侠. 多感官促醒护理模式对高血压脑出血术后昏迷患者觉醒意识及神经功能的影响 [J]. 中国实用神经疾病杂志，2021，24（3）：247 – 252.

[7] 秦晓筱，杨华俊，王越，等. 重症患者连续脑电图监测中发作期 – 发作间期连续体的研究进展 [J]. 中华神经科杂志，2021，54（2）：159 – 166.

[8] 尹文国，翁山山，赖仕宇. 联合 GCS 评分、CT 评分与血清蛋白可评估急性颅脑创伤患者损伤程度及早期预后 [J]. 南方医科大学学报，2021，41（4）：543 – 548.

[9] 于晓晨，蔡宁，张永辉. 多量表联合分析对重型创伤性颅脑出血患者短期预后的预测价值 [J]. 实用临床医药杂志，2022，26（12）：33 – 36.

[10] 赵继宗. 意识障碍临床诊疗的现状与进展 [J]. 临床神经外科杂志，2020，17（1）：1 – 3.

[11] 袁欢，彭小玉，肖菊花. FOUR 量表评估意识障碍患者院内死亡预测效度的META 分析 [J]. 循证护理，2022，8（21）：2876 – 2883.

[12] 中国医师协会神经外科分会神经重症专家委员会，北京医学会神经外科分会神经外科危重症学组，中国神经外科重症管理协作组. 神经重症目标温度管理中

国专家共识 [J]. 中华神经医学杂志, 2022, 21 (7): 649 – 656.

[13] 中国医师协会神经修复专业委员会意识障碍与促醒学组. 慢性意识障碍与诊疗

中国专家共识 [J]. 中华神经医学杂志, 2020, 19 (10): 125 – 139.

第四节　脑出血患者的护理

教学目标

【识记】能复述脑出血的概念、颅内压监测管理的方法。

【理解】能正确阐述脑出血临床观察要点、库欣反应。

【运用】能准确应用格拉斯哥昏迷评分工具对患者进行评估；能提出患者的护理问题并采取对应的护理措施。

主题与背景

1. 基本信息

患者，女，57 岁，已婚，初中文化水平，家庭社会支持系统一般，入院时间为 7 月 20 日 14:40。诊断：左侧基底节脑出血；左侧侧脑室旁血肿破入脑室；脑积水；高血压 2 级，很高危。

2. 护理评估

（1）主诉：意识不清 1 天余（代）。

（2）现病史：患者 1 天余前无明显诱因出现头痛、恶心、呕吐，呕吐为胃内容物，伴全身大汗、乏力，无言语不利、肢体活动障碍、心慌、胸闷等不适，10 余分钟后出现意识不清，呼之不应，急诊行"双侧侧脑室引流术"，后收治当地重症医学科治疗，术后患者意识无改善，为求进一步治疗，以"左侧基底节脑出血"收入我科。

（3）既往史：高血压 2 年，最高 180/100mmHg，口服坎地沙坦 8mg，每日 2 次，血压维持在 140/80mmHg。否认心脏病、糖尿病、脑血管疾病病史，否认肝炎、结核、疟疾等传染病史，否认外伤、输血史，否认食物、药物过敏史。

（4）个人史：生于河南，久居当地，无吸毒史，否认吸烟史、饮酒史，无冶游史。

（5）家族史：家族中否认遗传性疾病及类似病史。

（6）查体：T 36.5℃，P 107 次/分，R 15 次/分，BP 142/90mmHg，SpO_2 98%。视诊：发育正常，营养良好，被动体位，神志不清，查体不合作，格拉斯哥评分 E3VTM2（气管插管状态）。双侧瞳孔等大等圆，直径 3.5mm，对光反射均消失。触诊：腹平软，全腹无压痛，无腹部包块，肝脾肋下未扪及。叩诊：双肺清音，呼吸规整。听诊：双肺呼吸音粗，可闻及散在湿性啰音，无胸膜摩擦音。心前区无隆起，心尖搏动正常，心浊音界正常，心率 107 次/分，律齐，各瓣膜听诊区未闻及杂音，无心包摩擦音。患者头部敷料覆盖在位，留有双侧侧脑室引流管两根，引出淡红色液体。血常规：白细胞 19.27×10^9/L，中性粒细胞计数 12.05×10^9/L，C - 反应蛋白 33.03mg/L，D - 二聚体测定 1.33μg/ml。头颅 CT 示：左基底节区、左侧侧脑室旁血肿并破入脑室，脑室引流术后，幕上脑积水并侧脑室周围间质性脑水肿。

（7）主要治疗经过：患者入科后行"颅内血肿清除术 + 第三脑室底造瘘术 + 颅内压监测置入术"，予以特级护理，心电监护，连续监测颅内压（ICP），有创呼吸机辅助通气，术后血压 199/95mmHg，3 天后行腰大池置管外引流术，测脑脊液压力 240mmH$_2$O。治疗措施：乌拉地尔注射液调控血压，20% 甘露醇、甘油果糖降颅内压，瑞芬太尼镇痛，右美托咪定联合咪达唑仑镇静，美罗培南联合万古霉素抗感染，艾司奥美拉唑抑酸护胃，留置鼻胃管行肠内营养，并给予开塞露灌肠通便等治疗。

护理问题与措施

1. 脑出血（ICH）术后有效地控制血压是防止再出血的关键之一，该高血压性脑出血（HICH）患者术后血压 199/95mmHg。此时护士应该采取哪些护理措施调控患者血压？

（1）严密监测患者有创动脉血压和颅内压变化，发现异常立即采取干预措施。

（2）建立深静脉通道，遵医嘱输注镇痛镇静及降压药物，将收缩压控至 140mmHg。

（3）遵医嘱给予降颅压、神经营养保护等药物，并预防脑疝发生。

2. 患者入院时气管插管接呼吸机辅助呼吸状态，无自主呼吸，存在清理呼吸道低效的风险，针对该问题，护士可以采取哪些护理措施？

（1）进行与呼吸道相关操作时严格遵守无菌操作原则（如吸痰），认真执行手卫生。

（2）无禁忌证时床头抬高 30°，保持患者呼吸道通畅，并给予患者气道温湿化护理及胸部物理治疗，预防呼吸机相关性肺炎的发生。

（3）使用有消毒作用的口腔含漱液进行口腔护理。

（4）每4小时检查气囊压力、导管位置、固定情况，使气囊压力维持在 $25 \sim 30 cmH_2O$，防止误吸。

（5）评估镇静药使用的必要性，遵医嘱进行调整。

3. 该患者留置腰大池引流管，有管路滑脱的风险，为做好腰大池引流管术后护理工作，护士可以采取哪些护理措施？

（1）观察穿刺口有无渗血、渗液，保持穿刺部位敷料干燥，严格无菌操作，密切观察患者意识水平、瞳孔变化、凝血酶原时间变化。

（2）保持引流有效通畅：妥善固定导管，防止引流管受压、折叠、阻塞或脱出。

（3）控制引流速度与量：引流管最高点高于侧脑室平面 $10 \sim 15 cm$（平卧：外眦与外耳道连线中点的水平面；侧卧：正中矢状面）。引流速度平均 $< 15 \sim 20 ml/h$，遵医嘱调节24小时引流量。

4. ICH患者常伴有发热，该患者"颅内血肿清除术＋第三脑室底造瘘术＋颅内压监测置入术"术后体温波动在 $37.5 \sim 39.0℃$，此时护士可以采取哪些护理措施？

（1）定时监测并记录患者体温变化，密切观察手术切口敷料情况。

（2）遵医嘱抽取血培养，并采取相应的降温措施。

（3）遵医嘱给予胸部物理治疗等措施，利于痰液排出。

（4）动态监测患者白细胞、降钙素原等指标变化。

5. ICH患者常伴有颅内压增高，该患者入科ICP值为17mmHg，当颅内压增高到一定程度时，可能会出现脑疝。面对潜在并发症——脑疝，护士应采取哪些措施？

（1）密切观察患者生命体征、瞳孔大小、对光反射变化、肢体活动变化，监测及记录ICP值变化、$PaCO_2$ 值变化。

（2）保持头正中位，抬高床头30°，维持血氧饱和度正常。

（3）控制体温于正常水平。

（4）用药护理：遵医嘱输注20%甘露醇、甘油果糖等降颅内压药物，注意观察用药后患者尿量和尿液颜色变化。

（5）伴有癫痫发作时，遵医嘱持续脑电图监测并给予镇痛镇静及抗癫痫药物应用。

6. 患者既往有高血压病史，缺乏针对脑出血疾病知识，针对患者疾病知识缺乏，护士对患者应做好哪些宣教？

（1）疾病相关知识及预防指导：告知患者家属关于疾病的基本病因与防治原则，指导患者及家属避免使血压骤然升高的各种因素，强调避免疾病复发的重要性。

（2）病情监测：教会患者及家属测量血压的方法及早期表现的识别，发现血压异常波动或无诱因的剧烈头痛、头晕、肢体麻木或语言交流障碍等症状时及时就医。

（3）康复指导：教会患者及家属自我护理康复方法及技巧，协助患者和家属认识到康复训练的重要意义。

问题分析

1. 什么是脑出血？

ICH 又称自发性脑出血，是指因脑内血管破裂导致的血液在脑实质内聚积，其在各类型脑血管疾病中的发病率仅次于缺血性脑卒中，位列第二。HICH 指具有明确高血压病史的患者突然发生基底核区、丘脑、脑室、小脑及脑干等部位的脑实质出血，并排除外伤、血管结构异常性疾病、凝血功能障碍、血液性疾病、系统性疾病及肿瘤性疾病引起的继发性脑出血。

2. 脑出血有哪些临床表现？

脑出血的临床表现：①ICH 多见于 50 岁以上有高血压病史者，男性较女性多见，冬季发病率较高。②体力活动或情绪激动时发病，多无前驱症状。③起病较急，症状于数分钟至数小时达高峰。④有肢体瘫痪、失语等局灶定位症状和剧烈头痛、喷射性呕吐、意识障碍等全脑症状。⑤发病时血压明显升高。头痛、呕吐和视神经乳头水肿是脑出血颅内压增高的典型表现，称为颅内压增高"三主征"。

库欣反应是一种脑和脊髓损伤时的生理反应。当发生颅内高压时，脑组织的血供会受到压迫，导致它需要更多的供氧和营养物质，同时需要排出多余的脑脊液。库欣反应的表现为血压升高、心率减慢和脉搏减慢。

3. 影响脑出血患者颅内压监测的因素有哪些？

ICP 是指颅内容物对颅腔产生的压力。ICP 监测是观察危重患者病情变化、指导临床治疗与预后判断等的重要手段。

影响 ICP 的因素：①$PaCO_2$：下降时导致 pH 值上升，脑血流和脑血容量减少，ICP 下降；增高时 pH 值下降，脑血流和脑血容量增加，ICP 升高。②PaO_2：当 PaO_2 低于 50mmHg 时，脑血流量明显增加，ICP 增高。但当低氧血症持续时间较长，形成脑水肿时，即使 PaO_2 改善，ICP 也不能很快恢复。③血压：平均动脉压在 50～150mmHg 波动时，由于脑血管的自动调节机制，ICP 可维持不变。超过一定的限度，ICP 将随血压的升高或降低而呈平行改变。④CVP：CVP 升高可使静脉回流障碍，ICP 升高。反之，CVP 降低，ICP 降低。⑤其他：使脑血流增加的药物可导致 ICP 增高；渗透性利尿药使脑细胞脱水，可起到降低 ICP 的作用；体温每下降 1℃，ICP 可降低 5.5% ~6.7%。

4. 针对该患者应采取何种方法评估意识状态的变化？

格拉斯哥昏迷评分量表（GCS）是医学上评估患者昏迷程度的方法，由格拉斯哥大学的两位神经外科教授 Graham Teasdale 与 Bryan J. Jennett 在 1974 年所发表，主要运用于脑卒中患者、颅脑术后以及各种原因导致不同程度昏迷的患者。该量表有助于预后判断和手术决策，目前应用广泛。

GCS 通过评估患者的睁眼反应（E，eye opening）、语言反应（V，verbal response）和运动反应（M，motor response）来量化意识状态，三者得分相加表示意识障碍程度，总分为 15 分，分值越高，提示意识状态越好。最高 15 分，表示意识清醒；13 ~ 14 分为轻度意识障碍；9 ~ 12 分为中度意识障碍；3 ~8 分为重度意识障碍（昏迷状态），最低 3 分（表 5 - 4 - 1）。

进行 GCS 评分时注意事项：①需要遵从量表规定，进行客观评价，不受主观影响。②评估是否存在影响因素，如患者的肌力、听力、语言表达能力等。③应用人工气道的患者语言反应测试得分记录为 T。④对患者的刺激应遵循由轻到重的原则。先呼唤，最后疼痛刺激，切忌一开始就给予疼痛刺激。刺痛点包括指尖压力、斜方肌按压、眶上切肌按压。⑤刺激强度要足够，但不可以一次刺激持续时间太长。⑥选择评判时的最好反应进行评分。⑦GCS 评分没有包括瞳孔大小、对光反射、眼球运动及其他脑干反应，也没有生命体征的观察。故临床上除记分之外还要对这些指标作详细记录。

表 5 - 4 - 1　格拉斯哥昏迷评分（GCS）

标准	等级	分数
睁眼反应	自动睁眼	4
	呼唤睁眼	3
	刺痛睁眼	2
	不能睁眼	1

标准	等级	分数
语言反应	回答正确	5
	回答错误	4
	吐字不清	3
	有音无语	2
	不能发音	1
运动反应	按吩咐动作	6
	刺痛能定位	5
	刺痛时回缩	4
	刺痛时屈曲	3
	刺痛时过伸	2
	无动作	1

案例总结

本案例患者是一位典型的高血压性脑出血患者。患者既往高血压史，无明显诱因出现头痛、恶心、呕吐，呕吐为胃内容物，10余分钟后出现意识不清，在当地医院治疗出现病情变化后，以"左侧基底节脑出血"收入我科。入院后予以手术治疗、特级护理、心电监护、有创呼吸机辅助呼吸、连续监测ICP、调控血压、腰大池置管外引流术，并给予降颅内压，镇痛镇静、抗感染、抑酸护胃，补液、肠内营养、开塞露灌肠通便等综合治疗。患者于8月10日康复出院。

本案例HICH患者是在脑出血的基础上伴有颅内压增高，主要临床表现为头痛、呕吐及视神经乳头水肿，伴库欣反应。患者存在的护理问题有：①意识障碍：与脑出血、脑水肿有关。②有脑组织灌注无效的危险：与颅内压增高有关。③体温过高：与脑病有关。④潜在并发症：脑疝。⑤知识缺乏。围绕这些护理问题，制定了详细的护理措施。

同时，本案例介绍了HICH患者一个重要的体征——库欣反应：血压升高、心率减慢和脉搏减慢。针对本案例患者主要临床表现为意识变化，介绍了评估量表GCS，有利于准确检测患者意识状态的改变。

在掌握HICH相关知识及治疗，重视患者生命体征及意识状态变化的同时，在ICU中应实施个性化护理，加强管道管理，贯穿早期康复、多元化健康宣教等，提高临床治疗的效果。

思政元素

高血压性脑出血（HICH）患者首发症状为头痛、呕吐，在护理过程中，患者瞳孔发生变化时，护士能遵医嘱对症处理；腰大池引流管24小时的出入液量护理符合标准；各种引流液的色、质、量的差异得到妥善记录等。护士准确应用GCS评分量表，结合患者瞳孔、肢体活动变化，给予预见性护理。在此过程中落实"慎独"精神及"以人为本、以患者为中心"的理念，充分体现ICU护士需要具备的业务素养。

诠释与研究

多模态脑功能监测的应用

随着科学技术的发展，新的监测神经重症患者的理念和方法——多模态脑功能监测（MMM）不断应用于临床。MMM指的是应用当前最前沿的技术以实时监测大脑病理生理变化和评估大脑功能的各种方法的总称，一般包括ICP、脑组织氧监测、脑代谢监测、脑电监测、脑血流监测等。

有创ICP监测需由医生手术进行脑室穿刺置管。考虑患者是否存在置管禁忌证如严重凝血功能障碍，且术后出血感染等并发症发生风险较高，有创ICP监测的应用受到了一定限制。近年来产生了无创ICP检测技术，包括经颅多普勒（TCD）、脑电图（EEG）和超声检测视神经鞘直径（ONSD）等。

TCD检测可提供平均血流速度（Vm）、搏动指数（PI）、阻力指数（RI）、收缩期血流速度（Vs）、舒张期血流速度（Vd）等参数，其中PI ＝（Vs－Vd）/Vm，正常参考值为0.65～1.1，反映脑血管的弹性或顺应性，是评价血管阻力及脑血流灌注状态高低的指标。PI＞1.6时和ICP相关，预示不良预后。然而，目前尚无证据表明可以将这种技术作为实时监测ICP变化的工具。

EEG可检测脑电生理变化和癫痫，评价治疗反应及协助判断预后。原始EEG资料需要脑电生理专业人员的解读，影响了该技术在重症医学科临床的普及应用，近年来定量脑电图（qEEG）得以发展，易为非脑电生理专业人员掌握，因而得以普及应用。

MMM是包括神经系统体格检查、实验室检查、影像学检查和各种生理数据监测在内的方法，可产生大量数据。如何分析和解读这些数据，以及如何合理组合和优化这些监测方法，是未来的难点和关注点。

（朱世超）

参考文献

［1］张波，桂莉．急危重症护理学［M］.4 版．北京：人民卫生出版社，2017.

［2］葛均波，徐永建，王辰．内科学［M］.9 版．北京：人民卫生出版社，2020.

［3］张先翠，车恒英，陶秀彬．内科护理教学案例分析［M］.合肥：安徽大学出版社，2021.

［4］中华医学会神经外科学分会，中国医师协会急诊医师分会，中华医学会神经病学分会脑血管病学组，等．高血压性脑出血中国多学科诊治指南［J］.中国急救医学，2020，40（8）：689－702.

［5］李佳，冯如芝，梁素娟．脑出血患者血压管理的证据总结［J］.中华神经医学杂志，2021，20（10）：1032－1038.

［6］中华医学会神经病学分会，中华医学会神经病学分会脑血管病学组．中国脑出血诊治指南（2019）［J］.中华神经科杂志，2019，52（12）：994－1005.

［7］中华医学会神经外科学分会，中国神经外科重症管理协作组．中国神经外科重症管理专家共识（2020 版）［J］.中华医学杂志，2020，100（19）：1443－1458.

［8］周保纯，朱建军，袁慧琴，等．多模态脑功能监测在重症神经领域的应用进展［J］.中华急诊医学杂志，2020，29（5）：736－741.

第五节　急性脑梗死重症患者的护理

教学目标

【识记】能复述急性脑梗死的概念、静脉溶栓的方法。

【理解】能正确描述急性脑梗死的临床表现。

【运用】能应用徒手肌力评分法对急性脑梗死患者的肌力进行评估；能提出患者的护理问题并采取相应的护理措施。

主题与背景

1. 基本信息

患者，男，74 岁，已婚，初中文化水平，家庭社会支持系统一般，入院时间为 6 月 4 日 03:30。入院诊断：急性脑梗死；高血压病；肺炎；电解质紊乱（低钠血症）。

2. 护理评估

（1）主诉：被发现言语不利伴右侧肢体不利 3 小时。

（2）现病史：患者家属述患者于前一日 22:00 入睡，今晨 0 时发现患者言语不利伴右侧肢体不利，表现为言语含糊不清，伴认知下降，遂至医院急诊科就诊。急诊行头颅 CT 未见脑出血，化验检查：空腹血糖 5.5mmol/L，凝血四项正常，排除以上溶栓禁忌证，神经功能缺损（NIHSS）评分 11 分，符合静脉溶栓条件。经家属同意并签知情同意书，行静脉溶栓治疗，必要时机械取栓。因患者伴有高血压病、肺炎、电解质紊乱（低钠血症），病情危重，收入神经内科重症监护病房住院治疗。

（3）既往史：有高血压病史，规律服用硝苯地平缓释片 20mg，每 12 小时一次，控制血压，血压控制情况不详；否认糖尿病、冠心病病史，否认肝炎、结核病等传染病病史，否认外伤、输血史，否认药物、食物过敏史。

（4）个人史：有吸烟史，偶有饮酒，家人身体健康。

（5）家族史：家族中否认遗传性疾病及类似病史。

（6）查体：T 36.9℃，P 72 次/分，R 18 次/分，BP 151/88mmHg，$SpO_2$98%。两肺呼吸运动度相等，双下肺闻及干湿性啰音，心界不大，心律整齐，心脏各瓣膜区未闻及病理性杂音，腹软，无压痛，肝脾肋下未及，双下肢无浮肿。神经系统：神志嗜睡，查体欠配合，无言语应答，双眼眼动充分，未及眼震，双瞳孔等大等圆，直径 3.0mm，光反射存在，右侧鼻唇沟浅，伸舌不能配合；四肢肌肉无萎缩、肥大，四肢肌张力正常，右上肢肌力 4 级，右下肢肌力 2 级，左侧肢体肌力 5 级，上肢指鼻试验、下肢跟膝胫试验、闭目难立征、直线行走试验未能配合；深浅感觉粗测正常，双侧肢体腱反射对称，双侧病理征未引出；布鲁津斯基征（-），克氏征（-）。

（7）主要治疗经过：患者于 02:39 至我院急诊科就诊，于 3:18 开始给予尿激酶 100 万单位静脉滴注，30 分钟内静脉滴注结束。患者从就诊至使用溶栓药时间（DNT）为 39 分钟。溶栓后 NIHSS 评分 7 分，有急诊桥接介入取栓指征，于 4：25 送导管室在全身麻醉下行全脑血管造影术＋左侧大脑中动脉机械取栓术。治疗措施：那屈肝素钙抗凝，甘露醇脱水减轻脑水肿，丁苯酞氯化钠促进侧支循环，依达拉酚右莰醇清除氧自由基，酒石酸布托啡诺镇痛，头孢噻肟钠抗感染，氨溴索化痰，雷贝拉唑钠肠溶片抑酸护胃，乳果糖通便等治疗。

护理问题与措施

1. 患者脑梗死早期脑水肿高颅压易引起脑疝发生，护士应采取哪些护理措施？

（1）密切监测神志、瞳孔、生命体征变化情况。

（2）严格遵医嘱使用甘露醇脱水降颅压。

（3）床头抬高 30°，吸痰、翻身时动作轻柔避免过度用力导致瞬间颅内压增高。

2. 该患者早期静脉溶栓后，护士应该注意些什么？

（1）血压监测：急性脑梗死患者血压升高可以保证脑组织稳定的血流量，是一种保护机制，严密观察血压，溶栓 2 小时内，每 15 分钟监测血压和神经功能评估，然后每 30 分钟一次，持续监测 6 小时，之后每小时一次直至 24 小时。收缩压＜160mmHg 一般不予处置，如收缩压＞180mmHg 或舒张压＞100mmHg，报告医生给予必要的降压措施。

（2）意识状态的评估：溶栓过程中患者出现头痛、意识障碍加重、瞳孔不等大、突发的血压持续升高（＞180mmHg）、恶心、呕吐等，应立即报告医生。

（3）出血的观察：溶栓 24 小时内患者是否有牙龈、穿刺点、胃肠道、泌尿道等部位的出血。

（4）再灌注损伤和（或）脑出血的观察：溶栓治疗后要密切观察有无发生再灌注损伤、颅内出血并发症。若患者出现血压高、烦躁、意识障碍加重等情况，应立即报告医生，行头部 CT 等检查，警惕发生了再灌注损伤和（或）脑出血。

3. 患者动脉取栓后，护士需要注意什么？

（1）严密观察病情变化：持续心电监护，密切观察生命体征变化。如意识模糊甚至昏迷、反应迟钝、表情淡漠提示可能有脑灌流不良；注意监测神经功能、肌力、血糖、电解质；肢端温度显著低于正常提示周围循环血容量不足。观察尿量变化，记录每小时尿量，可通过尿量估计组织血液灌流及监测肾功能。

（2）穿刺肢体的护理：观察腹股沟穿刺点，有无渗出、有无皮下出血，双足背动脉搏动、双下肢皮温、皮色是否正常。术后患者平卧24小时，术侧肢体制动8小时，拔鞘管后加压包扎穿刺部位12小时，穿刺侧肢体禁止测量血压。若术侧足背动脉搏动较对侧明显减弱、下肢疼痛明显，皮肤色泽发绀提示有下肢栓塞可能，应及时处理。

4. 患者入院后吞咽功能障碍，患者白蛋白为32.2g/L，存在营养失调，低于机体需要量的情况，护士应当如何评估营养风险和采取护理措施？

（1）观察患者的营养状况，如体重、皮肤弹性、皮褶厚度等。

（2）使用危重症营养风险（NUTRIC）评分动态评估患者营养风险情况；监测总蛋白、白蛋白、前白蛋白、血红蛋白等。

（3）静脉溶栓24小时内遵医嘱予营养支持，满足机体消耗。

5. 患者因右侧肢体偏瘫、言语不利引起的情绪焦虑、恐惧，护士如何对患者进行心理疏导？

（1）将患者现状及溶栓重要性给予讲解，告知患者溶栓过程中注意事项。

（2）此外还需告知患者可能出现的各种不良反应。

（3）帮助其排解不良情绪，取得患者配合以达到最佳治疗效果。

问题分析

1. 什么是脑梗死？

脑梗死又称缺血性脑卒中，是各种原因导致脑动脉血流中断，局部脑组织缺氧、缺血性坏死而出现相应神经功能缺损。

2. 脑梗死有哪些分类及主要临床表现？

（1）大动脉粥样硬化性脑梗死：主要为局灶性神经功能缺损的症状和体征，如偏瘫、偏身感觉障碍、失语、共济失调等，部分可有头痛、呕吐、昏迷等全脑症状。患者一般意识清楚，在发生基底动脉闭塞或大面积脑梗死时，病情严重，出现意识障碍，甚至有脑疝形成，最终导致死亡。

（2）心源性栓塞性脑梗死：多数患者有短时间的意识障碍，患者可在短时间内出现昏迷，有时还可出现癫痫发作。临床表现同大动脉粥样硬化性脑梗死，取决于栓塞的血管及阻塞的部位，出现局灶性神经功能缺损表现。此外，患者还可有心脏疾病、皮肤、黏膜栓塞或其他脏器栓塞表现。

（3）小动脉闭塞性脑梗死：患者多数表现为腔隙性脑梗死，常见以下四种表现：①偏瘫累及同侧面部和肢体，瘫痪程度大致均等，不伴有感觉障碍、视野改变及语言障碍，约占 60%。②出现构音障碍、吞咽困难、病变对侧面瘫、手轻度无力及精细运动障碍，约占 20%。③偏身感觉障碍，可伴有感觉异常，约占 10%。④轻偏瘫，合并有瘫痪侧肢体共济失调，常下肢重于上肢。

3. 脑梗死与脑出血的鉴别要点见表 5－5－1。

表 5－5－1　脑梗死与脑出血的鉴别要点

	脑梗死	脑出血
发病年龄	多为 60 岁以上	多为 60 岁以下
起病状态	安静或睡眠中	动态起病（活动中或情绪激动）
起病速度	十余小时或 1～2 天症状达到高峰	十分钟至数小时症状达到高峰
全脑症状	轻或无	头痛、呕吐、嗜睡、打哈欠等症状
意识障碍	无或较轻	多见且较重
神经体征	多为非均等性偏瘫（大脑中动脉主干或皮质支）	多为均等性偏瘫（基底节区）
CT 检查	脑实质内低密度病灶	脑实质内高密度病灶
脑脊液	无色透明	可有血性

4. **什么是肌力？如何进行徒手肌力评估？进行徒手肌力评估时需要注意什么？**

（1）肌力是肌肉收缩时产生的最大力量，以肌肉最大兴奋所能负荷的重量来表示。

（2）肌力评定方法有徒手肌力评估（MMT）和器械肌力评估等。低于 3 级的肌力仪器检测很难实施，临床上主要依靠徒手肌力评定。

①徒手肌力评定（MMT）：是指通过被检者自身重力和检查者用手施加阻力而产生的主动运动评定肌肉或肌群的力量和功能的方法。在评定过程中，要求评定对象分别处于减重力、抗重力和抗阻力等特定体位下，然后评定者通过触摸所测肌肉肌腹、肌腱收缩的感觉，观察所测肌肉在特定体位下完成运动的能力以及关节活动范围来判断肌力的大小和等级。

②徒手肌力评级标准：主要的评级标准有 Lovett 分级法（表 5－5－2）、

肌力百分数分级法（Kendall 分级）、MRC 分级法三种，其中 Lovett 分级法最常用。

表 5 – 5 – 2　Lovett 分级评定标准

级别	名称	标准
0	零（Z）	无可见或可感觉的肌肉收缩
1	微缩（T）	可扪及肌肉轻微收缩，但不能引起关节活动
2	差（P）	在减重状态下能完成关节全范围活动
3	可（F）	能抗重力完成关节全范围活动，但不能抗阻力
4	良好（G）	能抗重力及抗一定阻力运动
5	正常（N）	能抗重力及抗充分阻力运动

（3）徒手肌力评定注意事项

①把握好肌力评定的适应证和禁忌证。

②测试前评定者必须做好解释，使评定对象理解并主动参与和配合。

③选择舒适的检查室，不宜在评定对象容易被干扰的环境中进行测试。

④采取正确的测试姿势，注意防止某些肌肉对受试的无力肌肉的代偿。

⑤选择适当的测试时机，疲劳时、运动后或饱餐后不宜进行。

⑥测试时应左右比较，尤其在 4 级和 5 级肌力难以鉴别时，更应作健侧的对比观察。

⑦当肌力达 4 级以上时，所作抗阻需连续施加，并保持与运动相反的方向。

⑧中枢神经系统病损所致痉挛性瘫痪患者不宜做 MMT。

⑨避免检查过程中的假性运动影响评定结果。

案例总结

　　本案例患者是一名脑梗死超早期患者。患者被发现言语不力伴右侧肢体不力 3 小时余，于 6 月 4 日 3∶30 急诊绿色通道入院，以"脑梗死超早期"收入我科。入院后予静脉溶栓，动脉取栓，那屈肝素钙抗凝，甘露醇脱水减轻脑水肿，丁苯酞氯化钠促进侧支循环，依达拉酚右莰醇清除氧自由基，酒石酸布托啡诺镇痛，头孢噻肟钠抗感染，氨溴索化痰，雷贝拉唑钠肠溶片抑酸护胃，乳果糖通便等对症治疗。患者于

6月8日康复出院。

本案例患者的主要临床表现为神志嗜睡，右上肢肌力4级，右下肢肌力2级，左侧肢体肌力5级，入院时合并有多种疾病，增加了入院后治疗的风险。患者存在的护理问题有：①潜在并发症：脑疝、出血等。②营养失调。③焦虑等。重点聚焦溶栓时限、溶栓术后和取栓围手术期的观察和护理，高度警惕危及生命的并发症发生，降低再发脑梗死的风险，促进患者康复。

最后，在掌握脑梗死相关知识及治疗的同时，应加强人文护理、早期康复护理、健康知识宣教等，制定个性化护理计划并贯穿于整个住院过程中。

思政元素

对于急性脑梗死的治疗，原则就是早发现、早治疗，治疗越早越好。急性脑梗死的静脉溶栓时间窗为发病4.5小时内或6小时内。因此，一旦疑似急性脑梗死的突发症状时，需快速拨打"120"急救电话。目前，随着我国"高级卒中中心"建设日益规范，医院积极开设"卒中绿色通道"，对急诊接诊的急性脑梗死患者优先救治，以保证尽快实施有效治疗。护士要做好溶栓前的准备工作，在溶栓过程中密切观察病情，做好神经功能评估及并发症的观察，可有效提高溶栓疗效，促进功能恢复，减少并发症的发生。救治过程中，充分体现了护士秉持一份初心，用专业和热情服务患者，用正能量给患者带去战胜病魔的信心和力量！

诠释与研究

脑梗死的溶栓与机械取栓治疗

急性缺血性脑卒中患者血管内治疗的主要方法有静脉溶栓、动脉溶栓、非支架机械取栓治疗、支架机械取栓治疗等，在全球各国制定的指南中，静脉注射重组组织型纤溶酶原激活剂（nt–PA）剂量0.9mg/kg的治疗被推荐为缺血性脑卒中急性期的标准治疗方案。但由于静脉溶栓具有严格的时间窗限制，能够通过其获益的患者不到3%，对合并有大血管闭塞或病情较重的患者效果不佳，其再通率低（13%～18%）。因此，对于发病6小时内由大脑中动脉闭塞导致的严重卒中且不适合静脉溶栓的患者，经过严格选择后可在有条件的医院进行动脉溶栓，但也应尽早进行，避免时间延误。

溶栓治疗是目前最重要的恢复血流的措施，对于发病 6 小时内由大脑中动脉闭塞导致的严重卒中且不适合静脉溶栓的患者，经过严格选择后可在有条件的医院进行动脉溶栓（Ⅰ级推荐，B 级证据）。由后循环大动脉闭塞导致的严重卒中且不适合静脉溶栓的患者，经过严格选择后可在有条件的医院进行动脉溶栓，目前虽有在发病 24 小时内使用的经验，但也应尽早进行，避免时间延误（Ⅲ级推荐，C 级证据）。可以在足量静脉溶栓基础上对部分适宜患者进行动脉溶栓。发病 6 小时内的大脑中动脉（MCA）供血区的急性缺血性脑卒中（AIS），当不适合静脉溶栓或静脉溶栓无效且无法实施机械取栓时，可严格筛选患者后实施动脉溶栓（Ⅰ类推荐，B 级证据）。

静脉溶栓是血管再通的首选方法（IA），发病 6 小时内由大脑中动脉闭塞导致的严重卒中患者，经严格选择后可在有条件的医院进行血管内治疗，对于静脉溶栓无效的大动脉闭塞的患者进行补救性的动脉溶栓或机械取栓（发病 8 小时内）可能是合理的（IB），血栓长度 >8mm，后循环病变、心源性栓塞、静脉溶栓无效及其他影像学证实为大血管闭塞的患者建议优先机械取栓（IC）。机械取栓为急性缺血性脑卒中患者的治疗提供了新的方法，血管再通率高是其最大特点，但是血管再通并不等于临床预后良好，尚需更多的临床随机对照试验进行验证。

（黎　艳）

参考文献

[1] 常红，张素，范凯婷，等．急性缺血性脑卒中静脉溶栓护理指南［J］．中华护理杂志，2023（1）：10–15.

[2] 李庆印，陈永强．重症专科护理［M］.7 版．北京：人民卫生出版社，2020.

[3] Eivind Berge, William Whiteley, Heinrich Audebert. European Stroke Organisation (ESO) guidelines on intravenous thrombolysis for acute ischaemic stroke［J］. European Stroke Journal, 2021, Vol. 6（1）：Ⅰ–LXII.

[4] 王岩，张雪芳，李杰，等．急性缺血性脑卒中静脉溶栓治疗预后的影响因素［J］．中国老年学杂志，2018（15）：3597–3600.

[5] 李蓉，郭富强，张俊．阿替普酶静脉溶栓治疗急性轻型缺血性脑卒中有效性和安全性 Meta 分析［J］．中华急诊医学杂志，2022（8）：1123–1128.

[6] 彭斌，吴波．中国急性缺血性脑卒中诊治指南 2018［J］．中华神经科杂志，

2018（9）：666-682.

［7］朱宣，张敏敏，沈红健，等．静脉溶栓治疗不同病因急性缺血性脑卒中的疗效比较［J］．第二军医大学学报，2022（1）：49-54.

［8］Powers WJ，Rabinstein AA，Ackerson T，等．2018 美国卒中协会/美国心脏协会急性缺血性卒中患者早期管理指南［J］．中国脑血管病杂志，2018（5）：267-281.

［9］龚正寿．康复医学［M］．武汉：华中科技大学出版社，2019.

第六节　重症肌无力患者的护理

教学目标

【识记】 能复述重症肌无力的概念、临床表现、分型及护理措施。

【理解】 能正确解释重症肌无力危象、重症肌无力评分，区分不同类型。

【运用】 能正确识别重症肌无力危象，启动应急抢救处理措施；能提出患者的护理问题并采取对应的护理措施。

主题与背景

1. 基本信息

患者，男，25 岁，未婚，大学本科，家庭社会支持系统良好，入院时间：7 月 24 日 8：41。入院诊断：重症肌无力，眼肌型；纵隔肿物；原发性甲状腺功能亢进症。

2. 护理评估

（1）主诉：右眼睑下垂 2 月余。

（2）现病史：患者 2023 年 5 月发现眼睑下垂，外院检查发现甲亢，重症肌无力，胸腺肿瘤；口服用药甲巯咪唑 10mg，qd，口服左甲状腺素钠 25μg，qd，口服溴吡斯的明 60mg，tid。

（3）既往史：甲亢病史，否认高血压、糖尿病、心脏病病史，否认外伤史，否认青霉素及已知食物过敏史。

（4）个人史：生长于上海，否认抽烟、喝酒等不良嗜好，否认疫区滞留史。

（5）家族史：家族中否认遗传性疾病史。

（6）查体：T 36℃，P 77 次/分，R 18 次/分，BP 126/76mmHg。神志清晰，呼吸平稳，营养中等，自主体位，查体合作。右侧眼睑下垂，四肢肌力可，活动自如，深浅反射正常。其余无异常。

（7）实验室检查：血常规：白细胞 $7.44 \times 10^9/L$，红细胞 $5.4 \times 10^{12}/L$，血红蛋白 146g/L，嗜碱性粒细胞百分比 1.1%，嗜碱性粒细胞 $0.08 \times 10^9/L$。凝血功能：活化部分凝血活酶时间 32.4 秒，D－二聚体 1.29mg/L。纵隔 MRI：前纵隔软组织影增多，考虑胸腺增生机会大；双侧胸腔微量积液。

（8）主要治疗经过：患者入院后完善各类检查，于 7 月 25 日全麻下行胸腔镜下纵隔病损切除术。术后返回病房，予Ⅰ级护理，禁食，生命体征平稳，无异常体征，胸管引流通畅，予抗炎、化痰、止痛及补液等对症支持治疗，于 7 月 27 日拔除引流管。患者在病房出现咳嗽无力，气道分泌物增多，主诉偶有呼吸困难，无法平卧，遵医嘱予转入 ICU 监护治疗。监护室主要予以持续心电监测、药物调整（甲硫酸新斯的明 0.5mg 静推微泵 24 小时维持）、气道管理（气管插管接呼吸机辅助呼吸）、预防并发症等积极治疗后肌无力改善、脱机成功拔出气管插管，转回病区治疗后康复出院。

护理问题与措施

1. 患者在病房出现咳嗽无力，唾液或喉头分泌物增多，主诉偶有呼吸困难、无法平卧等症状，护士如何预见性判断该患者出现的病情变化？

（1）ICU 护士立即予以心电监护，根据以下指标，正确判断患者发生危象类型。具体两种危象判断见表 5 - 6 - 1。

表 5 - 6 - 1 肌无力危象、胆碱能危象临床表现区别

指标	肌无力危象	胆碱能危象
心率	心动过速	心动过缓
肌肉	无力	无力和肌束震颤
瞳孔	正常或放大	缩小
皮肤	苍白、可伴发凉	潮红、温暖
腺体分泌	正常	增多
新斯的明试验	肌无力症状改善	肌无力症状加重

（2）加强沟通，正确采集病史，了解患者胆碱酯酶抑制剂服用时间、剂量是否规范正确，了解服药与症状出现的相关性。

（3）评估患者日常生活活动能力，症状明显时，协助患者进行洗漱、进食、穿衣、个人卫生等生活活动。

（4）正确评估患者睁眼、呼吸、四肢肌力等情况，并正确记录。

2. 患者发生重症肌无力危象后，如何进行紧急抢救治疗配合？

（1）严密观察氧合情况：经吸氧治疗后血氧饱和度不能维持在90%以上，考虑患者出现肌无力危象，予以紧急气管插管机械辅助通气。

（2）气道管理：保持呼吸道通畅，给氧，备好简易呼吸器、口咽通气道、气管插管、咽喉镜、插管药物，及时开放气道予以机械辅助通气是危象救治成功的关键。

（3）正确用药：根据医嘱予以祛痰，抗感染，调整胆碱酯酶抑制剂、激素用量及免疫球蛋白等治疗后缓解。

（4）加强病情观察：观察有无肺部感染征象，排除感染诊断后再次出现呼吸困难、肌无力症状加重，应考虑发生反拗危象。

3. 发生重症肌无力危象，用药护理观察要点有哪些？

（1）规范用药，肌无力发生与用药不当有相关性，如使用多黏菌素类、氨基糖苷类、四环素类抗生素、镇静药、阿片类镇痛药、神经肌肉阻滞剂等可致肌无力症状加重，应尽量避免使用。必须使用此类药物时，应严格遵医嘱并严密观察用药后反应，如出现肌无力症状加重应及时报告医生。

（2）抗胆碱酯酶药物：应根据医嘱从小剂量开始，严格掌握用药剂量和时间。用药期间加强生命体征、症状的观察，如用药剂量不足会加重肌无力症状诱发危象，剂量过大又会引起毒蕈碱样反应，甚至导致胆碱能危象。如出现恶心、呕吐、腹痛、腹泻、出汗、流涎等不良反应，可根据医嘱使用阿托品拮抗。患者发生感染等应激情况时，需遵医嘱调整药物用量。

（3）糖皮质激素：多从大剂量开始。患者在用药早期（2周内）可能会出现病情加重，甚至发生危象，应严密观察呼吸变化，并做好气管切开和使用人工呼吸机的准备。长期服药者，要注意有无消化道出血、骨质疏松、股骨头坏死等并发症，可采取抗溃疡治疗、补充钙剂等，定期检测血压、血糖和电解质。

（4）免疫抑制剂：定期检查血常规，并注意肝、肾功能的变化，若出现血白细胞减少、血小板减少、胃肠道反应、出血性膀胱炎等，患者应停药。加强对患者的保护性隔离，减少医源性感染。

4. 该患者存在发生肺部感染的风险，针对该问题护士采取哪些护理措施？

肺部感染是术后危象最常见的诱因，防治感染是防治危象的重要环节。

（1）机械通气管理：使用机械通气患者应严密观察呼吸机参数变化，并熟练掌握呼吸机常用方法及故障处理。

（2）做好气道温湿化管理：有创机械通气时，因失去正常生理屏障保护，需做好气道加温湿化，防止低温致气道痉挛以及气道干燥致痰液黏稠，定时翻身并振动排痰，及时吸痰防止气道梗阻。

（3）气囊管理：为防止咽部细菌进入气道，每 6～8 小时使用气囊测压表测量囊内压，保持有效囊内压在 25～30cmH$_2$O。

（4）规范护理操作：床头抬高 30°～45°，做好口腔护理，每日 2～3 次，吸痰时严格无菌操作，遵循先口鼻腔后气道的原则，充分吸尽分泌物。妥善固定呼吸机管道及人工气道防止管道打折、脱落，每周更换呼吸机管路。及时倾倒管道中冷凝水，防止体位改变时反流入气道。

（5）肺康复锻炼：应指导并鼓励患者有效肺康复锻炼，包括有效咳嗽、咳痰、呼吸锻炼器使用，以促进痰液排出，增加肺活量，降低肺部感染、肺不张等并发症的发生。

问题分析

1. 什么是重症肌无力？

重症肌无力（MG）是一种主要由乙酰胆碱受体抗体介导、细胞免疫依赖及补体参与，致神经肌肉接头突触后膜信号传递障碍，出现骨骼肌收缩无力的获得性自身免疫性疾病。MG 在各个年龄阶段均可发病，全球患病率为（150～250）/100 万，预估年发病率为（4～10）/100 万。MG 的发病机制尚未完全阐明，但目前一致认为胸腺在 MG 的发生发展中起关键作用，80% 以上的 MG 患者表现为胸腺增生或胸腺瘤，其中 15%～30% 为胸腺瘤，70% 的 MG 患者有增生性胸腺改变，40% 胸腺瘤患者有肌无力症状。目前认为外科手术是治疗和改善预后的有效方法。

2. 重症肌无力有哪些临床表现？如何分型？

（1）临床表现

①受累骨骼肌病态疲劳：肌肉连续收缩后出现严重肌无力甚至瘫痪，经短暂休息后可见症状减轻或暂时好转。肌无力症状易波动，多见于下午或傍晚劳累后加重，晨起和休息后减轻，称之为"晨轻暮重"。

②受累肌肉的分布：虽然全身骨骼肌均可受累，但脑神经支配的肌

肉较脊神经支配的肌肉更易受累。主要特征包括：单侧眼外肌麻痹，如上睑下垂，斜视和复视，面部肌肉和口咽肌会出现表情淡漠、苦笑面容；连续咀嚼无力、进食时间长；说话带鼻音，饮水呛咳，吞咽困难；常从一种肌无力开始，由上而下（从手到脚）逐步累及到其他肌群；一般先影响近端肌肉（如肩部）。若胸锁乳突肌和斜方肌受累则颈软、抬头困难、转颈、耸肩无力。四肢肌肉受累表现为抬臂、上楼梯困难，心肌偶可受累，引起突然死亡。

③胆碱酯酶抑制剂治疗有效，这是重症肌无力一个重要的临床特征。

④起病隐袭，整个病程有波动，缓解与复发交替，晚期患者休息后不能完全恢复，但重症肌无力不是持续进行性加重疾病。

（2）临床分型（表5-6-2）

表 5-6-2　MG 临床分型

分型	发生率	表现
Ⅰ眼肌型	20%~30%	眼外肌、眼睑下垂、复视
ⅡA 轻度全身型	30%	四肢肌肉轻度无力，生活可自理，药物治疗效果好，无呼吸肌麻痹
ⅡB 中度全身型	25%	四肢肌肉重度无力，生活不能自理，药物治疗欠佳，无呼吸困难
Ⅲ急性暴发性	15%	起病急，病情发展迅速，可见严重肌无力症状与呼吸肌麻痹，常合并胸腺瘤
Ⅳ晚期重症型	10%	病程2年以上，由各型发展而来，症状重合并胸腺瘤，预后差

3. 重症肌无力危象的定义是什么？不同类型如何区分？

重症肌无力危象是指 MG 症状恶化，呼吸肌和（或）吞咽肌严重无力，呼吸肌麻痹导致呼吸困难，咽喉肌无力导致排痰无力，阻塞气道，不能维持通气功能，如不及时抢救将危及生命。这是 MG 的主要死因之一。需要气管插管或气管切开，呼吸机人工辅助呼吸。MG 危象是一种神经内科急诊情况，是 MG 最严重的并发症，发生率为 15%~20%，危及患者生命，需要立即识别，及时救治。临床将重症肌无力危象分为三种类型（表 5-6-3）。

表 5 – 6 – 3　MG 危象分型及处理

危象	发生机制	试验证明	紧急处理
肌无力危象	抗胆碱酯酶药物不足	注射新斯的明后症状缓解	增加抗胆碱酯酶药物的剂量，支持呼吸功能
胆碱能危象	抗胆碱酯酶药物过量	注射新斯的明后症状加重	停用或调整抗胆碱酯酶药物的剂量
反拗性危象	对抗胆碱酯酶药物不敏感	注射新斯的明后无反应	停用抗胆碱酯酶药，支持呼吸功能

案例总结

　　本案例患者是一种典型的重症肌无力，胸腺肿瘤接受外科治疗的患者。患者 5 月发现眼睑下垂，检查发现甲亢，重症肌无力，胸腺肿瘤，未手术治疗于 7 月 24 日收治我院。入院后完善各项术前准备，术后患者发生肌无力危象转入 ICU 治疗，通过抗胆碱酯酶药物剂量调整，维持有效通气等综合治疗措施后，患者病情稳定转回病区。

　　本案例 MG 患者是纵隔占位性病变，眼肌型重症肌无力。患者术后发生肌无力危象，存在的护理问题有：低效性呼吸型态、清理呼吸道无效、潜在并发症——肺部感染。针对患者的护理问题制定了相应的护理措施。在掌握重症肌无力危象相关知识和抢救配合的应急措施的同时，从护士发挥作用的角度出发，案例重点聚焦 MG 患者围术期的观察和评估，及早发现各类危象发生，强调正确、及时给药的关键环节，加强早期肺康复护理理念贯穿于 ICU 整个住院过程中。

思政元素

　　MG 患者的主要症状为肌无力症状，对患者的工作和生活造成严重影响和极大心理打击。在护理过程中，护士应对患者的痛苦感同身受，在安慰鼓励的同时，对患者整体情况进行评估，做好围术期护理。在此过程中充分体现了护士尊重、体贴患者的仁爱精神与"严肃认真、精益求精"的职业素养。

诠释与研究

　　重症肌无力患者的专科评估——MG 绝对和相对评分法

　　MG 绝对和相对评分法（MG – ARS）量表分为临床绝对评分（CAS）和临床相对评分（CRS）两部分。该量表简单易行，无需工具，每例病例检查及评分时间最多不超过 5 分钟。

CAS 包括眼球（上睑无力计分，上睑疲劳试验，眼球水平活动受限计分）、肢体（上肢疲劳试验，下肢疲劳试验）、面肌（面肌无力计分）、延髓（咀嚼、吞咽功能计分）、呼吸（呼吸肌功能评分）共 8 个条目，反映 MG 受累肌群肌无力和疲劳的严重程度，分值为 0~60 分，分数越高肌无力程度越重，具体评分标准见表 5 - 6 - 4，表 5 - 6 - 5。

CRS =（治疗前总分 - 治疗后总分）/治疗前总分，即干预后分值变化占干预前总分的百分比，用以判定病情和比较疗效，将临床治疗效果分为 5 类：①CRS≥95% 时为完全缓解。②80% ≤CRS <95% 时为基本缓解。③50% ≤CRS <80% 时为显著改善。④25% ≤CRS <50% 时为改善。⑤CRS <25% 时则无效。

表 5 - 6 - 4　MG - ARS 绝对评分标准表格 - 1

项目	方法	0分	1分	2分	3分	4分
上睑无力	患者平视正前方时上睑遮挡角膜水平，以时钟位记录，左、右眼分别计分	11~1点	10~2点	9~3点	8~4点	7~5点
上睑疲劳试验	患者持续睁眼向上方注视，记录诱发出眼睑下垂的时间。眼睑下垂：以上睑遮挡角膜 9~3 点为标准，左、右眼分别计分	>60秒	31~60秒	16~30秒	6~15秒	≤5秒
眼球水平活动	患者向左、右侧注视，记录同侧眼外展加内收露白毫米数之和，左、右眼分别计分	≤2mm	3~4mm	5~8mm	9~12mm	>12mm
上肢疲劳试验	双臂侧平举，记录诱发上肢疲劳的时间，左、右侧分别计分	>120秒	61~120秒	31~60秒	11~30秒	0~10秒
下肢疲劳试验	患者取仰卧位，双下肢同时屈髋屈膝 90 次。记录出现下肢的疲劳的时间，左、右侧分别计分	>120秒	61~120秒	31~60秒	11~30秒	0~10秒

表 5－6－5　MG－ARS 绝对评分标准表格－2

项目	方法	
面肌无力	0 分	正常
	1 分	闭目力稍差，埋睫征不全
	2 分	闭目力差，埋睫征消失
	3 分	闭目不能，鼓腮漏气
	4 分	噘嘴不能，面具样面容
咀嚼、吞咽功能	0 分	正常进食
	2 分	进普食后疲劳，时间延长，不影响每次进食量
	4 分	进普食后疲劳，时间延长，影响每次进食量
	6 分	不能进普食，只能进半流食
	8 分	鼻饲管进食
呼吸肌功能	0 分	正常
	2 分	轻微活动即出现气短
	4 分	平地行走时即出现气短
	6 分	静坐时即出现气短
	8 分	需人工辅助呼吸

（潘文彦）

参考文献

[1] 沈诚，陶绍霖，谭群友．重症肌无力外科治疗现状与争议［J］．中国临床新医学，2023，16（06）：536－541.

[2] 张永辉，马文强，黄玉炜，等．新的重症肌无力外科临床分型及分期在围手术期中的应用［J］．中国胸心血管外科临床杂志，2023，30（06）：853－857.

[3] 常婷．中国重症肌无力诊断和治疗指南（2020 版）［J］．中国神经免疫学和神经病学杂志，2021，28（01）：1－12.

[4] 刘宝东．《重症肌无力外科治疗中国临床专家共识》解读［J］．中国临床新医学，2023，16（06）：531－535.

[5] 谭群友，陶绍霖，刘宝东，等．重症肌无力外科治疗中国临床专家共识［J］．中国胸心血管外科临床杂志，2022，29（05）：529－541.

[6] 张玉侠，潘文彦．实用重症临床护理规范［M］．上海：复旦大学出版社，2021.

[7] 陈灏珠，林果为．实用内科学［M］．北京：人民卫生出版社，2009.

[8] 石美鑫．实用外科学［M］．北京：人民卫生出版社，2008.

[9] 刘大为．实用重症医学［M］．北京：人民卫生出版社，2017.

第六章 血液系统疾病

第一节 特发性血小板减少性紫癜患者的护理

主题与背景

1. 基本信息

患者，男，汉族，42 岁，已婚，初中文化水平，入院时间：11 月 10 日 17：02，诊断：特发性免疫性血小板减少性紫癜（ITP）；重症肺炎；新型隐球菌败血症；感染性休克；中度贫血；鼻出血。

2. 护理评估

（1）主诉：间断性鼻出血伴双下肢瘀斑 3 月余。

（2）现病史：3 个月前无明显诱因出现右侧鼻腔间断出血，伴双下肢米粒样出血点，诊断为特发性血小板减少性紫癜，经当地医院治疗症状好转出院，5 天前受凉出现发热，最高体温 38.9℃，咳泡沫状血痰，收住 ICU，给予输注血小板、抗感染及抗真菌治疗，2 天前突然出现血压下降，心率增快且口、鼻出血，给予抗感染、输注红细胞悬液等治疗后情况好转。

（3）既往史：平素体健，否认肝炎、结核、伤寒等传染病史，否认外伤史，否认青霉素及已知食物过敏史，有输血史，预防接种史不详。

（4）个人史：否认吸烟史、饮酒史，家人身体健康。

（5）家族史：否认家族中有类似疾病史，否认家族性精神病、肿瘤病、遗传性疾病病史。

（6）查体：T 37.0℃，P 138 次/分，R 27 次/分，BP 97/59mmHg，SpO_2 98%；视诊：发育正常，营养中等；患者烦躁，表情痛苦，全身皮肤黏膜可见大小不等的瘀斑。触诊：腹部平坦，全腹柔软，脐周压痛阳性，肛门生殖器未查。叩诊：腹部呈鼓音，移动性浊音阴性。听诊：肠鸣音正常 4 次/分，未闻及血管杂音，未闻及气过水音。粪便常规：隐血阳性（＋）；血常规及生化：白细胞 13.0×10^9/L，红细胞 1.9×10^{12}/L，血红蛋白 62g/L，白蛋白 27g/L，血小板计数 1.0×10^9/L，中性粒细胞 0.89%，血淀粉酶 1149U/L，钾 2.73mmol/L。凝血六项（急诊）：D - 二聚体 1540.00ng/ml，纤维蛋白原 4.45g/L，心包积液（少量）。

（7）辅助检查：血气分析（氧合指数：341mmHg）：pH 7.547，PaO_2 78.8mmHg，$PaCO_2$ 29.9mmHg，Lac 2.2mmol/L，K^+ 2.7mmol/L，Na^+ 134mmol/L，Ca^{2+} 0.99mmol/L，Hb 6.7g/L。

（8）主要治疗经过：患者系复发性重症 ITP 患者，入科后立即告病危，予以心电监护，持续高流量吸氧（$FiO_2$40%），完善检查。治疗给予输注血小板、红细胞悬液、静脉滴注丙球蛋白、地塞米松激素冲击及皮下注射促血小板生成素等对症支持治疗，并行床旁 CRRT 治疗。经支持、止血、成分输血、抑酸、抑制异常免疫、促血小板生成等对症支持治疗后，患者病情明显好转，消化道出血停止，血小板上升明显，病情稳定后于 11 月 15 日转入血液科，继续予促血小板生成治疗，止血、间断输注血小板，抗感染等对症治疗，于 12 月 10 日出院。

护理问题与措施

1. 颅内出血是 ITP 患者潜在严重并发症，与血小板过低（＜20 × 10^9/L）有关，护士应采取哪些预防措施？

（1）严密监测生命体征和意识状态，观察神志/瞳孔变化。

（2）及时发现颅内高压症状，通知医师给予对症处理。

（3）急性期患者绝对卧床休息，保持情绪稳定，避免剧烈咳嗽、打喷嚏、便秘等导致腹压增高的发生。

（4）快速输入脱水剂。

2. ITP 患者服用激素类药物容易发生感染，护士应采取哪些措施预防感染？

（1）密切监测病情变化及体温，定期监测血常规、白细胞介素、降钙素原等感染指标。

（2）遵医嘱进行抗感染等对症处理。

（3）严格执行无菌操作，落实 ICU 感染控制预防措施。

（4）卧床休息，减少机体消耗，寒战时保暖。

（5）补充营养及水分，遵医嘱静脉补液，维持水、电解质平衡。

3. 对于血小板明显减少的患者，连续性血液净化治疗（CRRT）有较高的出凝血风险，应如何避免？

（1）采用全程无肝素的血液净化方案。

（2）血液净化治疗前充分预充循环管路，可有效避免凝血。

（3）治疗过程中适当提高血流速，增加前稀释。

（4）严禁血泵停止运行，避免出现运行不畅的情况发生。

（5）治疗结束后使用枸橼酸钠或生理盐水封管。

4. 糖皮质激素是 ITP 患者治疗的常用药物，临床护士应如何正确使用，减少不良反应的发生？

（1）掌握糖皮质激素的主要不良反应：诱发和加重感染，诱发和加重溃疡，医源性肾上腺皮质功能亢进，骨质疏松与自发性骨折，行为与精神异常等。服用药物必须按医嘱、按时、按剂量、按疗程用药。

（2）使用激素期间监测电解质、血压、血糖以及容貌的变化。

（3）饭后服药。

（4）长时间使用糖皮质激素不论剂量大小，均应常规补充钙盐及维生素 D 制剂。

（5）服药期间注意患者情绪变化，如焦虑、恐惧、烦躁等心理反应。

5. 患者间断性鼻出血伴双下肢瘀斑 3 月余，且目前有贫血症状，临床护士应采取哪些护理措施以减少或预防患者出血？

（1）密切监测患者血压、心率、意识、瞳孔的变化。

（2）加强口腔护理，保持口腔湿润，操作轻柔。保持床单位平整，衣服轻软、宽松，避免肢体碰撞或外伤。

（3）使用成人原发免疫性血小板减少症出血评分系统进行评估。

（4）保证充足的睡眠，避免情绪激动、剧烈咳嗽、便秘等诱发出血。

（5）加强营养，鼓励患者进食易消化、少渣、高热量、高蛋白、富含维生素的食物。

6. 反复输注血小板存在安全隐患，可能导致血小板输注无效（PTR），护士应如何应对？

（1）及时识别输血安全隐患，如非溶血性发热反应、过敏反应、溶血反应、循环负荷过重、输血相关的急性肺损伤及细菌脓毒症等。

（2）PTR是指患者在连续2次或多次接受足够剂量的随机供者来源的ABO血型相合的血小板输注后，血小板计数未见有效增加。PTR是血液系统疾病患者尤其是输血依赖患者的常见现象，其总体发生率为5%~34%，可导致患者血小板需求和出血风险增加。

（3）评估患者出血性质和积极治疗原发病，减少患者对血小板的输注需求。

（4）详细了解病史及体格检查，查找PTR的原因，避免容易导致PTR的危险因素。

（5）对于PTR高风险患者，尽量使用去白/辐照的血小板以及匹配/相容的血小板。对于诊断为PTR的患者，首先需评估病因，对于非免疫因素，需处理诱因，同时予以对症支持治疗；对于免疫性因素，建议及时完善血小板抗体的筛查、交叉配型以及HLA分型，选择相合或相容的血小板输注，根据需要采用合适的免疫治疗及止血治疗。

（6）血小板配型不同于日常的ABO同型或相容输注，配型选择相容性血小板需要一定的时间，可能引起患者输注时效的延迟。

（7）配型的相容性血小板的输注效果受到多种因素的影响，输注后应及时评估疗效；如仍然出现PTR，需要进一步排查原因，根据具体问题制定个体化解决方案。

（8）尽可能通过局部措施来处理局部出血。

7. 患者入院后病情危重、出血、发烧等症状反复。护士对患者焦虑、恐惧心理应采取哪些护理措施？

（1）加强基础护理，做好安全防护，注意保护血管，穿刺后按压穿刺点5分钟以上，观察局部出血情况。

（2）向患者讲解疾病相关知识，耐心倾听患者自我感受。

（3）安慰鼓励患者，使之增强治疗信心，积极配合治疗。

（4）加强患者的家庭及社会支持能力。

问题分析

1. 什么是ITP？

ITP也称自身免疫性血小板减少性紫癜。主要由于血小板受到免疫性破坏，导致外周血中血小板数目减少。临床以自发性皮肤、黏膜及内脏出血，血小板计数减少，生存时间缩短和抗血小板自身抗体形成，骨髓巨核细胞发育、成熟障碍等为特征。根据患者病程的长短和血小板减少的严重程度等可将 ITP 分为 5 种类型：新诊断 ITP、持续性 ITP、慢性 ITP、重症 ITP、难治性 ITP。

ITP 是较为常见的出血性疾病，年发病率为 $(5 \sim 10)/10^6$，育龄期女性发病率高于男性，其他年龄阶段发病率男女比例无差别。成年人典型病例一般为隐匿发病，病前无明显的病毒感染或其他疾病史，病程为慢性过程。儿童一般病程短暂，80% 患儿在 6 个月内自行缓解。

2. ITP 的发病原因有哪些？

（1）感染：约 80% 急性 ITP 患者，发病前 2 周有上呼吸道感染史，慢性 ITP 患者常因感染使病情加重。

（2）免疫因素：众多临床研究及观察发现，ITP 的发病与免疫因素密切相关。

（3）肝、脾与骨髓因素。

（4）其他因素：ITP 多见于成年女性，可能与体内雌激素水平较高有关。

3. ITP 的临床表现有哪些？

成人 ITP 一般起病隐袭，主要为出血症状。部位可遍及全身，以皮肤、齿龈、口腔及鼻黏膜出血最常见，常表现为反复的皮肤黏膜出血如瘀点、紫癜、瘀斑及外伤后止血不易等，常先出现于四肢，尤以下肢为多。其次为胃肠道、泌尿道、子宫和呼吸道出血，可表现为呕血、便血、咯血、血尿、阴道出血等。最严重为颅内出血，较少见，是本病致死的主要原因。慢性 ITP 若出血量过大可致贫血。病情可因感染等而骤然加重，出现广泛、严重的皮肤黏膜及内脏出血。部分患者仅有血小板减少而无出血症状。乏力是 ITP 的另一常见临床症状，出血过多或长期月经过多可出现失血性贫血。本病一般无肝、脾、淋巴结肿大；不到 3% 的患者因反复发作，脾脏可轻度肿大。

案例总结

本案例患者 3 个月前无明显诱因出现右侧鼻腔间断出血，伴双下肢米粒样出血点，5 天前受凉后出现发热，最高体温 38.9℃，咳泡沫状血痰。在当地医院治疗出现病情变化后，以"ITP"收入我科。入科后积极完善检查，告病危，经止血、成分输血、抑酸、抑制异常免疫、促血小板生成、抗真菌、行 CRRT 等对症支持治疗，于 12 月 10 日出院。

本案例患者是在 ITP 基础上的危重症患者，主要表现为出血、感染性休克、发热。患者存在的护理问题有：出血，药物不良反应风险，感染的风险，出凝血问题，焦虑/恐惧，潜在的严重并发症——颅内出血，围绕这些护理问题，制定了详细的护理措施。

本案例介绍了 ITP 危重患者重要的问题是出凝血障碍以及治疗过程中复杂的血小板输注无效问题。常表现为出血与凝血问题交替出现，并对治疗措施的选择带来一定困难，在救治过程要严密监测患者的凝血指标及治疗效果。针对患者的主要问题及治疗，介绍了激素药物的不良反应及输注血小板的潜在问题。

最后，ITP 是一种自身免疫性疾病，在掌握 ITP 相关知识及治疗的同时，应加强患者、家属的心理疏导，提供必要的支持和指导，有助于疾病的治疗和康复。

思政元素

ITP 患者的主要临床表现为皮肤黏膜出血。护士运用专科知识协助治疗，识别出血症状，及时发现出血倾向，运用束臂实验，进行出血与凝血障碍筛查。观察患者临床症状及血常规指标，及时发现感染情况，并给予对症治疗与护理。护理人员树立预防为先的观念，掌握临床相关预防的基本观点、知识和操作技能，并通过临床护理路径，深化预防认知，提高患者的健康水平。护士能深刻理解疾病给患者带来的痛苦，在安慰鼓励的同时，操作轻柔、尊重患者，降低操作频次等，最大限度地减轻患者痛苦，树立良好的医德。护士以"用专业知识服务患者"的科学素养，以"预防为主、防治结合"的专业素养以及以"尊重患者、理解患者"的仁爱精神贯穿于整个治疗护理中。

诠释与研究

血小板减少症出血评分系统

ITP 通常是将血小板计数作为判断病情、评估风险、评价疗效的主要指标，但是临床上经常会遇到血小板计数与出血症状不符的现象，血小板较高却发生出血或者血小板很低却没有出血。如果仅以血小板计数作为判断依据，则会导致治疗延误，或因过度治疗使患者承受不必要的医疗风险和经济负担。因此，评估病情时，需将血小板计数和出血症状结合起来判断。《成人原发免疫性血小板减少症诊断与治疗中国专家共识（2016 年版）》推荐 ITP 出血评分量表，2016 版出血评分系统相较于其他评分量表具有耗时短、高反应度及评价一致性，可作为病情判断、风险评估以及疗效评价的有效工具。该系统分为年龄和出血症状两个部分。ITP 患者的出血评分 = 年龄评分 + 出血症状评分（所有出血症状中最高得分值）（表 6 - 1 - 1）。评估时根据患者年龄、出血表现的部位、严重程度选择√ 对应的分值，每部分内容只取最高分。分值越高，意味着出血情况越严重，指南指出若患者有活动性出血症状（出血症状评分≥2分），不论血小板减少程度，都应开始治疗，有助于减少出血风险。

表 6 - 1 - 1　成人原发免疫性血小板减少症出血评分系统

分值	年龄（岁）		皮下出血（瘀点/瘀斑/血肿）		黏膜出血（鼻腔/齿龈/口腔血疱/结膜）			深部器官出血			
	≥65	≥75	头面部	其他部位	偶发、可自止	多发、难止	伴贫血	内脏（肺、胃肠道、泌尿生殖系统）			中枢神经系统
								无贫血	伴贫血	危及生命	
1	√			√							
2		√	√		√						
3						√		√			
5									√		
8										√	√

（王利）

参考文献

［1］梅恒，胡豫. 成人原发免疫性血小板减少症诊断与治疗中国指南解读（2020 年版）［J］. 临床内科杂志，2021，38（6）：431 - 432.

［2］武瑞红，杨林花，刘玲玉，等. 特发性血小板减少性紫癜患者 134 例抑郁症发病与影响因素分析［J］. 中国药物与临床，2018，18（8）：1333 - 1334.

［3］邓君，党娥，王文婷，等. 血浆置换及血小板输注治疗特发性血小板减少性紫癜疗效观察［J］. 现代生物医学进展，2020，20（19）：3659 - 3662，3608.

［4］李冬梅. 综合护理干预在特发性血小板减少性紫癜中的应用效果［J］. 中国实

用医药, 2019, 14 (18): 178 - 180.

[5] DAVIS M, MOVAHED MR, HASHEMZADEH M, et al. Thepresence of idiopathic thrombocytopenic purpura and incidence of acute non - ST elevation myocardial infarction [J]. Ann Hema- tol, 2022, 101 (1): 21 - 26.

[6] 季娟娟. 腹腔镜子宫肌瘤切除患者围手术期中临床护理路径的应用及对应激反应的影响 [J]. 实用临床护理学电子杂志, 2020, 5 (14): 48.

[7] 唐培渊, 宋俊峰, 秦克乐, 等. 难治性特发性血小板减少性紫癜的治疗进展 [J]. 医学信息, 2018, 31 (5): 42 - 46.

[8] LI M, LIU HM. Implementation of a clinical nursing pathway forpercutaneous coronary intervention: a prospective study [J]. Geri- atr Nurs, 2018, 39 (5): 593 - 596.

[9] 马秀丽, 高培. 临床护理路径管理模式对精神分裂症患者住院时间、费用及满意度的影响 [J]. 国际护理学杂志, 2017, 36 (21): 2987 - 2990.

[10] 张茂琼. 应用临床护理路径对妇科手术患者的健康教育 [J]. 泸州医学院学报, 2012, 35 (2): 219 - 220.

[11] 李辉, 韩荟. 临床护理路径在外周静脉置入中心静脉导管 (PICC) 肺癌化疗患者管理中的作用 [J]. 实用临床护理学电子杂志, 2020, 5 (8): 120, 124.

[12] 许媛媛, 孙福金, 刘南. 成人免疫性血小板减少症患者糖皮质激素治疗期发生院内感染的危险因素分析 [J]. 中国医学创新, 2021, 18 (28): 169 - 172.

[13] 糖皮质激素急诊应用专家共识专家组. 糖皮质激素急诊应用共识 [J]. 中华急诊医学杂志, 2020, 29 (6): 765.

[14] 中华医学会血液学分会血栓与止血学组. 成人原发免疫性血小板减少症诊断与治疗中国指南 (2020 年版) [J]. 中华血液学杂志, 2020, 41 (08): 617 - 623, 772.

[15] 尤黎明, 吴瑛. 内科护理学 [M]. 6 版. 北京: 人民卫生出版社, 2017.

第二节　弥散性血管内凝血患者的护理

教学目标

【识记】能复述弥散性血管内凝血的概念。

【理解】能正确解释弥散性血管内凝血的分期及临床表现。

【运用】能选择合适的评估工具进行血栓和 (或) 出血风险评估; 能正确使用抗凝药物及输注血液制品; 能提出患者的护理问题并采取对应的护理措施。

主题与背景

1. 基本信息

患者，男，50 岁，已婚，本科文化水平，家庭社会支持系统良好，入院时间为 6 月 10 日 10：30。诊断：脓毒症，急性呼吸窘迫综合征，弥散性血管内凝血。

2. 护理评估

（1）主诉：2 天前受凉后出现咳嗽、发热，最高体温 39.6℃。

（2）现病史：患者 2 天前受凉后出现咳嗽、发热，体温最高可达 39.6℃，自行服用"布洛芬"后有所缓解，无恶心、呕吐，无腹痛、腹泻。2 小时前患者出现意识障碍，呼吸困难，遂急诊入院。

（3）既往史：8 年前患高血压，现口服氨氯地平降压中，血压控制良好。否认肝炎、结核、伤寒等传染病史，否认外伤，否认青霉素及已知食物过敏史。

（4）个人史：生长于湖北，有吸烟史，无饮酒史，家人身体健康。

（5）家族史：家族中否认遗传性疾病。

（6）查体：T 38.5 ℃，P 120 次／分，R 38 次／分，BP 80/52mmHg。患者全身皮肤可见明显花斑，未见明显出血点，四肢末梢发凉，听诊双肺呼吸音粗，双肺可闻及明显湿啰音。血常规：白细胞 1.72×10^9/L，血红蛋白 104 g/L，血小板 202×10^9/L，中性粒细胞百分比 76.4%；C－反应蛋白（CRP）水平为 105.3mg/L，降钙素原水平（PCT）为 37.45ng/ml；凝血功能：凝血酶原时间（PT）20.8 秒，活化部分凝血活酶时间（APTT）50.1 秒，D－二聚体水平为 11.65mg/L。血气分析：pH 7.28，PaO_2 72mmHg，Lac 4.6mmol/L，PaO_2/FiO_2 150mmHg。

（7）主要治疗经过：患者入院后给予气管插管，呼吸机辅助通气，给予心电监护，监测动脉血压。治疗措施：头孢哌酮钠舒巴坦钠抗感染，醋酸钠林格注射液快速补液，去甲肾上腺素 $0.2\mu g$/（kg·min）泵入维持血压，皮下注射低分子肝素抗凝，在抗凝同时使用纤维蛋白原及凝血酶原复合物补充凝血因子，输注血小板。

护理问题与措施

1. 该患者目前存在凝血功能障碍，同时在使用低分子肝素抗凝，护士应如何做好出血风险的预防及护理？

（1）严密观察病情变化，动态监测各项指标：包括意识、气道、生命体征变化以及尿量、中心静脉压等指标。

（2）监测实验室检查结果：DIC 的实验室检查包括两个方面：一是反映凝血活化的指标，如 PT、APTT、纤维蛋白原浓度（FIB）及血小板计数（PLT）；二是反映纤溶亢进的指标，如纤维蛋白原/纤维蛋白降解产物（FDP）、D - 二聚体、血浆鱼精蛋白副凝固试验（3P试验）。

（3）评估出血风险：注意出血部位、范围及其严重程度的观察，出现皮肤瘀斑、伤口渗血、皮下血肿、脏器或黏膜出血等情况时，应立即通知医生进行处理。

（4）补充凝血因子和血小板，观察有无输血不良反应：①对于血小板计数 $< 10 \times 10^9/L$ 而无明显出血征象，或者血小板计数 $< 20 \times 10^9/L$ 而存在出血高风险，建议预防性输注血小板；对于活动性出血，血小板计数需要达到 $50 \times 10^9/L$。血小板取回应尽快使用，并在 $20 \sim 30$ 分钟内输完。②DIC 患者血浆纤维蛋白原至少应维持在 $1.0 \sim 1.5 g/L$。纤维蛋白原使用前需置于 $30 \sim 37℃$ 水浴中，轻轻摇动使其全部溶解，避免剧烈振摇使蛋白变性。在无纤维蛋白原时可输注冷沉淀。③凝血酶原复合物含有 4 种凝血因子（F Ⅱ、F Ⅶ、F Ⅸ 和 F Ⅹ）可较好地控制出血。使用时需按照说明书要求预温至 $20 \sim 25℃$，$30 \sim 60$ 分钟滴完。输注时用带有滤网装置的输液器进行静脉滴注。④新鲜冰冻血浆包含了全部凝血因子，但缺乏血小板和 Ca^{2+}。DIC 输注剂量可按 $10 \sim 15 ml/kg$，必要时可重复使用。

（5）控制炎症：早期使用抗生素抗感染，糖皮质激素抗炎，阻断炎症级联反应，保护内皮细胞，降低血管通透性，改善微循环。

2. 该患者有较高的血栓形成风险，护士应采取哪些措施评估和预防血栓风险？

（1）临床表现：观察有无皮肤、黏膜及重要器官栓塞的症状和体征。如肢体有无肿胀、疼痛，皮肤温度和颜色改变，肢体红斑或麻木感等。若患者出现呼吸困难、胸痛、咳嗽和（或）咳血、口唇发绀、烦躁不安等，听诊肺部闻及哮鸣音、细湿啰音或血管杂音，应警惕急性肺血栓栓塞症发生。

（2）检验检查结果：关注实验室检验结果，必要时可行超声检查、计算机断层扫描血管造影（CTA）及磁共振静脉成像等，发现异常结果及时配合医生处理。

（3）血栓风险评估与预防：Caprini 评估表可用于重症患者的血栓

风险评估。根据血栓风险评估结果针对性采取基础预防、机械预防和药物预防措施。皮下注射抗凝药物时，首选腹壁，规律轮换注射部位，注射点避开脐周 2cm 以内，注射时左手拇指、示指相距 5~6cm，提捏皮肤呈一褶皱，右手持注射器以执笔姿势于褶皱最高点垂直进针。推注药物前不抽回血，操作全程应提捏皮肤，持续匀速注射 10 秒，注射后停留 10 秒，再快速拔针。拔针后无需按压，如有穿刺处出血或渗液的情况，应以穿刺点为中心，垂直向下按压 3~5 分钟。注射后若皮肤出现皮下青紫、瘀斑等，应记录范围、大小及转归情况。

3. 该患者目前血压 80/52mmHg，循环灌注不足，若 DIC 进一步发展，休克继续加重，此时护士应该如何进行液体管理？

（1）迅速建立两条及以上静脉通路。选择外周大静脉通路，留置 20~22G 静脉留置针，并尽早建立中心静脉通路。

（2）积极实施液体复苏，首选晶体液作为液体复苏的首选制剂，如果早期液体复苏后，血压仍不能维持，应尽早使用血管活性药物，首选去甲肾上腺素。维持平均动脉压≥65mmHg，尿量 >0.5ml/(h·kg)，血乳酸 <2.0mmol/L。

（3）监测患者的补液指标，动态调整补液方案。包括静态测量指标，如生命体征、皮肤花斑、末梢循环、中心静脉压；动态指标，如重症超声心动图、被动抬腿试验；动脉血气指标，如乳酸情况、氧合情况；液体出入量指标，如尿量等。

4. 该患者目前给予气管插管，呼吸机辅助通气，存在气体交换受损，此时护士应该采取哪些措施确保患者呼吸道通畅，改善患者通气？

（1）密切监测患者生命体征变化，观察皮肤、黏膜、甲床颜色。

（2）实施按需吸引，至少每 2 小时通过肺部听诊等方式评估一次气道吸引指征，保持气道通畅。

（3）进行气道温湿化，保持 Y 形管处的温度在 34~41℃之间、相对湿度 100%。

（4）抬高床头 30~45°，当呼气末正压（PEEP）≥5 cmH$_2$O，氧合指数≤150mmHg 时，应积极行俯卧位通气。

（5）进行呼吸功能和排痰障碍原因的评估，制定个性化的气道廓清方案。DIC 患者极易产生弥漫性微血栓，且以肺部多见，因此禁止行胸部叩击、胸部震颤或机械辅助排痰等。

問題分析

1. 什么是弥散性血管内凝血?

弥散性血管内凝血（DIC）是在许多疾病基础上，凝血及纤溶系统被激活，导致全身微血栓形成，凝血因子大量消耗并继发性纤维蛋白溶解亢进，引起全身出血及微循环衰竭的临床综合征。

2. 弥散性血管内凝血有哪些临床表现?

DIC 早期高凝状态期可能无临床症状或轻微症状，也可表现血栓栓塞、休克；消耗性低凝期以广泛多部位出血为主要临床表现；继发性纤溶亢进期出血更加广泛且严重，有难以控制的内脏出血。DIC 典型的临床表现如下所述。

（1）出血：自发性、多部位（皮肤、黏膜、伤口及穿刺部位）出血，严重者可危及生命。

（2）休克或微循环衰竭：休克不能用原发病解释，顽固不易纠正，早期即可出现肾、肺、脑等器官功能不全。

（3）微血管栓塞：累及浅层皮肤、消化道黏膜微血管，根据受累器官差异可表现为顽固性休克、呼吸衰竭、意识障碍、颅内高压、多器官功能衰竭。

（4）微血管病性溶血性贫血：较少发生，表现为进行性贫血，贫血程度与出血量不成比例，偶见皮肤、巩膜黄染。

3. 脓毒症并发 DIC 的发病机制是什么?

根据诱发 DIC 的病因及病理生理状态，DIC 可分为血栓型 DIC 及纤溶型 DIC 两种表型。血栓型 DIC 常见于脓毒症。脓毒症并发 DIC 的发病机制包括促凝物质上调、抗凝物质下调以及纤维蛋白溶解机制受损等，其中以促凝物质上调导致高凝状态最为重要；除此之外，还与脓毒症本身的特征有关，如病原微生物侵入机体，内、外毒素的作用引起系统性炎症和内皮损伤，血管内皮生理性抗凝血物质减少或功能下降，血管内血细胞促凝血机制加强，纤溶系统受损，加剧凝血过程。

4. 针对该患者如何进行出血风险评估?

内科患者出血风险评估推荐采用 IMPROVE 评分表（表 6 - 2 - 1），IMPROVE 出血评分总分≥7 分为高危。

表 6 - 2 - 1 IMPROVE 出血评分

因素	评分	因素	评分
男性	1.0	治疗方式	
年龄		中心静脉导管	2.0
40 ~ <85 岁	1.5	ICU 住院	2.5
≥85 岁	3.5	实验室检查	
疾病状态		肾小球滤过率（ml·min^{-1}m^{-2}）	
肿瘤	2.0	30 ~ <60	1.0
风湿性疾病	2.0	0 ~ <30	2.5
入院前 3 个月内有出血时间	4.0	肝功能衰竭（INR > 1.5）	2.5
活动性胃十二指肠溃疡	4.5	血小板计数 <50×10^9/L	4.0

注：INR 示国际标准化比值；总分≥7 分为高危

5. 若患者发生出血，如何判断该患者的出血情况？

（1）出血部位评估：结合病史和临床表现初步判断出血部位。

（2）出血量：①显性失血：评估肉眼所见出血量，包括患方陈述和医务人员现场观察到的出血情况。②血常规：血红蛋白每下降 10 g/L，出血量约为 400ml；血细胞比容在出血前后差值大于 6，提示出血量 >500ml。③休克指数：能反映机体有效血容量变化，等于脉率/收缩压，正常为 0.58。休克指数为 1 时，失血量为 800 ~ 1200ml；休克指数为 1.5 时，失血量为 1200 ~ 2000ml；休克指数为 2 时，预计失血量大于 2000ml。④全身症状：出血量 <400ml，多无全身症状；出血量 400 ~ 800ml，可出现头晕、心慌、冷汗、乏力、口渴等症状；出血量 >800ml，可出现表情淡漠、面色苍白、四肢发凉、脉搏增快、收缩压下降、少尿等；出血量 >1600ml，可出现意识模糊甚至昏迷、脉搏细速或摸不清、收缩压在 70mmHg 以下或测不出，少尿或无尿。⑤特征性症状：如消化道出血，胃内积血达 250 ~ 300ml 可出现呕血，出血量 >60ml 可出现黑便，出血量为 5 ~ 10ml 则粪便潜血试验阳性；胸腔出血，胸腔积血 >500ml 可感到胸闷、气短、呼吸困难；腹腔出血，腹腔积血为 500 ~ 1000ml，患者中度腹胀，查体腹部对称性隆起，移动性浊音阴性或阳性，而腹腔积血 >1000ml，患者腹胀明显，腹部膨隆甚至脐疝形成，移动性浊音阳性。

（3）出血性质：检查皮肤黏膜有无瘀点、瘀斑，有无外伤渗血或皮下血肿；观察引流液的量、颜色和性状，有无黑便、腹膜刺激征等。

案例总结

本案例患者由于脓毒症诱发了弥散性血管内凝血。患者受凉后出现咳嗽、发热，自行服用"布洛芬"后有所缓解，无恶心、呕吐，无腹痛、腹泻，随后病情加重出现意识障碍，呼吸困难，遂急诊入院收入我科。患者入科后积极给予抗感染抗休克治疗，同时皮下注射低分子肝素抗凝，使用纤维蛋白原及凝血酶原复合物补充凝血因子，输注血小板，维持凝血－抗凝的平衡。患者于 7 月 15 日转出 ICU。

患者存在的护理问题有：①有受伤的危险：出血。②潜在并发症：血栓栓塞；体液不足；气体交换受损；体温过高。③知识缺乏。围绕这些护理问题，制定了详细的护理措施。

本案例重点介绍了出血和血栓风险的评估，抗凝药物及血制品的输注要求，有助于护士准确评估患者潜在风险，做好血栓和（或）出血风险预防和处理。

思政元素

大多数 DIC 患者起病急骤，病情复杂，发展迅速，预后凶险，如不及时识别处理，常危及患者生命。护士向患者和家属提供关于 DIC 的详细信息，包括病情、治疗方案和预后，有助于减轻不安和恐惧，同时可以帮助他们更好地理解疾病并做出决策。自发性、广泛性、多部位出血是 DIC 最突出的表现，最常见的为皮肤瘀点、瘀斑。在护理过程中应尽可能减少有创操作，保护患者血管。对于血栓和出血的风险评估，护士针对性地使用 Caprini 评估表评估血栓风险，使用 IMPROVE 量表评估出血风险，并作出相应的预防措施，在病情观察、治疗操作、基础护理、健康教育的全过程中体现护理有专业度、有温度。

诠释与研究

DIC 患者的早期诊断

早期诊断是 DIC 治疗的前提。DIC 的诊断应基于病因学、临床表现和实验室检查的结果。

（1）引起 DIC 的原发病：如感染、恶性肿瘤、病理产科、手术及创伤等。

（2）有下列两项以上的临床表现：①严重或多发性出血倾向。②不易用原发病解释的微循环障碍或休克。③多发性微血管栓塞的症状、体征，如皮肤、黏膜栓塞性坏死及早期出现的肺、肾、脑等脏器功能衰竭。④抗凝治疗有效。

（3）实验室检查指标，同时有下列三项以上异常：①血小板 $<100 \times 10^9/L$ 或进行性下降。②血浆纤维蛋白原含量 $<1.5g/L$ 或呈进行性下降，或 $>4.0g/L$。③血浆 FDP $>20mg/L$，或血浆 D - 二聚体水平增加或阳性，或 3P 试验阳性。④PT 缩短或延长 3 秒以上，或 APTT 缩短或延长 10 秒以上。在明确上述三方面的证据之后，综合分析和判断，最终做出 DIC 的诊断。

（黄海燕）

参考文献

［1］中华医学会血液学分会血栓与止血学组. 弥散性血管内凝血诊断中国专家共识（2017 年版）［J］. 中华血液学杂志，2017，38（5）：361 - 363.

［2］王力军，柴艳芬. 脓毒症并发弥散性血管内凝血诊治急诊专家共识［J］. 实用检验医师杂志，2017，9（3）：129 - 132.

［3］Iba T，Levy J H，Warkentin T E ，et al. Diagnosis and management of sepsis - induced coagulopathy and disseminated intravascular coagulation［J］. Journal of Thrombosis and Haemostasis，2019，17（11）：1989 - 1994.

［4］国际血管联盟中国分部护理专业委员会. 住院患者静脉血栓栓塞症预防护理与管理专家共识［J］. 解放军护理杂志，2021，38（6）：17 - 21.

［5］王建枝，吴立玲. 疾病机制［M］. 北京：人民卫生出版社，2019.

第七章 内分泌系统疾病

第一节 糖尿病酮症酸中毒患者的护理

教学目标

【识记】能复述糖尿病酮症酸中毒、低钾血症的概念。

【理解】能正确解释糖尿病酮症酸中毒引起低钾血症的发生机制。

【运用】能准确判断糖尿病酮症酸中毒的严重程度及分级；能掌握糖尿病酮症酸中毒伴低钾血症的胰岛素治疗原则。

主题与背景

1. 基本信息

患者，女，72岁，已婚，初中文化水平，家庭社会支持系统一般，入院时间为4月22日20：30。入院诊断：电解质紊乱；2型糖尿病酮症酸中毒；重度低钾血症；混合型酸碱平衡失调；右下肢动脉闭塞症。

2. 护理评估

（1）主诉：食欲减退、烦渴多饮，呼气有烂苹果味，右足发绀、坏死，右下肢片状瘀斑。

（2）现病史：患者于4月22日拟行右下肢截肢术收入骨科，4月23日9：00术前检查结果显示电解质 K^+ 1.4mmol/L，血糖30.4mmol/L，尿中酮体（＋＋＋），葡萄糖（＋＋＋），为求进一步治疗，拟以"2型糖尿病酮症酸中毒、重度低钾血症"收入重症医学科。

（3）既往史：糖尿病史20年，8年前因"左下肢动脉栓塞"行左下肢大腿平面以下截肢，今年4月3日出现右下肢小腿疼痛伴小腿发凉，于4月8日就诊于我院周围血管科，12日行右动脉造影＋球囊扩张术＋下肢动脉溶栓术。否认肝炎、结核、伤寒等传染病史，否认外伤史，否认青霉素及已知食物过敏史。

（4）个人史：生长于陕西，否认吸烟史、饮酒史，家人身体健康。

（5）家族史：家族中否认遗传性疾病及类似病史。

（6）查体：T 36.5℃，P 75 次/分，R 16 次/分，BP 141/57mmHg，SpO₂100%。发育正常，肥胖体型，腹部膨隆，患者烦躁，表情痛苦，查体欠配合。左下肢缺如，右小腿及右足可见破损，创面发黑，右足趾末端发黑，足背可见 8cm×8cm 溃疡，创面呈紫红色，周围可见张力性水疱。动脉血气分析：pH 7.25，血糖 25mmol/L，乳酸 0.7mmol/L，钾离子 1.6mmol/L。尿常规 pH 6，酮体（＋＋＋），葡萄糖（＋＋＋）。

（7）主要治疗经过：患者入科后立即予以重症监护，完善相关实验室检查。严重低钾血症（血钾 1.6mmol/L），经左颈内中心静脉置管微量泵补钾：予以 0.9% 氯化钠溶液 30ml + 10% 氯化钾溶液 20ml，经左颈内中心静脉置管以 15ml/h 微量泵泵入补钾；严重酸中毒，动脉血气反馈：pH 为 7.25，给予静脉滴注 5% 碳酸氢钠溶液纠酸治疗；血尿酮体均为阳性同时血糖高，给予静脉补液，纠酮降血糖，血糖最高为 25mmol/L 给予静脉泵入胰岛素；积极处理创面，局部消毒换药，使用美罗培南抗感染；咪达唑仑镇静、瑞芬太尼镇痛；输注人血清白蛋白，启用肠内营养改善患者营养状况。

护理问题与措施

1. 糖尿病酮症酸中毒患者入科后如何合理安排输液？

（1）根据相关实验室检查结果明确治疗方案为纠正水、电解质紊乱，补液补钾，胰岛素降血糖及清除酮体。立即建立两条静脉通道：一通道快速输注 0.9% 生理盐水；另一通道输注其他液体，如抗生素、纠正电解质和酸碱失衡等药物。

（2）补液途径以静脉输注生理盐水为主，胃肠道补液为辅，患者无心力衰竭保证前 2 小时内输注 1000~2000ml，第 2~6 小时补液 1000~2000ml，第一个 24 小时补液量 4000~6000ml，恢复血容量和肾灌注，纠正失水状态，清除酮体。

（3）患者血清钾浓度 1.6mmol/L，属于重度低钾血症。首先启动补钾方案，并推迟胰岛素治疗。予以 0.9% 氯化钠溶液 30ml + 10% 氯化钾溶液 20ml，以 15ml/h 微量泵泵入补钾。

（4）患者血清钾离子浓度升至 3.4mmol/L（≥3.3mmol/L），启用小剂量胰岛素降血糖方案，每小时降血糖 2.8~3.9mmol/L，患者血糖为 25mmol/L，予以 0.9% 氯化钠溶液 50ml + 胰岛素 50IU，以 5ml/h 微量泵泵入胰岛素降低血糖。当血糖未达到目标值时增加胰岛素剂量；胰岛素降血糖过程中继续补充钾离子，维持钾离子浓度 3.3mmol/L 以上。

（5）患者血糖≤13.9mmol/L 时，调整胰岛素 0.02~0.05U/（kg·h），并将静脉输注的盐溶液更改为葡萄糖溶液，维持血糖 10~12mmol/L 之间，避免低血糖的发生。

（6）记录患者 24 小时液体出入量，强化常规护理，做好口腔及皮肤清洁工作。

2. 糖尿病酮症酸中毒伴低钾血症时护士应该采取哪些护理措施？

（1）密切监测血糖，以每小时一次频次监测血糖变化。

（2）以每小时两次频次监测血钾离子浓度的变化。

（3）血钾离子浓度 <3.3mmol/L 时，应首先进行补钾治疗，推迟胰岛素治疗。直到开始补钾且患者血钾离子浓度已经上升至≥3.3mmol/L 时，可启动小剂量胰岛素治疗。

3. 糖尿病酮症酸中毒患者伤口护理措施有哪些？

（1）抬高患肢，置于功能位，观察患者肢端颜色是否正常，触摸足背动脉并感觉患肢皮温。

（2）观察肿胀情况，垫高肢体，减轻水肿，检查并询问患者感觉运动情况。

（3）保持伤口纱布干燥，纱布若有渗湿或脱落及时更换纱布，清除坏死组织，管理渗液。

4. 针对糖尿病酮症酸中毒患者延续性护理措施有哪些？

（1）出院后对其电话进行随访，随访内容包括遵医嘱用药状况、饮食状况、运动状况、血糖管理以及有无低血糖、血糖波动过大等事件发生，对患者存在的问题予以指导干预。

（2）利用信息平台推送糖尿病酮症酸中毒自我护理方法比如：规范监测血糖、合理安排饮食以及高血糖或酮症等应急事件的处理流程。

（3）健康教育：在回访的同时，向患者详细讲述导致糖尿病酮症酸中毒的相关因素及治疗方法；通过案例分享的形式让其了解严格控制血糖的重要性。

（4）健康生活指导：根据患者生活习惯，制定患者每日饮食计划及出院后注意事项；帮助其掌握病情变化与饮食、用药之间的关系，树立自我保健的信念。

问题分析

1. 什么是糖尿病酮症酸中毒？

糖尿病酮症酸中毒（DKA）是糖尿病最常见的急性并发症之一。

《中国2型糖尿病防治指南（2020年版）》中将其定义为：由于胰岛素不足和升糖激素不适当升高引起的糖、脂肪和蛋白质代谢严重紊乱综合征，临床以高血糖、高血酮和代谢性酸中毒为主要特征，容易伴发有低血容量休克、低钾血症、急性呼吸窘迫综合征等严重并发症。DKA患者并发低钾血症会造成呼吸系统紊乱，严重时累及呼吸肌引起呼吸困难，甚至发生呼吸肌麻痹造成患者死亡。DKA的发生常有诱因，包括急性感染、胰岛素不适当减量或突然中断治疗、胃肠道疾病、心脑血管疾病、创伤、手术、妊娠分娩、精神刺激等。

2. 如何诊断糖尿病酮症酸中毒？

（1）临床表现：DKA发病前数天可有多尿、烦渴多饮和乏力症状的加重，失代偿阶段出现食欲减退、恶心、呕吐、腹痛，常伴头痛、烦躁、嗜睡等症状，呼吸深快，呼气中有烂苹果味（丙酮气味）；病情进一步发展出现严重失水现象，尿量减少、皮肤黏膜干燥、眼球下陷，脉快而弱，血压下降、四肢厥冷；晚期出现各种反射迟钝甚至消失，终至昏迷。

（2）按照酸中毒的程度，可以分为轻度、中度和重度（表7-1-1）。

表7-1-1　不同程度DKA的诊断标准

DKA程度	血糖（mmol/L）	动脉血pH值	血清 HCO_3^-（mmol/L）	尿酮	血酮	血浆有效渗透压	意识状态
轻度	>13.9	7.25~7.30	15~18	阳性	升高	可变	清醒
中度	>13.9	≥7.00且<7.25	≥10且<15	阳性	升高	可变	清醒或嗜睡
重度	>13.9	<7.00	<10	阳性	升高	可变	木僵或昏迷

DKA：糖尿病酮症酸中毒。

3. 糖尿病酮症酸中毒诱发低钾血症的病理生理机制是什么？

糖尿病酮症酸中毒诱发低钾血症的机制分析如下。

（1）高血糖：糖尿病酮症酸中毒患者血糖为16.7~33.3mmol/L。当血糖高于自身肾糖阈时，大量葡萄糖进入尿中，尿渗透压增加，大量血钾进入尿中排出体外，引起血钾下降。随着尿液排出增多，使血液浓缩，醛固酮分泌增加，导致肾脏排钾增加。高血糖还会刺激胰岛素和肾上腺素的分泌，使血钾向细胞内转移，血钾水平下降。

（2）胰岛素：糖尿病酮症酸中毒治疗时需小剂量胰岛素持续静脉滴注，而胰岛素合成糖原和活化细胞膜上 Na^+，K^+ – ATP 酶的作用，使细胞外钾大量转移至细胞内。并使血钾大量从尿中排出，降低血钾水平。

（3）镁：糖尿病患者大多数缺镁，而镁对肾小管上皮细胞的 Na^+，K^+ – ATP 酶有激活作用，缺镁导致其活性下降甚至失活，从而发生重吸收钾障碍；另外镁缺乏可加重胰岛素抵抗，产生低血钾。

（4）酸中毒：酸中毒使机体组织分解亢进，糖原和蛋白质的分解引起细胞内钾的释出，兼渗透性利尿，使钾排出增多，再加上远端肾小管中有大量难以吸收的酮体阴离子，改变了肾小管内的电位差，促使钾从细胞内进入小管腔随尿液流失。另外，酸中毒可使细胞内钾大量移至细胞外，经肾小管与氢离子竞争排出。

（5）内分泌激素：2 型糖尿病患者存在胰岛素抵抗，ACTH 会代偿性分泌增加，ACTH 刺激肾上腺皮质激素超量释放，引起血钾下降。其他内分泌激素如皮质醇、醛固酮、儿茶酚胺等均有降低血钾的作用。

（6）其他：由于恶心、呕吐或糖尿病胃肠功能紊乱导致钾摄入减少、排出增多可引起低钾，纠正酸中毒补碱时使血钾内移，抗感染应用某些抗生素如青霉素类时，也会加重钾的丢失。

4. 糖尿病酮症酸中毒的药物治疗有哪些？

（1）补液治疗：补液是首要治疗措施，目的是尽快恢复血容量和肾灌注，降低血糖和清除酮体。治疗中补液速度应先快后慢，第 1 小时输入生理盐水，速度为 15～20ml/（kg·h）。随后补液速度取决于脱水程度、电解质水平、尿量等。要在第 1 个 24 小时内补足预估的液体丢失量。对有心、肾功能不全者，在补液过程中要监测血浆渗透压，动态评估患者心脏、肾脏、神经系统状况进行评估以防止补液过多。当 DKA 患者血糖≤13.9mmol/L 时，需补充 5% 葡萄糖并继续胰岛素治疗，直至血清酮体、血糖均得到控制。

（2）胰岛素治疗：小剂量胰岛素连续静脉滴注方案已得到广泛认可，指南推荐采用连续胰岛素静脉输注 0.1 U/（kg·h）。但对于重症患者，可采用首剂静脉注射胰岛素 0.1 U/kg，随后以 0.1 U/（kg·h）速度持续输注。若第 1 小时内血糖下降不足 10%，或血清酮体下降速度 <0.5mmol/（L·h）且脱水已基本纠正，则增加胰岛素剂量 1 U/h。当 DKA 患者血糖降至 13.9mmol/L 时，应减少胰岛素输入量至 0.05～0.10 U/（kg·h），并开始给予 5% 葡萄糖液，此后需要根据血糖来调整

胰岛素给药速度和葡萄糖浓度,并需持续进行胰岛素输注直至 DKA 缓解。缓解标准参考如下:血糖 < 11.1mmol/L,血清酮体 < 0.3mmol/L,血清 HCO_3^- ≥15mmol/L,血 pH > 7.3,阴离子间隙≤12mmol/L。

(3)补钾治疗:在开始胰岛素及补液治疗后,若患者尿量正常,血钾低于 5.2mmol/L 即应静脉补钾,一般在每升输入溶液中加氯化钾 1.5~3.0 g,以保证血钾在正常水平。治疗前已有低钾血症,尿量≥40ml/h 时,在补液和胰岛素治疗同时必须补钾。严重低钾血症危及生命,若发现血钾 < 3.3mmol/L,应优先进行补钾治疗;当血钾升至 3.5mmol/L 时,再开始胰岛素治疗,因胰岛素可激活细胞膜 Na^+,K^+ – ATP 酶,增加细胞内钾浓度,降低血钾浓度,可能导致患者发生心律失常、心搏骤停和呼吸肌麻痹。

(4)纠正酸中毒:DKA 患者在胰岛素治疗后会抑制脂肪分解,进而纠正酸中毒。但严重的代谢性酸中毒可能会引起心肌受损、脑血管扩张以及昏迷等严重并发症。指南推荐仅在患者血 pH < 7.0 时考虑适当补碱治疗,要求每 2 小时测定 1 次血 pH 值直至其维持在 7.0 以上。

(5)去除诱因和治疗并发症:如休克、感染、心力衰竭和心律失常、脑水肿和肾衰竭等。

案例总结

本案例患者是一名典型的 DKA 患者。患者既往患糖尿病 20 余年,血糖控制不佳,患者右下肢截肢手术前常规检查结果显示电解质:血钾 1.4mmol/L,血糖 30.4mmol/L,尿中酮体(+ + +)、葡萄糖(+ + +),以"电解质紊乱、2 型糖尿病酮症酸中毒、重度低钾血症、混合型酸碱平衡失调、右下肢动脉闭塞症"转入重症医学科治疗。入院后给予补液补钾、清除酮体、胰岛素降低血糖、使用美罗培南抗感染、咪达唑仑镇静、瑞芬太尼镇痛、输注人血清白蛋白改善患者营养状况等对症处理。患者于 4 月 27 日酮症酸中毒伴低钾血症的危急状况缓解,病情平稳转回骨科继续完善术前准备。

本案例患者由于糖尿病引起酮症酸中毒并发重度低钾血症,实验室检查结果显示血钾离子浓度 1.6mmol/L。存在的护理问题是:体液不足;电解质紊乱:重度低钾血症;焦虑;知识缺乏。护理人员按照护理问题的严重程度进行排序,依次制定护理措施并进行干预。

本案例围绕糖尿病酮症酸中毒重点分析酮症酸中毒伴低钾血症时的补液原则。依据指南推荐正确把握胰岛素启用时机,动态监测血糖值和血清钾离子浓度，避免低血糖、低钾血症的发生，保障患者安全。

思政元素

糖尿病酮症酸中毒起病急，病情进展速度快、病情危重，患者需立即接受治疗。在患者治疗期间，护士及时为患者及家属解释其病情变化、救治进展等情况，减轻患者及家属对于疾病不确定性的焦虑等负面情绪，鼓励患者及家属以积极心态面对，体现出护士的关爱之心。糖尿病是一种慢性、自发进展性疾病，漫长的病程和严格的饮食控制等常会造成患者不同程度的心理创伤，因此为患者做好疾病的健康宣教和心理护理尤为重要。护士告知患者及家属饮食不当、胰岛素或降糖药物的中断等是 DKA 的诱发因素，并指导患者尽可能避免 DKA 的诱发因素，要求患者出院后严格遵循糖尿病饮食原则、遵医嘱用药，帮助提高患者的服药依从性，体现出护士严谨认真的敬业精神。

诠释与研究

DKA 患者血糖动态监测

糖尿病患者突发 DKA 后，及时有效的血糖监测是指导其治疗的重要因素。传统的血糖监测是在固定时间点采用便携式血糖仪进行指尖血糖监测，只能反映瞬时血糖，不能反映较完整的血糖变化及波动趋势，加之长期反复的扎针容易造成患者精神和肉体创伤，新型血糖监测技术的需求显得尤为突出。动态血糖监测系统（CGMS）是一套对血糖进行动态监测的系统，包括测血糖的探头、记录血糖测量值的信息记录器以及能将测量值下载到计算机里的信息提取器及软件。相较于指尖血糖监测，CGMS 能够提供患者的血糖变化趋势，指导患者血糖管理方案实施与调整。

CGMS 也被称为持续葡萄糖监测系统，是指通过葡萄糖感应器监测皮下组织间液的葡萄糖浓度，反映血糖水平的监测技术。CGMS 能够每 2 分钟读取 1 个血糖数据并连续 24 小时实时监测，CGMS 的探头直径为 0.08mm，由 1 根细软管和信息记录器连接；信息记录器像手机一般大小，可连续动态记录探头测量的血糖值；所有记录的信息通过信息提取器下载到计算机内，使用相应的软件可以对数据自动进行统计分析，并做出每日或多日血糖图，通过使用 CGMS，可以提供患者 24 小时详细、准确的血糖水平和波动趋势，为制订糖尿病治疗方案提供详实依据。CGMS 的优势描述如下：①实时血糖监测：CGMS 能够实时测量和记录血糖，能发现不易被传统检测方法所探测到的隐匿性高血糖和低血糖。②血糖波动趋势分析：CGMS能够分析血糖的波动趋势，帮助患者和医生了解血糖的变化规律。③报警功能：当血糖水平过高或过低时，CGMS系统会发送警报，提醒患者及时采取相应措施。④数据共享与追踪：CGMS可以将血糖数据上传至云端平台，资源共享。⑤减轻痛苦：传感器防水、小巧舒适，日常生活不受影响，既减轻患者痛苦又方便快捷。

（韩　娟）

参考文献

[1] 中华医学会糖尿病学分会. 中国 2 型糖尿病防治指南（2020 年版）[J]. 中华糖尿病杂志，2021，13（4）：315 – 409.

[2] 张波，桂莉. 急危重症护理学 [M]. 4 版. 北京：人民卫生出版社，2017.

[3] 葛均波，徐永建，王辰. 内科学 [M]. 9 版. 北京：人民卫生出版社，2020.

[4] 张艺，王建宁，黄秋霞，等. 糖尿病酮症酸中毒患者应用体外心肺复苏的急救护理 [J]. 中华急危重症护理杂志，2021，2（2）：175 – 178.

[5] 张帅，陈娟红，姚惠萍. 糖尿病酮症酸中毒合并应激性心肌病急性循环衰竭患者的护理 [J]. 中华急危重症护理杂志，2023，4（4）：353 – 355.

[6] 陈银锋，张露露. 动态血糖监测仪联合细致化护理在糖尿病酮症酸中毒患者中的应用 [J]. 中国医学创新，2023，20（19）：129 – 132.

[7] HANNA J，BTEICH M，TAWK Y，et al. Noninvasive，wearable，and tunable electromagnetic multisensing system for continuous glucose monitoring，mimicking vasculature anatomy [J]. Sci Adv，2020，6（24）：eaba5320.

[8] 付亚成，全昌云，刘丽霞，等. 动态血糖监测系统中技术难点的相关探讨 [J]. 中国医疗器械杂志，2022，46（4）：422 – 427.

第二节　高渗性非酮症高血糖昏迷患者的护理

教学目标

【识记】能复述高渗性非酮症高血糖昏迷的概念及与酮症酸中毒昏迷和低血糖昏迷的区别。

【理解】能正确解释高渗性非酮症高血糖昏迷的病因、临床表现。

【运用】能对重症患者的血糖进行规范化管理；能提出患者的护理问题并采取对应的护理措施。

主题与背景

1. 基本信息

患者，女，69 岁，已婚，初中文化水平，家庭社会支持系统一般，因"进行性意识障碍加重 2 天"于 6 月 27 日由急诊科转入 ICU。入院诊断：高渗性高血糖昏迷；休克；电解质紊乱；高钠血症；高氯血症；轻度肺动脉高压；脑萎缩；腔隙性脑梗死；下肢静脉血栓形成；精神分裂症。

2. 护理评估

（1）主诉：进行性意识障碍加重 2 天。

（2）现病史：患者于 2 天前无明显诱因出现表情淡漠、反应迟钝、倦怠嗜睡，后上述症状逐渐加重。神志呈昏睡状，强烈刺激可唤醒，但无应答。无发热，无头痛，无恶心、呕吐，无肢体抽搐等。ICU 会诊后以"高渗性高血糖昏迷"收入。自发病以来，患者无大小便失禁，近期食欲差，体重无增减。

（3）既往史：30 年前因胡言乱语、社交孤僻确诊为精神分裂症，间断口服利培酮、吡拉西坦治疗，好转后停药。

（4）个人史：生长于甘肃，否认吸烟史、饮酒史，家人身体健康。

（5）家族史：家族中否认遗传性疾病及类似病史。

（6）查体：T 37.8℃，P 118 次/分，R 26 次/分，BP 69/50mmHg，神志呈浅昏迷，不能配合查体，急性病容，表情淡漠，颈强直，双侧瞳孔等大等圆，直径约 3mm，对光反射灵敏。听诊双肺呼吸音粗，双下肺可闻及干性啰音。心音有力，心律齐，各瓣膜听诊区未闻及病理性杂音。腹平软，听诊肠鸣音正常，平均 3 次/分。四肢肌张力增高。肌力测定不能配合，四肢未见肌肉挛缩及震颤。生理反射减弱，病理反射未引出。生化全项：葡萄糖 39.36mmol/L，尿素 17.92mmol/L，肌酐 121.2μmol/L，尿酸 460.0μmol/L，钾 3.64mmol/L，钠 167.9mmol/L，氯 139.6mmol/L，磷 0.82mmol/L，镁 1.12mmol/L，直接胆红素 5.0μmol/L，白蛋白 33.2g/L，三酰甘油 3.73mmol/L，乳酸脱氢酶 420U/L。血浆氨测定 342.0μmol/L。尿干化学分析：尿酮体（−）、隐血（＋＋＋），尿蛋白（＋），葡萄糖（＋＋），胆红素（＋），尿胆原（＋＋）。血常规：白细胞计数 3.2×10⁹/L，红细胞计数 4.03×10¹²/L，血红蛋白

122g/L，血小板 101×10^9/L。头颅平扫 + 鞍区平扫：老年脑萎缩征象，双侧侧脑室旁多发腔隙性梗死灶。

（7）主要治疗经过：患者入院后立即完善相关检查，给予重症监护、心电监测、呼吸支持、胰岛素降血糖、纠正水、电解质、酸碱平衡紊乱、补液、抗休克、抗感染、依诺肝素抗凝、营养支持等对症治疗。

护理问题与措施

1. 患者入院后发生高血糖昏迷，请问此期间应如何抢救与护理？

（1）补液、抗休克治疗：立即给予右颈内深静脉置管，迅速补液，该患者循环不稳定给予等渗液 5% GS 500ml + VitC 3g + 10% 氯化钾 0.7g + 胰岛素 8U 静脉滴注，纠正电解质紊乱给予钠钾镁钙葡萄糖注射液 500ml 静脉滴注，24 小时总补液量应该为 100~200ml/kg，4 小时之内给予补液总量的 1/3，脱水纠正后降低补液速度。同时给予血管活性药去甲肾上腺素泵入，改善周围循环和肾功能，根据血压、心率、尿量、末梢循环情况、中心静脉压等调整输液量和速度。

（2）保持呼吸道通畅：患者入科后神志浅昏迷，舌根后坠，鼻吸氧 8L/min 的情况下，SpO₂87%。血气分析示呼吸性酸中毒，立即给予经口气管插管呼吸机辅助通气，抬高床头 30° 及时清理呼吸道分泌物，加强肺部物理治疗，防止坠积性肺炎和 VAP 的发生。

（3）降血糖治疗：患者入科后指尖血糖 39.36mmol/L、血钠 167.9mmol/L，立即将胰岛素加入 5% GS 中静脉滴注，每 15 分钟监测血糖一次，根据血糖调节胰岛素的输入速度。

（4）患者入科后体温高，立即留取血培养，腰椎穿刺检查，完善其他化验检查，给予抗感染及物理降温。

（5）病情监测：严密观察和记录患者神志、瞳孔、呼吸、血压、脉搏、心率及 24 小时液体出入量等变化。监测并记录每小时血糖，关注尿糖、血酮体、尿酮体水平以及动脉血气分析及电解质变化。

（6）预防 VTE 的发生：入科后 VTE 风险评估为高危，下肢血管彩超未见血栓，立即给予基础预防 + 药物预防，抬高下肢，气压泵治疗 2 次/日，依诺肝素 0.4ml 皮下注射 1 次/日。

（7）其他护理：绝对卧床休息。注意保暖，防止烦躁后坠床，预防压力性损伤，营养支持和继发感染。

2. 患者入院时血糖 39.36mmol/L，此时护理人员应如何快速降低患者的血糖？

（1）常规情况下降血糖，将普通胰岛素加入生理盐水中静脉微量泵泵入，剂量为每小时每千克体重 0.1U。首次负荷量，静脉注射普通胰岛素 10～20U。血糖下降速度以每小时降低 3.9～6.1mmol/L 为宜。

（2）该患者血钠偏高，同时合并休克，故遵医嘱给予 5% GS500ml + 胰岛素 8U、VitC 3g、氯化钾 0.7g 持续静脉滴注。患者胰岛素治疗后 2 小时血糖下降至 25.8mmol/L。血糖达到 16.7mmol/L 时静脉常规注射胰岛素减至 0.02～005U/（kg·h），使血糖保持在 13.9～16.7mmol/L，直至患者清醒。

（3）每小时检测血糖、血钾、血钠和尿糖、尿酮等，根据患者尿糖、血糖及进食情况调节胰岛素剂量。每 2～4 小时检测血电解质、BUN、静脉 pH 值、Cr。高渗状态纠正后，如果患者能够进食，在给予促胰岛素后维持静脉输入胰岛素 1～2 小时以维持适当的血清胰岛素水平。

3. 患者入院后即行气管插管呼吸机辅助通气，呼吸机使用 9 天后，痰培养出现多重耐药鲍曼不动杆菌；在 ICU 住院第 6 天出现白细胞计数 2.10×10^9/L、红细胞计数 2.67×10^9/L、血红蛋白 78g/L、血小板 86×10^9/L，三系降低，此时护理人员应如何护理?

（1）所有医护工作者均需遵循医疗卫生机构消毒、灭菌和医院感染控制相关的基本要求和原则，加强感染控制的意识，提高手卫生的依从性、正确性。

（2）在标准预防的基础上，实施接触隔离及保护性隔离措施，预防多重耐药菌传播。

（3）配合医生做好骨髓穿刺期间的护理：注意观察穿刺处有无出血与渗血，翻身拍背、口腔护理时动作轻柔，防止伤口感染。

（4）考虑感染引起的急性造血停滞，三系减低。护士需减少穿刺，严密观察全身皮肤黏膜、牙龈、穿刺点有无出血。关注血常规、出凝血化验、骨髓穿刺结果等，做好输血护理及输血相关并发症的观察，出现异常及时汇报医生。

4. 患者既往有精神分裂症病史，入院后需继续服用利培酮，每日此时护理人员给药时注意事项有哪些?

利培酮主要用于急性和慢性精神分裂症，双相情感障碍的躁狂发作等。使用时应注意：有心律失常病史、先天性 QT 间期延长综合征时应谨慎。本品可能会发生（体位性）低血压，使用时观察血压。常见不良反应为与剂量相关的锥体外系症状，可有焦虑、嗜睡、头晕、视物模糊、恶心、便秘、消化不良、鼻炎、皮疹等。

问题分析

1. 什么是高渗性非酮症糖尿病昏迷？

高渗性非酮症糖尿病昏迷（HNKHC）：简称高渗性昏迷，其主要临床特征为有严重高血糖而无明显酮症酸中毒，血浆有效渗透压升高、失水和意识障碍，是严重的糖尿病急性并发症，常见于老年 T2DM 患者。病因可能与胰岛素相对不足，同时在各种诱因作用下导致体内糖代谢失衡有关。诱因包括急性感染、心脑血管意外、水摄入不足、肾脏疾病、糖摄取增多。在各种诱因作用下，导致体内升糖激素增多，加重胰岛素抵抗，继而体内糖代谢失调；体内高血糖会导致患者渗透性利尿，由于老年 T2DM 患者肾功能不全，下丘脑渗透压调节系统功能相对不全，更易导致严重失水。血浆渗透压升高合并细胞内脱水导致脑细胞脱水和供血不足，进而出现意识障碍等精神症状。

2. 非酮症高渗性高血糖昏迷有哪些临床表现？

典型的临床表现可分为：前驱期、典型期以及伴发疾病的症状和体征期。关于 HNKHC 的实验室诊断依据，国外学者提出以下标准：血糖 ≥33mmol/L；有效渗透压 ≥320mOsm/L；动脉血气检查显示 pH ≥7.30 或血清 HCO_3^- ≥15mmol/L。该病发病机制复杂，目前仍未完全阐明。对起病先有多尿、多饮，但多食不明显，或反而食欲减退，失水随病程进展逐渐加重，出现神经精神症状，表现为嗜睡、幻觉、定向障碍、偏盲、偏瘫、癫痫样抽搐等，最后陷入昏迷。实验室检查：尿糖强阳性，但无或轻度酮症；突出表现为血糖增高至 33.3mmol/L 以上，血钠达 155mmol/L，血浆渗透压显著升高达 350mOsm/L 以上，血肌酐和尿素氮常偏高。

3. 酮症酸中毒昏迷与低血糖昏迷、高渗性非酮症高血糖昏迷如何鉴别？

酮症酸中毒昏迷与低血糖昏迷、高渗性非酮症高血糖昏迷鉴别诊断见表 7 - 2 - 1。

表7-2-1 酮症酸中毒昏迷与低血糖昏迷、高渗性非酮症高血糖昏迷鉴别诊断表

项目	酮症酸中毒昏迷	低血糖昏迷	高渗性非酮症高血糖昏迷
病史	多少于青少年，多数有糖尿病病史，常有感染、胰岛素治疗中断等病史	有糖尿病病史，有注射胰岛素，口服降糖药，进食过少，过度体力消耗等病史	多发生于老年患者，常无糖尿病病史，常有感染、呕吐、腹泻等病史
起病	慢（2~4日）	急（以小时计）	慢（数日）
症状	有厌食、恶心、呕吐、口渴、多尿、昏睡等	有饥饿感、多汗、心悸、手抖等交感神经兴奋表现	有嗜睡、幻觉、震颤、抽搐等
体征			
皮肤	失水、燥红	潮湿、多汗	失水
呼吸	深、快	正常	加快
脉搏	细速	速而饱满	细速
血压	下降	正常稍高	下降
实验室检查			
尿糖	++++	阴性或+	++++
尿酮体	+~+++	阴性	阴性或+
血糖	显著增高，多为16.7~33.3mmol/L	显著降低<2.8mmol/L	显著增高，一般为33.3mmol/L以上
血酮体	显著增高	正常	正常或稍增高
血钠	降低或正常	正常	正常或显著增高
pH	降低	正常	正常或降低
CO_2结合力	降低	正常	正常或降低
乳酸	稍升高	正常	正常
血浆渗透压	正常或稍升高	正常	显著升高，常>350 mOsm/L

4. 针对此类患者采取何种监测血糖方式、多长时间监测一次血糖？

如果有动脉导管，首选动脉血来监测血糖。如果没有动脉导管，建议从静脉导管采血。连续血糖监测可用于血糖波动较大的危重症患者。在重症患者中，血糖监测采血的优先级是动脉＞静脉＞毛细血管。建议对于新入院的危重症患者或接受持续胰岛素输注的重症患者，血糖监测

间隔不应超过 1 小时，直至血糖水平和胰岛素注射速率稳定。当血糖水平和胰岛素注射率稳定后，增加间隔时间到每 2～4 小时一次。如果发生低血糖事件，应每 15 分钟监测一次，直至血糖水平稳定。

5. 高渗性非酮症糖尿病昏迷的诊断标准

高渗性非酮症糖尿病昏迷的实验室诊断参考标准是：①血糖≥33.3mmol/L。②有效血浆渗透压≥320mOsm/L。③血清碳酸氢根≥15mmol/L 或动脉血 pH≥7.30。④尿糖呈强阳性，而尿酮阴性或弱阳性。由于高渗性非酮症糖尿病昏迷可与糖尿病酮症酸中毒、乳酸中毒并存，当上述诊断标准中的①③④缺乏或不完全符合时，不能否定高渗性非酮症糖尿病昏迷的存在。

案例总结

高血糖和相对高血糖是危重患者死亡率增加的独立危险因素，也是住院患者短期和长期预后不良的重要预测因素。因此，加强危重患者的血糖管理十分重要。

该患者由高渗性非酮症高血糖昏迷收入，虽经过积极救治，及时纠正了高血糖、休克、脱水等症状，但病情较为复杂，先后诊断为：急性呼吸衰竭、全血细胞减少、肾功能不全、脑梗死、脑萎缩、低蛋白血症、肺炎、胸腔积液等，既往精神分裂症但无糖尿病，故发生高渗性高血糖昏迷的诱因需逐项排查，同时防治并发症。

该患者的血糖入院时极高，一旦确诊为高血糖高渗状态，则需密切监测血糖及神志变化情况，在控制血糖基础上加强补液，维持水、电解质稳定，治疗原则与糖尿病酮症酸中毒相似。

思政元素

高渗性非酮症高血糖昏迷患者首发症状为意识障碍，在护理过程中，对患者的意识障碍进行动态评估，积极抢救脱水，降血糖，遵医嘱补液，同时配合医生查找发病诱因，最大限度减轻患者痛苦。此外，控制血糖是影响患者疾病转归的主要因素之一，护士持续关注血糖变化情况，根据血糖随时调整胰岛素的用量，指导患者家属给予正确的营养支持。在整个诊疗过程中，体现的是 ICU 医护团队的重症思维能力和严密的病情观察及处理能力，不放过任何一个细节，为患者的救治提供精准、精细化护理。

诠释与研究

高渗性非酮症高血糖昏迷治疗进展

糖尿病高渗性高血糖昏迷（HHS）的传统治疗主要使用生理盐水来纠正脱水，只有渗透压在扩容补液后不下降，才考虑使用低渗盐水（0.45%）。HHS患者液体缺失为 100～220ml/kg。单纯的补液会降低血糖。在救治过程中，一定要严格检测血钠情况，血钠的波动24小时不宜超过 10mmol/L。纠正血糖的同时，血钠会升高。一般血糖降低5.5mmol/L 会使血钠上升 2.4mmol/L。胰岛素的使用为小剂量，即0.05U/（kg·h）[效果不理想，可加大至1U/（kg·h）]，合并酮症一开始就使用，不合并酮症可先扩容补液。第 1 小时内输注生理盐水1000ml，确保渗透压缓慢下降，速度是 3～8mOsm/（kg·h）。随后，可以继续使用生理盐水补液治疗，速度可以逐步减慢，比如每小时 500ml左右，一般建议在 6 小时之内，正平衡 2000～3000ml。在整个治疗过程中，需要监测患者血糖、血钠、尿素氮、渗透压。使用生理盐水来达到12 小时正平衡 3000～6000ml，后续生理盐水使用情况，需要依据病情调整，并不要求在 24 小时内完全纠正电解质紊乱。血糖控制的目标是10～15mmol/L。尽量做到在 72 小时的时候完全纠正电解质和渗透压。对于这类患者，除非存在禁忌证，否则都推荐使用低分子肝素来进行抗凝治疗。

但是，该疾病患者多为老年人，常伴有诸多并发症，如高血压、肾病、心脏病等，因此补液速度受到限制，对及时补水造成不利影响。为患者进行胃肠补液可以避免静脉补液在补液速度方面的不足，可以达到补液的目的，补液效果良好。相关研究表明，通过胃肠补液可以降低血浆渗透压，有效防止并发症和死亡情况发生。另一研究显示在胃肠补液的基础上，为患者应用醒脑静脉注射液，该药物安全性高，能够降低患者颅内压，促进脑细胞复苏，具有凉血、清热、开窍、醒脑解毒的功效，不但可以减轻脑缺血再灌注情况，还可以改善脑组织超微结构损伤。患者不良反应减少，血糖、血钠、血尿素氮、血浆渗透压水平均得到改善。

（牟成华）

参考文献

［1］Wu Z，Liu J，Zhang D，et al. Expert consensus on the glycemic management of criti-cally ill patients ［J］. J Intensive Med，2022，2（3）：131－145.

［2］ElSayed NA，Aleppo G，Aroda VR，et al. on behalf of the American Diabetes As-sociation. 16. Diabetes Care in the Hospital：Standards of Care in Diabetes－2023 ［J］. Diabetes Care，2023，46（Suppl 1）：S267－S278.

［3］张波，杨文英. 中国糖尿病流行病学及预防展望 ［J］. 中华糖尿病杂志，2019，11（1）：7－10.

［4］郭爱敬，周兰妹. 成人护理学 ［M］. 北京：人民卫生出版社，2017.

［5］邱海波，管向东，杨毅. ICU临床思维与病例演练 ［M］. 上海：上海科学技术出版社，2020.

［6］刘承宇，陈丽如，朱明炜. 重症患者早期肠内营养的研究进展 ［J］. 中华临床营养杂志，2022，30（3）：161－166.

［7］陈梅娟. 持续微量泵静脉输注胰岛素监控ICU重症高血糖的护理 ［J］. 中国卫生标准管理，2022，13（07）：144－147.

［8］王玮，曲华，初静，等. 重症患者肠内营养高血糖管理的最佳证据总结 ［J］. 中华急危重症护理杂志，2022，3（02）：157－162.

［9］吴昊. 分析糖尿病非酮症高渗性昏迷患者的临床急救措施及治疗价值 ［J］. 糖尿病新世界，2021，24（15）：38－41.

第八章　代谢性疾病

第一节　横纹肌溶解综合征患者的护理

教学目标

【识记】能复述横纹肌溶解综合征的概念、电解质异常的观察及应对。

【理解】能正确解释横纹肌溶解综合征的临床表现。

【运用】能提出患者的护理问题并采取对应的护理措施。

主题与背景

1. 基本信息

患者，男，42岁，已婚，初中文化水平，身高185cm，体重123kg，家庭社会支持系统一般，入院时间为11月27日18:00。诊断：高血糖高渗性昏迷；横纹肌溶解综合征；急性肾损伤（3级）；代谢性酸中毒；电解质紊乱；高钾血症；高钠血症；肺部感染；2型糖尿病。

2. 护理评估

（1）主诉：口干、恶心4天，意识障碍2天。

（2）现病史：患者11月23日向其家属自述口干、恶心及头痛等症状，家属未予重视。11月24日夜间上述症状加重，就诊于当地医院，行相关检查提示血糖为"HI"，考虑为糖尿病，给予胰岛素降糖治疗，于第二日下午，患者出现意识障碍、言语不能，伴肢体活动障碍，为求进一步治疗，于11月27日18:00以"高血糖高渗性昏迷"收入我科。

（3）既往史：否认肝炎、结核、伤寒等传染病史，否认外伤史，否认青霉素及已知食物过敏史。

（4）个人史：生长于山西，否认吸烟史，家人身体健康。

（5）家族史：家族中否认遗传性疾病及类似病史。

（6）查体：T 39.7 ℃，P 149次/分，R 35次/分，BP 120/71mmHg，患者昏迷，双侧瞳孔不等大，左侧约5mm，右侧约4mm，对光反射均迟钝。

听诊：双肺呼吸音弱，两肺可闻及湿啰音。血气分析：pH 7.328，BE -3.6mmol/L，HCO_3^- 20.8mmol/L，Lac 2.7mmol/L，K^+ 5.8mmol/L，Na^+160.3mmol/L，化验示白细胞 26.3×10^9/L，中性粒细胞 89.1%，血肌酐 558.3μmol/L，尿素 26.5mmol/L，肌酸激酶（CK）2212 IU/L，血糖 24.6mmol/L，糖化血红蛋白 13.7%，血渗透压为 375 mOsm/（kg·H_2O），肌红蛋白 13671 ng/ml，肌钙蛋白 0.12 ng/L，尿酮体（-），尿液褐色。头颅 + 胸部 CT：头颅平扫未见异常；双肺坠积性肺炎。

（7）主要治疗经过：患者入科后立即予以心电监护、有创动脉压监测、CVP 监测以及经口气管插管接呼吸机辅助通气。治疗措施：持续静脉泵入胰岛素，控制血糖在 8~10mmol/L。治疗措施：经过液体复苏、控制血糖、行血液净化以改善肾功能、碱化尿液、纠正离子紊乱、营养支持等综合治疗，4 天后患者意识转清，电解质稳定，但患者四肢肌力仍偏弱，双上肢为 2 级、双下肢为 1 级，双侧对称，病理反射（-）。经过检测发现患者肌酸激酶（CK）240787.6 IU/L，肌红蛋白 196900ng/ml，考虑患者为高血糖高渗状态致横纹肌溶解症并发肌无力，后给予床旁 CRRT 联合血浆置换治疗。经过积极 CRRT 及血浆置换术后，患者肌红蛋白下降至 2489ng/ml，肌酸激酶降至 1378 IU/L，自主尿量较前增多，400ml/d 左右，肌酐逐步恢复正常范围，病情趋于好转。于 12 月 8 日转往普外科继续治疗。

护理问题与措施

1. 患者血糖 24.6mmol/L，针对高血糖高渗状态，护士可以采取哪些护理措施控制血糖？

（1）积极液体复苏，尽早、尽快补液，推荐采用平衡电解质溶液（如乳酸林格液）替代生理盐水，可以加快代谢性酸中毒的初始缓解速度、减轻高氯血症，还可短期改善患者的血压及尿量，与此同时关注患者心、肾功能及意识变化。

（2）制定以护士为主导的个体化血糖管理控制方案，持续泵入胰岛素，控制血糖在 8~10mmol/L，血糖降低率为 3mmol/（L·h），血糖监测不超过 1 小时，直至血糖水平和胰岛素注射速率稳定，增加间隔时间到每 2~4 小时一次。

2. 患者存在急性肾损伤，K^+ 5.5mmol/L，Na^+160.3mmol/L，血肌酐 558.3 μmol/L，入院后存在电解质紊乱的情况，护士应当如何采取护理措施?

（1）持续心电监护，严密监测生命体征，关注心电图变化情况，注意心率、心律以及呼吸情况，防止恶性心律失常发生。

（2）动态监测血清的肌酸激酶的变化，每8小时监测1次，直到连续监测回降为止。

（3）严密监测动脉血气分析，关注血清电解质，特别是钾离子，纠正酸碱平衡。

（4）关注尿量、尿色，准确记录出入量，防止液体超负荷。

（5）进行水化碱化尿液，进行血液净化治疗，同时监测凝血机制，观察抗凝效果。

3. 横纹肌溶解综合征患者常伴有发热，该患者白细胞高达 $26.3 \times 10^9/L$，患者在入院后体温波动在 $38.5 \sim 39.7℃$，此时护士可以采取哪些护理措施?

（1）密切监测体温变化，动态监测患者白细胞、中性粒细胞、CRP、降钙素原等感染指标变化。

（2）遵医嘱予以冰袋/冰毯物理降温。

（3）如有寒战，遵医嘱抽取血培养，并关注培养结果。

（4）遵医嘱规范输注抗菌药物。

4. 患者呈昏迷状态，双肺坠积性肺炎且可闻及湿啰音，气管插管时可吸出大量黄白色黏稠痰液，此时护士应该采取哪些护理措施确保患者气道通畅、预防痰液（栓）堵塞气道?

（1）密切监测生命体征、氧合变化情况及血气结果。

（2）进行肺部听诊，根据听诊结果指导翻身，进行体位引流。定时拍背，使用排痰机振动排痰，必要时进行俯卧位通气治疗。

（3）保持人工气道通畅，遵医嘱使用雾化药物化痰，按需吸痰，根据痰液性状调整呼吸机湿化力度。

5. 患者中年男性，体型肥胖，高血糖高渗状态致横纹肌溶解征并发肌无力，因此有压力性损伤的风险，针对该问题护士应采取哪些护理措施?

（1）关注皮肤情况，动态评估患者 Branden 评分，严格做好交接班。

（2）使用预防压力性损伤床垫及敷料，电动移位器变更体位，增加翻身次数，做好皮肤衬垫。

（3）进行肢体被动训练，保持肢体功能位，预防肌肉萎缩及下肢深静脉血栓的发生。

6. 患者既往饮酒，肥胖，未进行体重控制，针对患者疾病知识缺乏，护士对患者应做好哪些健康宣教？

（1）介绍 ICU 环境，讲解治疗、护理方案及目的，防止谵妄发生。

（2）给患者讲解疾病相关知识，正确认识横纹肌溶解综合征，强调避免复发的重要性。

（3）定期监测血糖、血脂，定时体检，改变饮食习惯，多运动，控制体重等。

问题分析

1. 什么是横纹肌溶解综合征？

横纹肌溶解综合征（RM）是由于肌肉损伤引起横纹肌破坏和崩解，导致包括肌酸激酶、肌红蛋白、醛缩酶、乳酸脱氢酶及电解质等肌细胞内的成分进入细胞外液及血液循环，引起机体内环境紊乱，甚至急性肾衰竭（ARF）的一组临床综合征。RM 包括临床无症状的肌酸激酶升高及危及生命的肌酸激酶极度升高、电解质紊乱和急性肾损伤（AKI）等。10%~60% 的 RM 患者可发生 AKI。

2. 引起横纹肌溶解综合征的原因有哪些？

获得性原因分为创伤性和非创伤性。

（1）创伤性损伤，如挤压综合征、事故、自然灾害或剧烈运动，会导致直接肌肉损伤和肌膜破裂。对于涉及肌肉组织的大量创伤性损伤负担的患者，特别是涉及四肢的挤压伤或四肢损伤的患者，应怀疑横纹肌溶解。血管损伤或肌肉缺血并随后再灌注的患者发生横纹肌溶解的风险也较高。

（2）非创伤性原因包括酗酒、药物（如他汀类药物、安非他命、抗精神病药、利尿剂）、镇静剂和昏迷。对于任何患有导致肌细胞代谢需求增加而超过可用 ATP 供应的患者，都应怀疑横纹肌溶解。这可能是由于运动、药物或毒素等外源性药物、遗传缺陷或影响肌细胞的肌病以及感染造成的。

3. 横纹肌溶解综合征有哪些临床表现？

横纹肌溶解临床表现可能从无症状到常见的临床特征，包括急性肌无力、疼痛/压痛和受累肢体或身体部位的肿胀（结节、肿瘤）。深色（茶色）的尿液可能是另一种常见的发现。在适当的实验室和病史下，临床怀疑的低阈值是启动治疗的必要条件。

RM 临床表现主要包括 RM 诱因表现，RM 本身表现及 RM 并发症表现三个方面。

（1）RM 诱因表现：诱发 RM 的原发表现，如挤压伤、高温等。

（2）RM 本身表现：局部表现为受累肌群疼痛、肿胀、压痛、肌无力；全身表现为全身不适、乏力、发热、心动过速，少尿、无尿、黑茶色尿等。

（3）RM 并发症表现：并发症有高钾血症、低钙血症、代谢性酸中毒、乳酸性酸中毒等。此外，还可出现低血容量性休克、急性肾衰竭、弥散性血管内凝血、骨筋膜室综合征等。

4. 横纹肌溶解综合征有哪些主要治疗措施？

（1）治疗原则：横纹肌溶解综合征的治疗遵循严密监护、早期诊断、及时干预的原则。

（2）积极治疗原发病、终止肌细胞破坏：针对引起横纹肌溶解的病因进行治疗，去除破坏肌细胞的因素，遏制肌红蛋白继续入血，避免发生肾损害。如避免过多运动、控制躁动、停止服用相关药物、治疗感染、纠正代谢异常、必要时手术等。

（3）积极液体复苏：保证有效循环血量，防止低血容量性休克，保证肾脏灌注，排出肾小管中的肌红蛋白，防止肾功能损害。

（4）碱化尿液：碱化尿液可减少肌红蛋白分解生成亚铁血红素，防止肾小管损伤，同时对抗代谢性酸中毒和高钾血症，一般静脉应用 5%碳酸氢钠碱化尿液，维持尿 pH 值大于 6.5。

（5）利尿：加速肌红蛋白的排泄，从而减轻其对肾小管的堵塞和毒性。呋塞米使用不受尿量限制，可优先使用，且有排钾作用，但可加重低钙血症；甘露醇有渗透性利尿作用，还可扩充血容量，改善肾前性缺血，清除氧自由基，减轻对肾脏的氧化损伤，但无尿患者慎用。

（6）小剂量糖皮质激素：运动性横纹肌溶解症适量应用小剂量糖皮质激素可预防急性肾衰竭的发生。

（7）血液净化治疗：已发生的急性肾衰竭和（或）难以纠正的电解质紊乱如高钾血症、持续性代谢性酸中毒，应尽快介入血液净化治疗。

（8）低钙血症处理：低钙血症极少需要补钙，因补钙可增加钙在受损肌肉中沉积，而致肌肉损伤，并且在恢复阶段提高血钙水平，而高钙血症需要进行治疗。

（9）应用抗氧化剂保护肾小管细胞：如去敏铁、谷胱甘肽、维生素 E 等；丹曲林钠是一种直接作用于骨骼肌的肌松剂，其主要作用部位是骨骼肌的肌浆网，通过抑制肌浆网释放钙离子而减弱肌肉收缩，也可以用来治疗横纹肌溶解症。

（10）并发症的治疗：低钙血症一般不主张早期补钙，以免加重横纹肌细胞损伤及恢复期高血钙；急性筋膜间室综合征，甘露醇可降低肌隔室内压力，但无尿患者应慎用，经内科治疗无效的，可行肌筋膜切开减压术；如出现 DIC、肝功能不全等应用肝素、保肝等对症治疗。

案例总结

本案例患者是一位高血糖高渗昏迷导致横纹肌溶解综合征并发肌无力的患者。患者突发口干、恶心 4 天，意识障碍 2 天后，在当地医院治疗出现病情变化后，以"高血糖高渗性昏迷"收入我科。入院后予以有创机械通气、镇痛镇静、抗感染、补液、水化碱化尿液、降脂、连续肾脏替代治疗等对症治疗。患者于 12 月 8 日康复出院。

本案例横纹肌溶解综合征患者是在糖尿病基础上伴有器官功能衰竭，主要临床表现为急性肾损伤。患者存在的护理问题有：体液不足；水、电解质、酸碱平衡失调；急性肾损伤；体温过高；清理呼吸道无效；压力性损伤风险；知识缺乏。围绕这些护理问题，制定了详细的护理措施。

最后，在掌握横纹肌溶解综合征相关知识及治疗的同时，应加强人文护理、早期康复护理、健康知识宣教等，制定个性化护理计划并贯穿于 ICU 整个住院过程中。

思政元素

患者为年轻男性，身体肥胖，患者意识转清后，由于持续床旁血液净化治疗、重症肌无力、机械通气等原因，出现烦躁、恐惧、悲观、无力感等负面情绪，医护人员本着"尊重患者、感同身受"的仁爱精神和"求真务实、一丝不苟"的职业素养给予专业照护，倾听患者主诉，注重隐私保护，鼓励和指导患者进行自主活动，肺功能锻炼等，利用排痰背心和移动吊床等设备帮助患者被动活动，鼓励患者早期活动，促进康复及增强治疗信心。另外，开通绿色通道，适当增加探视时间，鼓励患者家属参与，增加患者战胜疾病的信心从而配合治疗及功能锻炼。

诠释与研究

RM 患者电解质异常

高钾血症和低钙血症是治疗横纹肌溶解症时最常见的电解质异常。在横纹肌溶解过程中，应谨慎地纠正生化平衡和电解质，以避免治疗过程中的并发症。

1. 高钾血症

高钾血症是一种电解质异常，需要及时纠正以降低心律失常的风险。横纹肌溶解过程中的 AKI 通常与过量的钾水平有关，并与肌肉破坏的体积相关。当存在横纹肌溶解发展的可能性时，应评估钾和所有相关电解质的基线水平。在横纹肌溶解诱导的 AKI 中发生的高钾血症发生在疾病过程的早期，应密切监测。钾的水平应进行连续评估。高钾水平（ $>6mmol/L$ ）患者应进行心脏监测。应采集心电图，并评估严重高钾血症（QRS 拓宽、小 p 波和严重心律失常）的表现。低钙血症加重了高钾血症的电效应，在这种情况下应积极使用氯化钙或葡萄糖酸钙进行治疗，可直接对抗血钾过高对细胞膜极化状况的影响，使阈电位恢复正常，防止或降低出现室颤的风险。钾水平升高应通过静脉滴注碳酸氢钠，注射胰岛素和葡萄糖来促使钾离子内流，进入细胞内。使用利尿剂、离子交换树脂、透析等方式加快钾离子排出。此外应积极处理原发病，限制钾离子的摄入。

2. 低压血症

低钙血症发生在横纹肌溶解的早期，由于钙进入受损的细胞和磷酸钙在坏死的肌肉中沉积所致。除非患者有症状或存在严重的低钾血症，否则应避免对横纹肌溶解症的早期低钙血症治疗。应避免用氯化钙或葡萄糖酸钙纠正低钙血症，因为钙可能在损伤肌肉中沉积。在恢复期，血清钙水平恢复正常，可能反弹，因损伤肌肉释放钙导致高钙血症，AKI 继发轻度甲状旁腺功能亢进。

（武文静）

参考文献

[1] Zhi xiong Wu, Jiao Liu, Dong Zhang, et al. Expert consensus on the glycemic man-

agement of critically ill patients [J]. Journal of Intensive Medicine，2022，02（3）：131－145.

［2］Gupta Ankur，Thorson Peter，Penmatsa Krishnam R，et al. Rhabdomyolysis：Revisited.［J］. Ulster Med J，2021，90：61－69.

［3］Cabral Brian Michael I，Edding Sherida N，Portocarrero Juan P，et al. Rhabdomyolysis［J］. Dis Mon，2020，66：101015.

［4］薛武鹏，武文静，陈家琦，等. 一例高血糖高渗状态致横纹肌溶解症并发肌无力患者的护理体会［J］. 实用临床护理学电子杂志，2017，2（42）：145－146.

［5］苏真娇，黄瑞君，曾萍. 动态血糖管理模式在危重症患者血糖中的应用［J］. 现代临床护理，2018，17（6）：20－25.

［6］张媛媛，张建荣. 横纹肌溶解致急性肾损伤的发病机制及治疗进展［J］. 中华灾害救援医学，2017，5（2）：5.

第二节 重度低钾血症患者的护理

教学目标

【识记】能复述低钾血症和重度低钾血症的概念。

【理解】能正确解释低钾血症的临床表现、监测和治疗。

【运用】能准确对低钾血症患者实施补钾治疗；能提出患者的护理问题并采取对应的护理措施。

主题与背景

1. 基本信息

患者，男，56岁，已婚，小学文化水平，家庭社会支持系统一般，入院时间为7月29日21：45。诊断：肠系膜动脉血栓；不全性肠梗阻。

2. 护理评估

（1）主诉：腹痛2⁺周。

（2）现病史：2⁺周前，患者突发腹部绞痛，呈持续性，到当地医院就诊，予以补液、抗炎等对症治疗，疼痛无明显缓解，考虑肠系膜动脉栓塞，在局部麻醉下行肠系膜上动脉造影＋溶栓术，术后疼痛稍缓解，2天后再次疼痛加重。现为求进一步诊治，于7月29日到我院急诊就诊，急诊以"肠系膜动脉血栓"收入院。发病以来，患者禁饮禁食，精神睡眠差，小便正常，大便呈稀便，无便血、黑便。

（3）既往史：一般情况良好，否认肝炎、结核或其他传染病史，按正常计划完成疫苗接种，无过敏史、外伤史、手术史、输血史，无特殊病史。

（4）个人史：长期居住于原籍，职业农民，未到过牧区及疫区，无冶游史、吸毒史、吸烟史和饮酒史。

（5）家族史：家族中否认遗传性疾病及类似病史。

（6）查体：T 36.5℃，P 81 次/分，R 20 次/分，BP 122/67mmHg，HR 81 次/分，SpO_2 98%，身高 158cm，体重 60kg。视诊：神志清醒，急性病容，表情痛苦，发育正常；胸廓未见异常，双侧呼吸运动对称；腹部膨隆。触诊：双肺触觉语颤对称无异常，未触及胸膜摩擦感；全腹软，有压痛、反跳痛，未触及包块，肝脏肋下未触及，脾脏肋下未触及，双肾未触及。叩诊：双肺叩诊呈清音；心界正常；腹部叩诊呈鼓音，移动性浊音阴性，无肾区叩击痛。听诊：心律齐，各瓣膜区未闻及杂音；双肺呼吸音清，未闻及干湿啰音；肠鸣音减弱，腹部未闻及血管杂音。血常规：红细胞 4.4×10^{12}/L，血红蛋白 132g/L，白细胞 11.31×10^9/L，中性分叶核粒细胞百分率 85.3%。血生化：总胆红素 21.9μmol/L，直接胆红素 7.9 μmol/L，白蛋白 43g/L，血肌酐 79.28μmol/L，血尿素 9.3mmol/L。血电解质：血钾 3.98mmol/L，血钠 138.5mmol/L。下腹部、盆腔 CT 平扫+血管三维成像增强扫描：肠系膜上动脉及部分分支内见充盈缺损影，局部管腔重度狭窄/次全闭塞，小肠广泛扩张、积气、积液并见长短不一气液平面，结直肠塌陷。肠系膜脂肪间隙模糊、密度不均匀增高，以左中下腹部为著，系膜及网膜肿胀，腹盆腔散在少许渗出积液，肠系膜区、腹膜后及肝胃韧带多发淋巴结显示，双肾周筋膜及壁腹膜增厚。腹主动脉及双侧髂总、髂内外动脉管壁散在钙化伴附壁血栓，管腔轻度狭窄。胰腺体尾部稍显饱满，周围脂肪间隙稍模糊。

（7）主要治疗经过：入院后予补液、抗炎等对症治疗，完善相关术前检查，于 7 月 30 日 2:00 在静吸复合麻醉下行"小肠坏死小肠切除肠吻合术、结肠部分切除术、肠系膜上动脉探查切开取栓术、内膜固定术、肠系膜上动脉重建术"，术毕于 11:44 转入外科 ICU，予气管插管导管接呼吸机支持、心电监护、胃肠减压，建立锁骨下中心静脉通路，进行抗感染、补液、镇痛镇静等治疗。术后 19 小时，入量 6360ml，出量 3193ml，腹腔引流 500ml，胃肠减压 600ml。术后第一日 ECG 示窦性，HR 78 次/分，T 波低平，下肢肌力 4 级，肠鸣音减弱，查血生化显示血钾 2.29mmol/L，予补钾对症处理，动态复查。术后第 2 日血清钾 3.88mmol/L，予输注白蛋白、新鲜冰冻血浆、血小板、红细胞悬液等治疗。术后第 4 日动脉血气分析：pH 7.566，PaO_2 97.9mmHg，

$PaCO_2$ 36.7mmol/L，HCO_3^- 32.6mmol/L，BE 9.7mmol/L，全血钾 2.65mmol/L，血清钾 2.91mmol/L，下肢肌力 4 级，肠鸣音减弱，继续予补钾对症处理。术后第 6 日拔除气管插管导管，予高流量氧疗，氧浓度 35%，患者呼吸平稳，SpO_2 100%。术后第 8 日复查血钾 4.42mmol/L，患者神志清楚，T 36.4℃，HR 87 次/分，鼻导管吸氧 3L/分，SpO_2 100%，RR 18 次/分，BP 132/84mmHg，转往普外科继续治疗。

护理问题与措施

1. 术后第 1 日检测血钾 2.29mmol/L，引起低血钾的原因可能有哪些？

（1）入院前 2$^+$ 周禁饮禁食，胃肠道钾摄入不够。

（2）入院后静脉途径补钾 1g/天，补钾量不够。

（3）术后胃肠减压、尿量增多、腹腔引流等引起钾丢失增多。

2. 术后第 4 日动脉血气分析：pH 7.566，PaO_2 97.9mmHg，$PaCO_2$ 36.7mmol/L，HCO_3^- 32.6mmol/L，BE 9.7mmol/L，全血钾 2.65mmol/L，血清钾 2.91mmol/L。引起低血钾的原因是什么？

长期胃肠减压，出现代谢性碱中毒，K^+ 向细胞内转移，同时肾曲小管 $Na^+ - H^+$ 交换减弱，$Na^+ - K^+$ 交换增强，肾脏泌钾增加。术后第 2 ～ 4 日尿量 3040 ～ 5430ml/d，K^+ 经尿液排出增多。

3. 该患者处于重度低钾血症状态，应做好哪些器官功能监测？

（1）心脏功能：持续心电监护，监测心律、心率。进行床旁心电图检测，评估有无低钾血症相关异常心电图。

（2）胃肠功能：监测胃肠蠕动、肠鸣音和腹胀情况。

（3）呼吸功能：监测呼吸状况，评估有无呼吸困难，必要时调整呼吸机支持方案。

（4）运动功能：监测肌力、腱反射情况。

（5）内环境：监测电解质、酸碱状态和出入量。

4. 要纠正该患者的低血钾状态，可以采取哪些措施？

（1）严密监测患者血钾水平。

（2）静脉补钾，通过中心静脉途径或中心静脉与外周静脉联合途径。

（3）病情允许，尽早停止胃肠减压引流。

5. 为纠正患者的低钾状态，医生开具医嘱进行静脉补钾，护士应如何实施静脉补钾？

（1）选择中心静脉途径或中心静脉与外周静脉联合途径进行静脉补钾。

（2）外周静脉补钾时应选择大血管，补钾浓度不超过3‰，输注滴速以60~80滴/分为宜。

（3）中心静脉补钾可采用滴注或泵入，原则上严禁推注。泵入时需要接入载液，泵入10% KCl时速度为5~10ml/h，不超过15ml/h。

（4）补钾过程中严密监测患者血钾和尿量，原则上见尿补钾（每小时尿量超过30ml可以补钾）和根据血钾水平调整补钾速度。

6. 护士执行医嘱：静脉滴注5% GNS 500ml + 10% KCl 15ml（60滴/分），留置针输注过程中观察到输注部位肿胀，此时护士该如何处理？

（1）评估肿胀和疼痛，确定为外渗肿胀，立即停止输注。

（2）用注射器通过留置针回抽液体。

（3）拔出留置针，抬高输液肢体，促进渗出液再吸收。

（4）观察肿胀部位大小、皮肤颜色及温度、渗出情况。

（5）禁止对肿胀部位进行加压。

（6）需要时使用硫酸镁湿敷肿胀部位皮肤。

7. 针对该患者钾平衡紊乱问题，如何做好患者健康教育？

（1）饮食方面：告知患者哪些是含钾丰富的食物，在可进食或日常生活中，应适当进食此类含钾丰富的食物。

（2）活动方面：告知患者自我监测活动耐力，避免不耐受活动引起跌倒、坠床等意外事件发生。

（3）病情方面：告知患者钾平衡紊乱的原因及医疗干预措施，取得患者的理解和配合。

（4）心理护理：充分理解患者的心理体验，做好共情，告知患者保持良好情绪的重要性，避免过度焦虑、紧张影响疾病治疗和护理。

问题分析

1. 什么是低钾血症？

低钾血症是指血清钾浓度 <3.5mmol/L，血清钾浓度 <2.5mmol/L称为重度低钾血症。

2. 哪些原因会导致低钾血症？

引起低钾血症的原因主要为三类：①钾摄入减少：见于长期禁食，摄入食物中钾含量不足或大量补充不含钾的液体等。②钾排出过多：见于严重呕吐、腹泻、胃肠引流（减压）、利尿等。③钾转移到细胞内：见于大量输入葡萄糖和胰岛素溶液，发生代谢性、呼吸性碱中毒时，K^+ 转移至细胞内，导致血钾降低。

3. 低钾血症的临床表现有哪些?

（1）肌无力：四肢肌肉软弱无力，严重者累及躯干肌肉和呼吸肌，出现腱反射减弱或消失、吞咽困难、软瘫、呼吸困难甚至窒息。

（2）心脏功能异常：传导阻滞和心律失常。典型 ECG 改变为 T 波低平或倒置，随后可出现 ST 段降低、Q – T 间期延长和 U 波。重度低钾血症可出现期前收缩、心动过速等。

（3）胃肠功能异常：胃肠蠕动减弱，出现厌食、恶心、呕吐、腹胀，严重者出现肠麻痹。

（4）代谢性碱中毒：出现头晕、口周及手足麻木、手足抽搐等症状。

4. 什么是反常性酸性尿?

血清钾浓度过低时，K^+ 从细胞内转移到细胞外，同时 Na^+ 和 H^+ 从细胞外转移到细胞内，细胞外液 H^+ 浓度降低，出现代谢性碱中毒。血清钾浓度过低时，肾脏远曲小管 $Na^+ – K^+$ 交换减弱，$Na^+ – H^+$ 交换增强，H^+ 从尿排出增加，此时检测尿液呈酸性，出现反常性酸性尿。

5. 低钾血症的治疗原则有哪些?

（1）积极治疗原发疾病，减少或终止钾继续丢失。

（2）补充钾，首选口服，无法口服或口服不能满足治疗需求时，可经静脉途径补钾。

案例总结

本案例患者为消化系统疾病患者，入院前 2^+ 周突发腹部绞痛，入我院后行"小肠坏死小肠切除肠吻合术、结肠部分切除术、肠系膜上动脉探查切开取栓术、内膜固定术、肠系膜上动脉重建术"，术后带气管插管导管、胃肠减压引流管、腹腔引流管等入 ICU，予机械通气、镇痛镇静、抗感染等治疗。术后第一日出现重度低钾血症，经积极静脉补钾后，血钾恢复正常，于术后第 8 日转往普外科继续治疗。

本案例患者由于入院前禁饮禁食、术前静脉补钾不足和术后尿量增多、引流等原因导致钾排出增多，出现重度低钾血症，ECG 显示 T 波低平，下肢肌力 4 级，肠鸣音减弱。针对重度低钾血症，患者存在的护理问题有：活动无耐力；知识缺乏；潜在并发症：心律失常、静脉炎。

低效性呼吸形态。围绕这些护理问题，制定了详细护理措施。

本案例介绍了低钾血症时反常性酸性尿的发生机制。针对低钾血症，介绍了低钾血症的分类、原因、临床表现和治疗原则，有助于结合具体案例，准确评估患者，做好低钾血症患者监测与护理。

思政元素

低钾血症是危重患者常见临床并发症，引起低钾血症的原因多样。护士在护理过程中科学、准确评估低钾血症的原因，有助于快速纠正患者的低血钾状态。针对患者的低钾血症结合生活和疾病治疗进行针对性健康教育，预防和降低低钾血症对患者造成的影响，体现了"预防为主，标本兼治"的健康教育政策。在实施静脉补钾过程中，科学补钾，避免不当补钾对患者造成不适或伤害，体现科学施治的职业素养。针对疾病本身和低钾血症给患者造成的不适，护士尊重患者、感同身受，体现医者的仁爱精神。

诠释与研究

个体化快速补钾策略救治致命性重度低钾血症的实验研究

1. 目的

探讨个体化快速补钾策略的有效性和安全性，为临床救治致命性重度低钾血症提供实验依据。

2. 方法

给 20 只健康成年日本大耳白兔灌胃半数致死量（LD_{50}）氯化钡（$BaCl_2$）溶液 $168mg/(5ml \cdot kg)$ 灌胃后建立急性致命性重度低钾血症模型，并按随机数字表法分为传统补钾组和个体化快速补钾组，每组 10 只。经耳缘静脉微量泵入 3% 氯化钾（KCl）溶液，预设目标血钾浓度为 4mmol/L，传统补钾组以 $0.4mmol/(kg \cdot h)$ 的常规速度静脉补钾；个体化快速补钾组先在 5 分钟内快速静脉推注负荷量 3% KCl 溶液，迅速提升血钾浓度至 3.5mmol/L 后，再持续给予维持量，以常规速度静脉补钾。监测家兔补钾期间心电、血压、呼吸频率（RR）、血钾浓度、尿钾浓度、尿量、细胞外液（ECF）钾含量等指标的变化，记录补钾、排钾和钾跨细胞情况，观察不良反应和 7 天内死亡情况。

3. 结果

灌胃 $BaCl_2$ 溶液后 0.5 小时，所有家兔血钾浓度即较基础值明显降低，2.0 小时降至 2.5mmol/L 以下，且出现室性心律失常，提示致命性重度低钾血症模型建立成功。两组家兔性别、体重、心率（HR）、RR、平均动脉压（MAP）、动脉血气分析和血 K^+、Na^+、Cl^- 等基线水平比较差异均无统计学意义。与基础值比较，两组家兔补钾前 MAP 均明显降低，RR 均明显升高；补钾后上述指标明显改善，并恢复至基础值水平。两组补钾期间 MAP 和 RR 比较差异均无统计学意义。补钾期间，两组家兔补钾量差异无统计学意义；与传统补钾组相比，个体化快速补钾组血钾浓度增值、尿钾浓度、ECF 钾含量增值均明显升高〔血钾浓度增值（mmol/L）：2.40 ±0.33 比 1.51 ±0.75，尿钾浓度（mmol/L）：164.94 ± 18.07 比 108.35 ± 19.67，ECF 钾含量增值（mmol）：1.17 ± 0.16 比 0.73 ±0.35〕，补钾时间明显缩短（小时：2.1 ±0.7 比 4.7 ±1.4），总尿量、肾排钾量和钾跨细胞转移量均明显减少〔总尿量（ml）：6.40 ± 1.78 比 13.60 ±4.69，肾排钾量（mmol）：1.04 ± 0.26 比 1.46 ± 0.51，钾跨细胞转移量（mmol）：1.39 ±0.21 比 1.84 ±0.62〕，心律失常持续时间明显缩短（分钟：19.60 ±8.92 比 71.80 ±9.84），差异均有统计学意义（均 $P < 0.05$）。两组家兔补钾期间均未发生高钾血症，个体化快速补钾组家兔全部存活，传统补钾组死亡 4 只，两组比较差异有统计学意义（$P < 0.01$）。

4. 结论

个体化快速补钾策略能缩短重度低钾的纠正时间，更好地逆转重度低钾所致心律失常等危及生命的状态，提高抢救成功率，且补钾过程安全有效。

（田永明）

参考文献

[1] 桂莉, 金静芬. 急危重症护理学 [M]. 5 版. 北京：人民卫生出版社, 2022.

[2] 郭爱敏, 周兰姝. 成人护理学 [M]. 3 版. 北京：人民卫生出版社, 2017.

[3] 王建枝, 钱睿哲. 病理生理学 [M]. 9 版. 北京：人民卫生出版社, 2018.

[4] 杜宇, 牟奕, 刘进. 个体化快速补钾策略救治致命性重度低钾血症的实验研究 [J]. 中华危重病急救医学, 2018, 30 (5)：409 –415.

第三节　重症低钠血症患者的护理

教学目标

【识记】能复述重度低钠血症的概念、不同严重程度低钠血症的范围。

【理解】能正确解释重度低钠血症的临床表现、常见并发症。

【运用】能准确应用各种工具评估患者容量和水肿程度；能提出患者的护理问题并采取对应的护理措施。

主题与背景

1. 基本信息

患者，男，65 岁，70kg，已婚，小学文化水平，家庭社会支持系统一般，入院时间为 7 月 24 日 14：20。诊断：慢性肾病 4 期；高容量性低钠血症；高钾血症；高血压。

2. 护理评估

（1）主诉：尿量减少 1 周余，伴嗜睡、意识混乱 1 天。

（2）现病史：患者 10 天前为更好地控制血压于当地医院就诊，遵医嘱将依那普利从一日三次，每次 10 mg 增至一日三次，每次 20mg，并添加呋塞米片 20mg 一日三次。当时其血钠水平为 126mmol／L，肌酐为 240 μmol／L。一周前，患者尿量减少，未予重视。1 天前，患者出现恶心、呕吐、嗜睡、意识混乱，遂于我院急症就诊，拟以"慢性肾病 4 期，高容量性低钠血症，高钾血症，高血压"收入我科。

（3）既往史：高血压史 15 年，现口服依那普利降压中，10 天前增加呋塞米片。慢性肾脏病 4 年余。否认肝炎、结核、伤寒等传染病史，否认外伤史，否认青霉素及已知食物过敏史。

（4）个人史：生长于江苏，吸烟 10 余年，否认饮酒史，家人身体健康。

（5）家族史：否认家族中遗传性疾病及类似病史。

（6）查体：T 37.9℃，P 96 次／分，R 32 次／分，BP 140/88mmHg，SpO_2 85%。体格检查显示颈静脉扩张，双侧湿啰音，心音尚可，双下肢凹陷性水肿。血液检查：pH 7.25，钠 116mmol／L，钾 5.8mmol／L，氯 105mmol／L，碳酸氢盐 16mmol／L，尿素氮（BUN）93 μmol／L，肌酐 320 μmol／L。

（7）主要治疗经过：患者入院后，在急诊立即行气管插管，予呼吸机辅助呼吸，模式：SIMV + PS，设 VT 420ml，PEEP 5cmH$_2$O，FiO$_2$40%，HR 86 次/分，BP 142/84mmHg，R 15 次/分，SpO$_2$98%，为进一步治疗，转入 EICU。入科后查血气：pH 7.28，钠 110mmol/L，钾 6.0mmol/L，氯 106mmol/L，碳酸氢盐 18mmol/L。患者 4 小时无尿，立即床边股静脉置管，行连续肾脏替代治疗（CRRT）。治疗措施：咪达唑仑镇静，瑞芬太尼镇痛，美罗培南抗感染，碳酸氢钠碱化，奈莫司他血液透析时抗凝，新活素改善心功能，氨茶碱扩张支气管等治疗。入院 3 天后，CT 示右下肺坠积性肺炎，行俯卧位通气治疗。5 天后停 CRRT 治疗，7 天后停机械通气。11 天后病情好转出院。

护理问题与措施

1. 患者电解质及酸碱平衡紊乱，处于低钠高钾酸中毒的状态，此时护士应采取哪些护理措施来维持患者内环境稳定？

（1）密切监测生命体征变化情况，重点关注心电图变化，防止高钾引起的心律失常。

（2）限制水分摄入，密切监测患者出入量，以免加重容量超负荷。

（3）遵医嘱限制钾的摄入，提高钠的摄入，使用碳酸氢钠或其他碱性药物来纠正酸中毒。

（4）配合医生各类置管，紧急开始 CRRT。

2. 患者处于高容量负荷状态，双下肢水肿，皮肤张力增加，护士需要采取哪些措施防止皮肤完整性受损？

（1）使用气垫床减少对皮肤的压力，每 2 小时充放气垫，协助患者更换体位，双下肢给予抬高。

（2）易压迫部位（如骶骨、肩胛骨、肘部、脚后跟等）使用泡沫敷料预防压力性损伤，俯卧位通气时注意防止颜面部受压。

（3）保持患者皮肤干燥及床单的平整度，重视生活护理，避免湿疹和尿液或粪便对皮肤的腐蚀。

（4）每班评估水肿部位、范围及按压恢复所需时间。

（5）遵医嘱使用脱水药，密切监测中心静脉压。

3. 由于机械通气、CRRT 以及深静脉置管等有创性操作，患者感染的风险大大增加，护士可以采取哪些措施预防院内感染的发生？

（1）注重日常护理操作时的手卫生以及无菌原则。

（2）预防呼吸机相关性肺炎：使用氯己定或其他抗菌漱口水定期

口腔护理；保持患者的头部抬高 30°~45°；定期清空呼吸机管路中的积水；定期更换呼吸机的管路和湿化瓶。

（3）各类导管相关性感染的预防：每班观察导管部位是否有红肿、渗出或其他感染迹象；定期更换敷料及导管。定期评估导管的必要性，及时移除非必要导管。

（4）必要时对患者进行保护性隔离，限制家属探视，专人护理。

（5）监测血液抗生素浓度，防止因 CRRT 导致用药不足。

4. 患者容量过多，入科后 4 小时无尿，同时颈静脉怒张，右心房高压，患者可能继发心力衰竭，护士应当采取哪些护理措施？

（1）严格监测患者出入量，保持床头抬高，防止回心血量增加，增加心脏负荷。

（2）遵医嘱调整控制血压药物和剂量，必要时进行有创动脉血压监测。

（3）使用床旁心超评估患者心室射血分数及下腔静脉宽度，调控补液速度。

（4）合理设置呼吸机参数，调整时注意循序渐进，防止呼气末正压变化引起的回心血量增加。

（5）CRRT 时，监控置换液的速度和数量，避免导致容量过多或不足，这都可能对心脏产生负担。

问题分析

1. 低钠血症的定义及常见病因。

低钠血症是一种重要且常见的电解质异常情况，可独立或作为其他疾病的并发症出现。血浆钠离子水平 <135mmol/L 即可视为低钠血症，血浆钠离子 <125mmol/L 可视为严重低钠血症。充血性心力衰竭、肝脏衰竭、肾衰竭与肺炎等多种内科疾病均与低钠血症相关。低钠血症常常是由多种原因引起的。其中，常见的病因包括抗利尿激素分泌失调综合征、心力衰竭、肝硬化和肾病综合征，这些状况会导致体内水分储备过多。此外，持续地呕吐、腹泻、过度使用利尿剂或饮水过量也可能导致低钠血症。某些药物，如某些利尿剂、抗癫痫药和抗抑郁药，也可能影响钠的平衡，进而导致血钠降低。确切的病因需要根据患者的具体病史、体征和实验室检查结果来综合判断。

2. 低钠血症有哪些临床表现？

低钠血症的临床表现累及中枢神经系统和肌肉系统，包括定向障碍、精神状态变差、易怒、癫痫、嗜睡、昏迷、恶心/呕吐、乏力和呼吸暂停。治疗需首先明确低钠血症的类型，积极治疗原发病，同时停用排钠药物并提高血钠水平。补充血管内容量（即生理盐水）通常对低容量性低钠血症有效。在血容量补足的情况下，抗利尿激素被抑制，肾脏开始排出自由水。高容量性低钠血症预后可明显改善。

3. 低钠血症的常见并发症有哪些?

低钠血症如果不及时进行干预和治疗，会带来诸多并发症。首先，它对神经系统的影响尤为显著，表现为轻微的头晕、头痛和集中力下降，严重时可能出现昏睡、抽搐乃至昏迷。此外，心脏也可能受到影响，表现为心律不齐，特别是那些已患心脏疾病的人群风险更高。最为严重的是，低钠血症还可能诱发脑水肿，这是一种急症，如果不及时治疗，可能造成不可逆的神经损害或导致患者死亡。

4. 补钠时应遵循什么原则和方法?

（1）补钠量计算：应补氯化钠（g）＝［正常血钠（mmol/L）－实测血钠（mmol/L）］× 体重（kg）× 0.2/17。正常血钠一般按140mmol/L 计算。可在 24 小时内先补计算量的 1/3～1/2，复查后再补充。

（2）补钠的同时应积极治疗原发病，区分低钠类型，对因治疗。口服补钠最为安全，但速度相对较慢。补液补钠时需每 6 小时监测血钠水平，同时关注其他电解质和酸碱水平，防止过度补液引发的高氯性酸中毒。若同时有低钾血症，纠正低钾血症的同时可使血钠增加。

（3）严重低钠血症：第 1 小时推荐立即静脉滴注 3% 高渗盐水150ml 20 分钟以上。20 分钟后检查血钠浓度，重复直到血钠增加5mmol/L。1 小时后，血钠升高 5mmol/L，症状改善时考虑使用生理盐水，并维持血钠稳定；血钠升高 5mmol/L，症状无改善时应继续使用高渗盐水，使血钠每小时增加 1mmol/L。如出现症状改善、血钠升幅达10mmol/L、血钠达 130mmol/L 三个条件中任一条件则停用高渗盐水。使用高渗盐水时需每 4 小时监测血钠水平。第 1 个 24 小时限制血钠升高 <10mmol/L，随后每24 小时升高 <8mmol/L，直至 130mmol/L。血钠升高速度不宜过快，以防神经渗透性脱髓鞘。

（4）高渗盐补钠时建议使用中心静脉或 PICC，应使用输液泵泵入，避免外渗。

（5）补钠过程中严密监测患者生命体征变化，特别是意识的改变和尿量的突然增加。

5. 临床上常见的容量评估方法有哪些？

（1）体重测量：定期在相同的时间和条件下测量患者的体重。一天内的小幅体重变化可能意味着液体的增加或丢失。

（2）观察尿量：密切记录每小时或每天的尿量。低尿量（如每小时＜30ml）可能意味着液体保留或容量不足，而尿量的急剧增加可能暗示液体过量或身体无法保留液体。

（3）颈静脉充盈度：颈静脉充盈度的评估提供了心脏前负荷的间接信息。颈静脉充盈度增加通常意味着容量超负荷。

（4）心脏超声：心脏超声可评估心室的充盈情况、心脏收缩和舒张功能，以及估计心室充盈压。通过观察下腔静脉的直径及其与呼吸的变化，也可以评估患者的容量状态。

（5）下肢水肿评估：观察和触摸双下肢，检查是否存在水肿。持续、对称的下肢水肿可能是容量超负荷的迹象。

（6）中心静脉压测量：通过中心静脉导管直接测量心脏的压力状态。CVP 大小需与血压数值结合分析。

（7）有创动脉压监测：通过动脉导管插入，可以持续监测患者的动脉血压，并提供关于心脏的泵血功能以及全身的血流动力学信息。

6. 临床上如何评估患者水肿的严重程度？

（1）根据水肿位置划分

①轻度：水肿仅发生于眼睑、眶下软组织、胫骨前、踝部皮下组织，指压后可出现组织轻度凹陷，平复较快。有时早期水肿，仅有体重迅速增加而无水肿征象出现。

②中度：全身疏松组织均有可见性水肿，指压后可出现明显的或较深的组织凹陷，平复缓慢。

③重度：全身组织严重水肿，身体低垂部皮肤张紧发亮，甚至可有液体渗出，有时可伴有胸腔、腹腔、鞘膜腔积液。

（2）按压凹痕实验：对受影响的部位进行轻触压，然后评估压痕的深度及其恢复时间。① 0 级 ＝立即恢复正常。② 1 级 ＝需要 30 秒才能恢复正常。③ 2 级 ＝需要 30～60 秒才能恢复正常。④ 3 级 ＝需要 60～90 秒才能恢复正常。⑤ 4 级 ＝需要 90～120 秒才能恢复正常。

（3）水肿超声检查：根据回声强度、组织透明度和液体特性评估全身 36 个部位的皮下水肿，将所有部位的评分项（每处 0～4 分，总分 0～144 分）相加。其中手（0～8 分）、手臂（0～16 分）、胸壁（0～32 分）、腹壁（0～32 分）、大腿（0～24 分）、小腿（0～24 分）、足

（0~8分）。算出平均得分（0~4分），分值越高表明皮下水肿越严重。

7. 各种补液的钠离子含量是多少?

各种补液的钠离子含量见表8-3-1。

表8-3-1 各种补液的钠离子含量

补液	钠离子含量（mmol/L）
5%氯化钠	855
3%氯化钠	513
0.9%氯化钠	154
林格氏液	130
0.45%氯化钠	77
5%葡萄糖	0

案例总结

本案例患者在调整降压药物后出现尿量减少、恶心、呕吐、嗜睡、意识混乱等症状，以急症"慢性肾病4期，高容量性低钠血症，高钾血症，高血压"收入我科。急诊行有创机械通气。入科后行CRRT治疗，予咪达唑仑镇静，瑞芬太尼镇痛，美罗培南抗感染，碳酸氢钠碱化，奈莫司他血透时抗凝，新活素改善心功能，氨茶碱扩张支气管。11天后患者病情好转出院。

本案例高容量性低钠血症患者既往存在高血压和慢性肾脏病4期，容量过剩。患者存在的护理问题有：电解质紊乱；体液过多；有皮肤完整性受损的危险；潜在并发症：感染、心力衰竭。围绕这些护理问题，制定了详细的护理措施。

本案例介绍了低钠血症的定义、临床表现、病因及常见并发症。针对本案例患者主要临床表现——水肿，介绍了患者容量评估方法以及水肿严重程度判断，有助于准确评估水肿程度，做好容量管理。

最后，在掌握低钠血症相关知识及治疗的同时，应加强医护人员对原发疾病的认知和继发疾病的观察，制定个性化护理计划并贯穿于ICU整个住院过程中。

思政元素

　　在对该患者的治疗过程中，我们高度重视水肿的控制与电解质紊乱的纠正。针对其液体平衡，我们采取了一系列措施，确保患者体内的液体处于稳定状态。同时，通过持续、精确地监测其电解质水平，特别是血钠和血钾，我们可以根据这些关键指标调整药物治疗计划，旨在保持患者容量评分。此外，整个治疗过程体现了我们护理团队的高度专业性和对患者的真挚关心。每一步骤都被仔细计划和执行，以最大程度满足患者的医疗需要。这不仅彰显了我们护理团队深厚的医学背景和扎实的职业素养，更展现了我们对患者的全心关注与无私奉献，体现了我们团队"求真务实，为患者着想"的核心价值观。

诠释与研究

下腔静脉超声与容量管理

　　下腔静脉是腹、盆部和下肢静脉回流的主干，是人体最大的静脉。临床上通过测量下腔静脉直径和变异度，估测右心房压力或中心静脉压，评估机体容量负荷状态及液体的反应性。在健康成人中，呼气时下腔静脉（IVC）的直径为 $1.5 \sim 2.5 \mathrm{cm}$，并且在深呼吸时至少有 50% 的变异度。这一变化反映了中心静脉压和右心房充盈状态，为我们提供了关于容量和液体管理的关键线索。

　　患者平卧位，于剑突下纵切面观察下腔静脉，在下腔静脉入右心房开口处远端 $2 \sim 3 \mathrm{cm}$ 为观测点，或于右侧腋中线经肝纵切面找到下腔静脉，肝静脉入下腔静脉开口处远端 $0.5 \sim 1 \mathrm{cm}$ 观测下腔静脉内径，然后自上述部位旋转 $90°$ 保持与腹壁垂直，观察到腹主动脉横切面呈圆形时，测量横切面呼气末、吸气末下腔静脉长径及与之垂直的短径，通过下腔静脉长径与短径的比值，计算下腔静脉内径。每次分析结果时都必须结合患者的整体情况。

　　当下腔静脉宽度增大、变异度小于 50% 时，可能意味着患者的液体过多。这在心力衰竭、肾功能减退或液体管理不当时较为常见。在此情况下，应考虑限制液体摄入或增加利尿。如果 IVC 直径小于正常范围且变异度大于 50%，可能意味着患者处于低血容量状态，例如由于出血、脱水或严重感染引起的。这要求迅速地液体复苏以恢复循环血容量。

　　不过，值得注意的是，虽然下腔静脉超声为我们提供了有关容量状态的宝贵信息，但它不应单独用作决策依据，必须结合其他临床和实验室指标来制定最佳的液体管理策略。

（邵小平）

参考文献

［1］张波，桂莉．急危重症护理学［M］.4 版．北京：人民卫生出版社，2017.

［2］葛均波，徐永建，王辰．内科学［M］.9 版．北京：人民卫生出版社，2020.

［3］Zhang W, Gu Y, Zhao Y, et al. Focused liquid ultrasonography in dropsy protocol for quantitative assessment of subcutaneous edema［J］. Crit Care, 2023 Mar 18, 27 (1): 114.

［4］高学慧，舒化青，余愿，等．床旁超声监测下腔静脉在重症患者容量管理中的应用进展［J］.中华危重病急救医学，2021，33（11）：1379 – 1383.

［5］郑焱，郑芬萍，李红．住院患者低钠血症的患病率和病因分析［J］.中华内科杂志，2020，59（1）：29 – 34.

第九章 感染

第一节 脓毒症患者的护理

教学目标

【识记】能复述脓毒症的概念及分类、脓毒症的早期目标导向治疗。

【理解】能正确解释脓毒症的临床表现、限制性液体复苏方法。

【运用】能根据脓毒症的感染特点，做好抗生素的应用护理；能提出患者的护理问题并采取对应的护理措施。

主题与背景

1. 基本信息

患者，男，23 岁，入院时间为 4 月 23 日 10:30。诊断：重症肺炎；ARDS；脓毒症。

2. 护理评估

（1）主诉：咳嗽、发热 3 天，伴呼吸困难 1 天。

（2）现病史：患者 3 天前受凉后出现流涕、肌肉酸痛、乏力伴发热，最高 39.9℃。自行口服抗病毒药物（具体用药不详），于社区医院应用"地塞米松注射液 5mg 肌内注射"后以上症状未见缓解，体温下降。1 天前突发呼吸困难，口唇发绀，全身湿冷，尿量显著减少，急诊入 ICU 治疗。

（3）既往史：无慢性病，无过敏史、否认传染病史，否认外伤史。

（4）个人史：生于山东，否认吸烟史、饮酒史，家人身体健康。

（5）家族史：家族中否认遗传性疾病及类似病史。

（6）查体：T 38.9℃，P 132 次/分，R 36 次/分，BP 110/60mmHg，SpO_2 92%（HFNC 流速 50L/分，氧浓度 80%）。神志清，躁动不安，双侧瞳孔等大等圆，直径为 2.5mm，对光反射灵敏。视诊：发育正常，体形消瘦，口唇及四肢发绀，胸式呼吸，三凹征明显。触诊：全身皮肤湿冷，腹部平坦，无压痛及反跳痛。神经科查体阴性。结膜轻度充血水肿。叩诊：腹部叩诊呈正常鼓音，移动性浊音（－）。听诊：双肺呼吸音粗，可闻及广泛湿啰音及哮鸣音。血常规：白细胞 20.2×10⁹/L，中性粒细胞占比 93%，降钙素原 48.79ng/ml，C 反应蛋白 90.82mg/L，白介素 – 6 75.26pg/ml，血糖 15.5mmol/L，肌酐 420μmol/L，血气分析示：pH 7.40，PCO_2 22mmHg，PO_2 70mmHg，血乳酸 3.7mmol/L。

（7）主要治疗经过：患者入科后立即予以重症监护，高流量吸氧，经中心静脉进行液体复苏，动态评估容量，改善组织灌注，美罗培南抗感染，CRRT，控制血糖、体温等治疗。

护理问题与措施

1. 脓毒症患者病情变化快，需要严密监测，该患者已经出现了全身炎症反应综合征，有感染症状和器官功能障碍，诊断为重度脓毒症，需要积极干预，避免转向脓毒性休克。针对该问题护士可以采取哪些预见性护理措施？

（1）密切监测意识及生命体征的变化，重点关注血压，尤其是平均动脉压和脉压。

（2）动态监测中心静脉压、尿量和 CRRT 超滤量的变化，床旁超声动态评估容量反应性，及时调整补液的量及速度，必要时应用血管活性药物。

（3）监测中心静脉血氧饱和度和皮肤黏膜的变化。

（4）监测血常规（主要关注白细胞计数和血小板计数）、血乳酸、超敏 C 反应蛋白和降钙素原等指标的动态变化，以早期预判病情变化。

（5）严密监测呼吸功能、循环功能、中枢神经系统功能、胃肠功能和凝血功能，做好肝、肾器官功能支持和护理，及时发现与报告器官功能障碍的表现，配合医生进行处理，防止疾病恶化。

2. 患者应用经鼻高流量氧疗进行呼吸支持，护士应如何观察与护理？

（1）使用前告知患者使用目的和注意事项，取得患者的配合，尽量采用坐位或床头抬高 30°～45°。

（2）注意观察患者生命体征及呼吸状况，监测动脉血气，及时调整高流量参数。

（3）张口呼吸会影响压力的维持和通气效果，鼓励患者尽量闭口呼吸。

（4）选择合适型号的鼻塞，注意调节鼻塞固定带松紧，避免固定带过紧引起颜面部皮肤损伤。

（5）注意管路积水现象并及时处理，警惕误入气道引起呛咳和误吸，应注意患者鼻塞位置高度高于机器和管路水平，一旦报警，应及时处理管路冷凝水。

3. 脓毒症患者尽可能在使用抗生素之前留取生物学标本，保证抗生素的精准应用，因此正确采集血培养至关重要，护士应当如何采集血培养呢？

（1）在抗菌药物治疗开始之前，先采集血液标本，需同时留取两个或两个以上不同部位的血培养，至少进行需氧瓶和厌氧瓶两组血培养，以提高培养的敏感性。如果不能满足推荐的采血量，应首先满足需氧瓶。

（2）在血液注入血培养瓶之前，用无菌纱布或棉签清除橡皮塞残留的酒精；皮肤消毒：按常规消毒穿刺部位皮肤，使用碘伏对皮肤进行严格、仔细的消毒处理，消毒面积直径为 6～7cm，待干，防止皮肤寄生菌或环境引起的污染；持采血针按常规方法刺入静脉，另一头刺入相应血培养瓶内，利用瓶内真空抽取血标本，如用注射器无菌穿刺取血后，勿换针头直接注入血培养瓶。使用采血针采血时应先采集需氧瓶后采集厌氧瓶，使用注射器采集标本时则反之。

（3）抽血量应≥10ml。注意不能因留取标本时间过长而延误抗菌药物治疗的时机。

4. 该患者合并了急性肾损伤，需要进行 CRRT 治疗，护士应该采取哪些护理措施确保患者安全？

（1）加强该患者的心理护理，在治疗前、中、后都要与患者加强沟通，强调 CRRT 治疗的重要性，取得患者的配合，妥善固定管道，避免打折和滑脱。

（2）由于 CRRT 的连续性，时间较长，患者容易发生压力性损伤，及时进行受压部位的减压至关重要。除了进行局部应用减压敷料以外，可嘱患者小幅度更换体位，既不会影响流量，也增加舒适感。

（3）密切观察患者，给予适当镇痛镇静治疗，患者发生躁动、谵妄时及时处理。

5. 成人脓毒症或脓毒性休克患者可能会出现高血糖。该患者的血糖达到 15.5mmol/L，护士应当采取哪些护理措施？

（1）遵医嘱启动程序化血糖管理方案，起初每 1～2 小时监测一次血糖，连续两次测定血糖＞10mmol/L 时启用静脉胰岛素治疗，目标血糖为 8～10mmol/L，血糖水平及胰岛素用量稳定后每 4 小时监测一次，注意防止患者发生低血糖。

（2）不推荐使用皮下注射胰岛素，因为皮下注射胰岛素吸收速度变化很快。脓毒症患者使用血管活性药物，皮下注射可能引起胰岛素吸收减慢或不确定，无法较好地控制血糖。

（3）如果患者有动脉置管，可以采集动脉血测定血糖。

6. 该患者比较年轻，疾病知识缺乏，护士对患者应做好哪些宣教？

（1）给患者讲解疾病相关知识，正确认识脓毒症，强调疾病的严重危害性。脓毒症不是一种单一的疾病，是一种临床综合征，本质是机会性感染性疾病，自身免疫力是预防脓毒症最好的良药。

（2）保持良好的生活方式：合理膳食、适量运动、心理平衡，避免长期熬夜，提高免疫力。

（3）尽量避免疾病和意外伤害，如预防呼吸道感染、胃肠疾病、跌倒、烧伤、烫伤，这些可以切断病原微生物入侵机体的途径，有效降低脓毒症高发风险。

7. 脓毒症患者的监测和治疗项目比较多，护士如何做好院感防控？

（1）严格执行无菌操作，避免进一步的医源性感染。

（2）每日评估各种管道留置的必要性，重点是三类管道（中心静脉、呼吸机、导尿管）的监控，严格按照三管的防控措施进行护理。

问题分析

1. 什么是脓毒症？其相关的概念包括哪些？

脓毒症是指因感染引起的宿主反应失调导致的危及生命的器官功能障碍，是机体对感染性因素的反应。按脓毒症严重程度可分为全身炎症反应综合征、脓毒症、严重脓毒症和脓毒性休克（感染性休克）及多器官功能障碍综合征。脓毒症可以由任何部位的感染引起，临床上常见于肺炎、腹膜炎、胆管炎、泌尿系统感染、蜂窝织炎、脑膜炎、脓肿等。其病原微生物包括细菌、真菌、病毒及寄生虫等。具体特点如下所述。

（1）全身炎症反应综合征（SIRS）：各种致病因素作用于机体所引起的全身炎症反应，具备以下两项或两项以上的体征：①体温＞38℃ 或＜36℃。②心率＞90 次/分。③呼吸频率＞20 次/分，或 $PaCO_2$ ＜32mmHg。④ 4×10^9/L＜血白细胞＜12×10^9/L，或未成熟细胞＞10%。

（2）脓毒症：感染 + SIRS。

（3）严重脓毒症：脓毒症 + 器官功能不全/组织低灌注。

（4）感染性休克/脓毒性休克：脓毒症 + 组织器官低灌注。

（5）多器官功能障碍综合征（MODS）：机体遭受严重感染、创伤、烧伤等严重损伤后，连续或序贯出现两个或两个以上器官功能障碍的临床综合征。

2. 脓毒症有哪些临床表现？

在原发感染性疾病临床特征的基础上出现机体炎性反应和器官功能障碍。

（1）全身表现：主要表现为发热或低体温、寒战、心动过速、呼吸加快等。

（2）感染：出现白细胞计数和分类改变，血清 C 反应蛋白和降钙素原增高。

（3）血流动力学改变：严重时可伴血流动力学改变，如低血压、休克等。

（4）组织灌注变化：组织灌注减少，如意识改变、皮肤湿冷、尿量减少、血乳酸升高、毛细血管再充盈时间延长或皮肤出现花斑等。

（5）器官功能障碍：各个脏器或系统功能损伤，如呼吸困难、急性少尿、血肌酐或尿素氮升高、血小板减少、高胆红素血症等。

3. 针对该患者的液体复苏治疗是如何实施的？

（1）该患者为肺源性脓毒症，液体管理尤为重要，应尽早开始限制性液体复苏，有助于减少液体超负荷和肺水肿的风险。在持续血流动力学监测（有创血压、中心静脉压、床旁超声、被动抬腿实验）下评估容量的反应性。

（2）初始复苏目标（6 小时）：中心静脉压（CVP）8 ~ 12mmHg；平均动脉压（MAP）≥65mmHg；尿量≥0.5ml/（kg·h）；中心静脉血氧饱和度（ScVO$_2$）≥70%。

（3）液体复苏在起始的 3 小时内输注平衡盐溶液 1200ml。动态监测乳酸指导复苏，6 小时后乳酸已降至 1.8mmol/L。

（4）在液体复苏过程中，严密监测患者意识、心率、血压、中心静脉压、尿量等指标，观察患者皮肤、末梢循环状况，及时评估器官灌注改善情况。

4. 如何做好抗生素的用药护理？

（1）抗菌药物依照药代动力学与药效动力学（PK/PD）特征可分

为时间依赖型和浓度依赖型。根据不同的细菌特点选择抗生素的种类和给药方案，以便更有效地清除病原菌，尽快达到治疗效果。

（2）护理人员要明确抗生素是脓毒症的重要抗感染治疗措施，入院后或判断脓毒症后 1 小时内遵医嘱使用抗生素，用药之前留取合适的微生物标本。

（3）该患者的抗生素美罗培南为时间依赖性，要按照间隔时间准时应用，每次维持 2 小时，以确保有效的血药浓度。

（4）监测用药后的体温变化，与医生配合进行疗效评估。

案例总结

本案例患者是一位典型的脓毒症患者。诊断为重症肺炎，ARDS，脓毒症。患者因病毒性感冒加重出现呼吸困难，口唇发绀，全身湿冷，急诊入 ICU，入科后立即予以氧疗、液体复苏、抗感染、改善组织灌注、连续性肾脏替代治疗、控制血糖等治疗，于 5 月 8 日康复出院。

本案例脓毒症感染的入侵部位是呼吸道，在全身炎症反应的基础上合并有肾功能障碍，主要临床表现为高热、呼吸困难、少尿、肌酐增高、乳酸性酸中毒、全身皮肤湿冷。患者存在的护理问题有：气体交换受损；体温过高；组织灌注不足；知识缺乏；潜在并发症：感染性休克、下肢深静脉血栓、DIC。围绕这些护理问题，制定了详细的护理措施。

本案例介绍了脓毒症相关的临床定义，在早期目标导向治疗策略下如何进行限制性液体复苏，针对脓毒症患者主要临床表现——感染，介绍了抗生素的应用护理，有助于有效、精准控制感染。

最后，在掌握脓毒症相关知识及治疗的同时，应加强早期康复护理、人文护理、急救原则、健康知识宣教等，制定个性化护理计划并贯穿于 ICU 整个住院过程中。

思政元素

脓毒症是一个高死亡率的临床综合征，病情重变化快，在救治过程中医护更要密切配合，争分夺秒完成集束化的治疗措施，在此过程中体现了团队协作的精神。脓毒性休克患者治疗监测项目多，在护理过程中，护士应动态监测患者意识、心率、血压、中心静脉压、尿量等指标，观察患者末梢循环状况，及时评估器官灌注改善情况；此外，要动态评价患者容量有效性以便准确评估补液是否有效，从而加快患者复苏。在此过程中充分体现了护士专业的责任心、敏锐的洞察能力和"求真务实，一丝不苟"的职业素养。

诠释与研究

脓毒症早期目标导向治疗

早期目标导向治疗（EGDT）是指一旦临床诊断为严重感染，应尽快进行积极液体复苏，开展早期目标指导性治疗。EGDT策略：以中心静脉血氧饱和度或混合静脉血氧饱和度≥70%为目标。对于重症感染和感染性休克患者，实现治疗目标的步骤，首先应给予初始的容量复苏，而如果低血压对于初始容量复苏无反应，则迅速加用收缩血管药以维持血压≥65mmHg。在容量复苏后仍然存在持续低血压或者初始的血乳酸水平>4mmol/L，则需要液体复苏，使中心静脉压≥8cmH$_2$O；监测中心静脉血氧饱和度或混合静脉血氧饱和度，若未达到70%，则应根据血红蛋白浓度，输注浓缩红细胞使血细胞比容达到0.30以上；若中心静脉血氧饱和度或混合静脉血氧饱和度仍未达到70%，应给予多巴酚丁胺（最大剂量至每分钟20μg/kg）以达到复苏目标；使用利尿剂或者CRRT治疗来增加尿量，以维持尿量在0.5~1.0ml/（kg·h）。机械通气和腹内高压可导致患者胸腔内压增高，使中心静脉压升高，因此对于机械通气和腹内高压患者，可以将中心静脉压达到12~15cmH$_2$O作为复苏目标。

早期目标导向治疗是一种针对脓毒血症患者的治疗策略，旨在通过优化血流动力学、氧合和组织灌注等参数，改善患者的预后，因此可明显降低严重感染和感染性休克患者的病死率。Rivers等组织的一项随机、对照、单中心的严重感染早期目标性复苏治疗研究表明，若能在严重感染发生6小时内实现复苏目标，严重感染的28天病死率能从49.2%降低到33.3%，60天的病死率从56.9%降低到44.3%。这提示对严重感染和感染性休克早期实施目标导向治疗具有重要的临床意义。

（张淑梅）

参考文献

[1] 桂莉，金静芬. 急危重症护理学 [M]. 5版. 北京：人民卫生出版社，2022.

［2］于凯江，杜斌．重症医学［M］．北京：人民卫生出版社，2021．

［3］李庆印，陈永强．重症专科护理［M］．北京：人民卫生出版社，2021．

［4］孙振康．不同评分系统对 ICU 脓毒症休克患者预后判断的临床对比［J］．宁夏医科大学学报，2019，41（8）：799－803．

［5］石齐芳，盛鹰，王树云，等．皮肤花斑评分对脓毒症休克患者预后的评估作用［J］．内科急危重症杂志，2019，25（1）：50－52．

［6］Ait－Oufella H，Lemoinne S，Boelle PY，et al. Mottling score predicts survival in septic shock［J］．Intensive Care Med，2011，37（5）：801－807．

［7］Martin G，Brunkhorst FM，Janes JM，et al. The international PROGRESS registry of patients with severe sepsis：drotrecogin alfa（activated）use and patient outcomes［J］．Crit Care. 2009，13（3）：R103.

［8］Singer M，Deutschman CS，Seymour CW，et al. The Third International Consensus Definitions for Sepsis and Septic Shock（Sepsis－3）［J］．JAMA. 2016，315（8）：801－810.

［9］曹钰，柴艳芬，邓颖，等．中国脓毒症/脓毒性休克急诊治疗指南（2018）［J］．临床急诊杂志，2018，19（9）：567－588．

［10］Rémi，Coudroy，Angéline，et al. Incidence and impact of skin mottling over the knee and its duration on outcome in critically ill patients［J］．Intensive Care Medicine，2015，41（3）：452－459.

［11］中国医疗保健国际交流促进会临床微生物与感染分会，中华医学会检验医学分会临床微生物学组，中华医学会微生物学和免疫学分会临床微生物学组．血液培养技术用于血流感染诊断临床实践专家共识［J］．中华检验医学杂志，2022，45（2）：105－121．

第二节　脓毒性休克患者的护理

教学目标

【识记】能复述脓毒性休克的概念、早期液体复苏方法。

【理解】能正确解释脓毒性休克的临床表现，1 小时、3 小时和 6 小时 Bundle 治疗原则。

【运用】能准确应用皮肤花斑评分对患者进行评估；能提出患者的护理问题并采取对应的护理措施。

主题与背景

1. 基本信息

患者，男，51 岁，已婚，家庭社会支持系统好，入院时间为 2 月 2

日 9：30，以"右侧肺炎"收住入院。第二天患者出现寒战、高热、尿量 410ml（24h）。

诊断：脓毒性休克，重症肺炎；转入 ICU 治疗。

2. 护理评估

（1）主诉：咳嗽、咳痰伴发烧 1 周。

（2）现病史：患者 1 周前受凉后出现胸痛、咳嗽、咳痰，伴发烧拟以"右侧肺炎"收住入院，患者意识清，第二天出现寒战、高热，血压 90 ~ 100/50 ~ 60mmHg，尿量减少，当日尿量 410ml（24 小时）。会诊后以"脓毒性休克"收入 ICU。

（3）既往史：患者既往有高血压病史，服用氨氯地平（苯磺酸氨氯地平），BP130 ~ 140/80 ~ 85mmHg，否认外伤史，否认青霉素及已知食物过敏史。

（4）个人史：生长于浙江杭州，否认吸烟史、饮酒史，家人身体健康。

（5）家族史：家族中否认遗传性疾病及类似病史。

（6）查体：T 39.3℃，P 140 次/分，R 28 次/分，BP 80/40mmHg，$SpO_2$86%。视诊：发育正常，体型正常。皮肤湿冷，双侧腿部可见花斑。触诊：腹软，无压痛和反跳痛，未触及腹部肿块，肝脾肋下未触及。叩诊：腹部呈正常鼓音，移动性浊音阴性，双肾区叩击痛阴性。听诊：双侧呼吸音粗，有湿性啰音，右侧呼吸音低。血常规：白细胞 33.6×10^9/L，中性粒细胞百分率占 98%，红细胞 5.4×10^{12}/L，血红蛋白 108g/L，白蛋白 32g/L，C - 反应蛋白 110.4mg/L。血气分析示：pH 7.14，$PaCO_2$45mmHg，$PaO_2$68mmHg，乳酸 4.2mmol/L。

（7）主要治疗经过：患者入科后立即予以重症监护，床旁行经口气管插管，机械通气。治疗措施：1800ml 林格氏液补液，咪达唑仑镇静、瑞芬太尼镇痛，注射用亚胺培南西司他丁钠、替考拉宁抗感染，CRRT，营养支持等治疗。CT 报告提示：双肺炎症，较前局部进展。纤维支气管镜检查可见气道充血，左肺两叶各段大量黄白色黏稠痰液，右肺下叶中等量黄色黏稠痰液，予以清理吸净。

护理问题与措施

1. 患者 BP 80/40mmHg，医嘱予林格氏液 1800ml 补液，护士应该采取哪些护理措施确保患者输液通畅？

（1）密切监测患者生命体征，持续有创血压监测变化情况，监测 CVP。

（2）协助医生深静脉置管，保持输液通畅。

（3）必要时使用加压袋，快速输液。

2. 脓毒性休克患者伴有高热，该患者白细胞高达 $33.6 \times 10^9/L$，患者在入院后体温 39.3℃，此时护士可以采取哪些护理措施？

（1）密切监测体温变化。

（2）遵医嘱予以冰毯物理降温。

（3）遵医嘱抽取血培养。

（4）1 小时内遵医嘱输注注射用亚胺培南西司他丁钠、替考拉宁。

（5）动态监测患者白细胞、中性粒细胞、降钙素原等指标变化。

3. 对于脓毒性休克患者，医护团队如何快速实施抢救措施？

（1）立即启动脓毒症快速反应团队，包括医生、呼吸治疗师和 3 名护士。

（2）护士 A：协助医生深静脉置管，建立静脉通路。遵医嘱快速补液。遵医嘱采样：血培养、痰培养。

（3）护士 B：遵医嘱使用镇痛、镇静药物，动脉置管，持续监测动脉血压，采集动脉血做血气分析，观察血气分析及乳酸变化。

（4）护士 C：负责指挥，持续监测血压、CVP、尿量等，协助 CRRT 治疗。

（5）呼吸治疗师：负责管理患者气道，保持呼吸道通畅，吸痰，进行气管插管，机械通气治疗。

（6）团队配合：在医生指导下，团队成员各司其职，闭环沟通。

4. 对于脓毒性休克患者，医护人员如何进行 qSOFA 和 SOFA 评分？

（1）严密观察患者意识、监测生命体征，注意心率、呼吸、血压等变化。

（2）观察 GCS 评分是否≤13 分。

（3）观察呼吸频率是否≥22 次/分。

（4）观察收缩压是否≤90mmHg。

（5）以上 3 项中符合 2 项以上进入下一步 SOFA 评分。

若患者病情进一步加重，医生需要对患者进行 SOFA 评分。

（1）密切观察呼吸系统指标 PaO_2/FiO_2，有无呼吸支持。

（2）密切观察凝血功能：血小板计数等。

（3）观察肝功能：胆红素指标情况。

（4）观察循环功能：平均动脉压、多巴胺、肾上腺素、去甲肾上腺素等血管活性药物剂量。

（5）观察 GCS 评分。

（6）观察肾功能：血肌酐水平和 24 小时尿量。

SOFA 评分≥2 分，提示预后不良。

5. 护理人员如何监测毛细血管再充盈时间？

（1）患者取平卧位，使身体各部位基本与心脏处于同一水平。用手指压迫患者指（趾）甲或额部、胸骨表面、胫骨前内侧面等皮下组织表浅部位，片刻后去除压力，观察按压局部皮肤颜色变化。

（2）结果判断：①撤除压力后，局部皮肤颜色由白转红的时间≤2 秒为正常，试验阴性。②由白转红时间＞3 秒，或呈斑点状发红为试验阳性，说明循环功能障碍。

6. 什么是液体复苏？对脓毒性休克患者如何实施液体复苏？

液体复苏是指短时间内根据医嘱输入大量液体，迅速恢复有效循环血量，保证有效的心排血量和器官的血流灌注，改善机体微循环和氧合情况。

（1）协助医生进行深静脉置管，必要时建立两条静脉通路。

（2）根据医嘱以 30ml／（kg·h）的速度快速补充晶体液（3 小时内），必要时可使用加压袋，压力保持 300mmHg。

（3）同时监测患者容量反应性，可采用 PICCO，被动抬腿试验、床旁超声等。

（4）密切观察患者心率、心律、心排血量、心排血指数、血管外肺水指数等，预防急性肺水肿等并发症发生。

（5）液体负荷试验：晶体液 300～500ml 在 20～30 分钟内输完，观察患者血压、心率、心排血量等变化，判断患者的液体反应性。

7. 应用血管活性药物的注意事项有哪些？

（1）应用血管活性药物前应双人核对医嘱，确认药物用量、用法和速度，有疑问时及时与医生核实。

（2）应评估患者心率、心律、血压、末梢循环和尿量等。

（3）应评估血管通路是否通畅、注射泵功能和蓄电池情况。

（4）应用血管活性药物的目的是维持在保护组织灌注水平，指南建议平均动脉压维持在 65mmHg 左右，而不是更高。血压过高反而会加重心脏负担和减少组织灌注。

（5）脓毒性休克患者首选血管活性药物为去甲肾上腺素。与其他血管活性药物相比，去甲肾上腺素对于改善脏器血流灌注效果更好，更少发生心律失常等并发症。

（6）应用血管活性药物时，使用微量注射泵，可以精确地泵入药物，注意保持静脉通路通畅。在一组血管活性药物快泵完时，提前准备好药物，也可以使用微量泵双通道续泵功能。尽量减少因更换血管活性药物而导致患者血压剧烈波动。

（7）血管活性药物建议在中心静脉输注，以避免血管活性药物外渗，导致皮肤坏死等严重并发症。但紧急情况下可选择外周大静脉输注。

（8）泵血管活性药物的静脉通路，不建议进行其他药物静脉推注，以避免血压剧烈波动。

问题分析

1. 什么是脓毒性休克？

脓毒症是指由微生物及其毒素等产物所引起的综合征，机体对于感染引起的失控的炎症反应所导致威胁生命的器官功能障碍。脓毒性休克是指脓毒症伴其所致的低血压，虽经液体治疗后仍无法逆转。Sepsis 3.0 最新的诊断标准：①临床上有明确或疑似的感染。②qSOFA≥2 分。③SOFA≥2 分。④尽管进行充分的液体复苏，需要用升压药物维持 MAP≥65mmHg。⑤血乳酸≥2mmol/L。

2. 脓毒性休克有哪些临床表现？

脓毒性休克又称感染性休克，除少数高排低阻型休克病例外，大部分患者表现为低排高阻型休克，表现为交感神经兴奋症状。患者意识变化，呼吸浅促，皮肤湿冷，出现花斑。可有恶心、呕吐。

（1）意识改变：患者早期意识清，但随着休克程度加重，患者会出现烦躁、昏睡、昏迷等意识改变。

（2）血压下降：患者早期血压正常或偏低，随着病情发展，血压下降，收缩压下降到 80mmHg 以下，原有高血压者，血压较基础血压下降 20% −30%，脉压小。

（3）尿量减少：尿量减少，甚至无尿。

（4）乳酸升高：乳酸升高达 4mmol/L 以上。

（5）多脏器功能衰竭：主要表现为急性肾功能衰竭、急性心功能不全、脑功能障碍、呼吸衰竭、胃肠功能障碍、肝功能衰竭等。

3. 什么是 1 小时、3 小时和 6 小时集束化治疗？

（1）1 小时集束化治疗

①测量乳酸水平，初始血乳酸水平 >2mmol/L 时再次测量。

②给予抗生素前进行血培养。

③给予广谱抗生素。

④低血压或血乳酸≥4mmol/L，快速给予30ml/kg晶体液。

⑤如果患者在液体复苏期间或之后持续低血压，则应用血管升压药，以维持MAP≥65mmHg。

（2）3小时Bundle治疗

①测量乳酸水平。

②在使用抗生素之前获得血培养标本。

③1小时内应用广谱抗生素。

④对于低血压或乳酸为4mmol/L的患者，应用30ml/kg晶体液体复苏。

（3）6小时Bundle治疗

①应用血管活性药（针对不响应初始液体复苏的低血压）将平均动脉压（MAP）维持在≥65mmHg。

②脓毒性休克在进行复苏后动脉持续性低血压或者初始乳酸为4mmol/L的情况下：测量CVP≥8mmHg；测量$SCVO_2$：70%。

③如果初始乳酸升高，则重新测量乳酸（目标：正常）。

4. 脓毒性休克患者常伴有花斑，护理人员如何识别花斑？

脓毒性休克患者皮肤出现花斑、发绀提示皮肤灌注不良。Aitoufella等制作了皮肤花斑评分（SMS）来评估脓毒性休克。

（1）没有花斑为0分。

（2）膝盖的中心有小范围（硬币大小）的花斑为1分。

（3）花斑的范围没有超过膝盖骨的边缘为2分。

（4）花斑的范围没有超过大腿的中间为3分。

（5）花斑的范围没有超过腹股沟为4分。

（6）花斑的范围超过腹股沟为5分。

根据SMS评分对图9-2-1进行评估，图9-2-2花斑评分为3分。

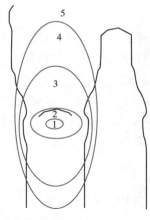

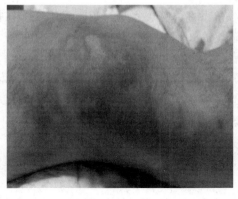

图 9 - 2 - 1　花斑评分　　　　　　　图 9 - 2 - 2　休克患者花斑

5. 脓毒性休克患者如何进行肠内营养治疗?

早期肠内营养（EN）可以调节机体炎症反应，改善免疫功能障碍，减轻肠道屏障损伤，提高脓毒症患者的生存率。美国肠外与肠内营养学会（ASPEN）指南建议危重症患者尽早启动肠内营养支持治疗（48 小时内），并评估肠内营养不耐受的风险。《中国老年重症患者肠内营养支持专家共识 2022》中指出：在休克未得到有效控制，血流动力学及组织灌注未达到目标时，应先纠正病因，积极进行液体复苏和使用血管活性药，在休克被控制后，逐步从滋养型 EN 过渡到喂养型 EN。

案例总结

本案例患者是一位典型的脓毒性休克患者。患者 1 周前受凉后出现胸痛、咳嗽、咳痰，伴发烧，拟以"右侧肺炎"收住入院；第二天出现寒战、高热、尿量减少，410ml /24h，以"脓毒性休克"收入 ICU。入 ICU 后予以气管插管、机械通气、镇痛、镇静、采血、动脉置管、液体复苏、抗生素应用、CRRT 等治疗。患者于 2 月 12 日康复出院。

本案例脓毒性休克患者主要临床表现为高热、血压下降、尿量减少、血肌酐升高，围绕这些护理问题，制定了详细的护理措施。

本案例介绍了脓毒性休克患者 1 小时、3 小时和 6 小时集束化治疗原则。针对本案例患者血压低，介绍了液体复苏管理方法。

最后，在掌握脓毒性休克相关知识及治疗的同时，应早期识别、加强人文护理、早期康复护理、健康知识宣教等，制定个性化护理计划并贯穿于 ICU 整个住院过程中。

脓毒性休克患者病情重，发展快，在护理过程中，护士对患者及时讲解疾病知识，安慰鼓励患者，气管插管、机械通气等有创操作时，对患者进行镇痛镇静，进行人文关怀。同时抢救患者时，家属心情也会非常紧张、焦虑等，护理人员要及时和家属沟通，告知病情和抢救过程，在此过程中充分体现护士"尊重患者、以患者和家庭为中心"的仁爱护理精神和"严肃认真、精益求精"的职业素养。

诠释与研究

脓毒性休克患者中心静脉压（CVP）监测技术

脓毒性休克患者早期需要进行液体复苏，CVP 监测技术对于液体复苏的容量评估和管理非常重要。CVP 是指上、下腔静脉进入右心房处的压力，可通过上、下腔静脉或右心房内置管测得。临床上常用的是通过加压袋、冲洗液、压力传感器连接静脉导管，将导管开口处的压力信号通过压力传感器转换成电信号，在监护仪上显示中心静脉压波形与数值的方法。

操作要点：①应首选经锁骨下静脉或颈内静脉的 CVC，亦可选用前端开口无瓣膜的 PICC。②多管腔静脉导管应使用主腔测量 CVP，当主腔不能使用时，应固定同一侧腔测量。③测压管宜直接连接静脉导管，最多增加 1 个三通。三通增多时会影响测量数据的准确性。④测量 CVP 时应暂停测量管腔的输液，多管腔静脉导管其余管腔输注液体速度宜≤300ml/h。

在监测 CVP 前需要确定体表零点位置，并校零。体表零点位置可选择下列标志之一：①患者腋中线第 4 肋间水平。②胸廓前后径垂直距离上 1/3 水平。③胸骨角下 5cm 水平。

校零前应进行方波试验，波形正常，方可校零。当发生下列情况时应重新校零：①重新连接或更换监护仪。②重新连接或更换测压装置。③患者体位改变。④传感器位置改变。

读取 CVP 值时应注意：①读取患者呼气末的 CVP 数值。②随着呼气末正压水平的升高而升高，对于机械通气患者需考虑呼气末正压对 CVP 的影响。③对于心律失常患者，应读取 CVP 波形（图 9-2-3）中 c 波起始 z 点的数值。

血管通路的维护应注意：①无菌操作。②管路冲洗液宜使用 0.9% 氯化钠注射液。③电子法测量时，应持续加压冲洗传感器管路，维持加压袋内的压力为 300mmHg。④压力传感器套装应每 96 小时更换 1 次。

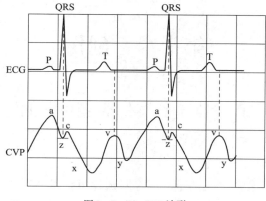

图 9 - 2 - 3 CVP 波形

（陈 芳）

参考文献

［1］张波，桂莉 . 急危重症护理学 ［M］. 4 版 . 北京：人民卫生出版社，2017.

［2］潘文彦，杜诸明，邵小平 . 实用重症临床护理规范 ［M］. 上海：复旦大学出版社，2021.

［3］蔡学联 . 成人重症护理专科实践 ［M］. 北京：人民卫生出版社，2020.

［4］管向东，于凯江，陈德昌，等 . 重症医学 ［M］. 北京：中华医学电子音像出版社，2023.

［5］蔡国龙，严静 . 《中国严重脓毒症/脓毒性休克治疗指南》背景介绍 ［J］. 中华重症医学电子杂志，2016，2（1）：40 - 42.

［6］Ait - Oufella H，Lemoinne S，Boelle PY，et al. Mottling score predicts survival in septic shock ［J］. Intensive Care Med，2011，37（5）：801 - 807.

［7］Evans L，Rhodes A，Alhazzaniw，et al. Surviving sepsis campaign：internation gudelines for man agement of sepsis and septic shock 2021 ［J］. Intensive Care Med，2021，47（11）：1181 - 1247.

［8］中国老年医学学会，中国老年医学学会重症医学分会 . 中国老年重症患者肠内营养支持专家共识（2022）［J］. 中华危重病急救医学，2022，34（4）：337 - 342.

［9］血管活性药物静脉输注护理 . 中华护理学会团体标准 T/CNAS 22 - 2021 ［S］.

［10］CVP 监测技术 . 中华护理学会团体标准 T/CNAS 36 - 2023 ［S］.

第十章　创伤

第一节　多发伤患者的护理

【识记】能复述创伤的定义、经眼眶超声技术。

【理解】能正确解释损伤严重评分，早期识别创伤性休克。

【运用】能做好重症创伤患者机械通气人工气道护理、疼痛评分、营养风险筛查与评估、早期康复指导。

主题与背景

1. 基本信息

患者，男，20 岁，汉族，未婚，初中文化程度，家庭社会支持系统一般，入院时间为 06 月 12 日 15：30，入院诊断：失血性休克，开放性颅脑损伤特重型，创伤性硬脑膜下血肿，创伤性脑脊液漏，创伤性凝血病，颅骨多发性骨折，创伤性血胸，肺挫伤，主动脉夹层形成，急性呼吸衰竭，肩胛骨、肋骨、颈椎多处骨折。

2. 护理评估

（1）主诉：车祸外伤 12 小时（代主诉）。

（2）现病史：患者于 6 月 12 日凌晨 4 点发生交通事故，患者骑行非机动车，被小客车由右侧撞击，当时头颅有出血，意识丧失，120 救护车 5 分钟左右到达，进行现场急救，120 送入我院抢救室。

进入抢救室后，测得 T 37℃，P 140 次/分，BP 105/65mmHg，SpO₂98%，意识不清，躁动不安。立即予以气管插管接呼吸机辅助通气，积极补液扩容，镇痛镇静，止血，抗感染等治疗。13：30 患者病情较上午明显进展，心率 180 次/分，血压测不出，SpO₂96%，口腔持续有鲜血流出，量约 1000ml，双侧瞳孔等大等圆，直径约 4mm，对光反射异常，立即急查血示血色素降至 43g/L，予以快速补液扩容，持续吸引口腔内出血，同时急请多学科团队会诊，予双侧鼻腔置入导管压迫止血。与患者家属充分沟通病情并经家属同意后，予气管切开接呼吸机辅助通气。15：30转入我院急诊监护室进一步治疗。

（3）既往史：患者一般健康状况良好。

（4）个人史：生长于陕西，否认吸烟史、饮酒史。

（5）家族史：家族中否认遗传性疾病及类似病史。

（6）查体：一般情况：T 39.1℃，P 166次/分，R 38次/分，BP 125/64mmHg。皮肤黏膜：全身多处撞伤。头部及其器官：左耳道见大量血凝块。鼻：有鼻中隔偏曲，血性分泌物。胸部（胸廓、肺部、心脏、血管）：①心脏：听诊，心率114次/分，心律齐。②肺部：视诊，呼吸稍急促，节律尚平稳。腹部（肝、脾等）：视诊，腹膨隆；触诊：上腹部轻压痛；叩诊，肝区叩击痛（＋）；听诊，肠鸣音弱，2~3次/分。脊柱：无侧弯畸形压痛。四肢：肌力检查不能配合。神经系统：双侧瞳孔不等大，对光反射（－）。专科情况：镇痛镇静，机械辅助通气中。双侧瞳孔不等大，对光反射（－），双肺呼吸音粗，可闻及散在湿啰音及哮鸣音，肌力检查不能配合。

血常规：红细胞1.92×10^{12}/L，血红蛋白60g/L，白蛋白28g/L，血小板18×10^9/L，活化部分促凝血酶原激酶时间70.7秒，血浆凝血酶原时间26.2秒，血浆纤维蛋白原测定0.7g/L，纤维蛋白降解产物86mg/L，D－二聚体定量29.2mg/L，乳酸：4.05mmol/L。

（7）主要治疗经过：入急诊监护室后，护士立即给予经眼眶超声测得视神经鞘直径为6mm（正常值：2.2~5mm），显示为颅内压高。患者气道内可吸出中等量的血性痰液，SpO_2 91%。床旁超声定位下行左侧胸腔穿刺引流术，引出血性液体600ml。右上肢留置动脉导管持续监测患者血压。6月15日，考虑患者颅脑损伤予以经口置入胃肠管，内置60cm，启动肠内营养。7月5日患者在全麻下行"胸主动脉覆膜支架腔内隔绝术"，7月7日转出急诊监护室。主要诊疗：①瑞芬太尼镇痛、咪达唑仑镇静。②积极补液扩容。③止血、改善贫血。④抗感染。⑤左侧胸腔穿刺引流。⑥改善凝血功能。⑦密切监测患者生命体征。

护理问题与措施

1. 重症创伤患者颅脑受损，气管切开接呼吸机机械通气时，针对气道内有中等量的血性痰，存在清理呼吸道无效的护理问题，护士该采取哪些护理措施来确保呼吸道通畅？

（1）评估患者吸痰指征，对患者实施按需吸痰，患者有咳嗽反射时，推荐使用浅部吸痰，减少气道损伤，提高临床安全性和减少并发症。

（2）根据患者气道分泌物的量、颜色、性状及呼吸支持水平等确定所需湿化水平，并及时评估气道湿化效果。患者痰液黏稠且常规治疗手段效果有限时，可使用黏液稀释剂、黏液促排剂等药物行气道主动和被动湿化。对于吸痰效果不佳者，可使用支气管镜来清除气道分泌物。

（3）选择吸痰管时，其管径不宜超过人工气道内径的50%，有侧孔的吸痰管吸痰效果优于无侧孔。

（4）吸痰前后应常规给予纯氧吸入 30～60 秒，吸痰时负压控制在 −80～−120mmHg，痰液黏稠者可适当增加负压。

（5）口腔分泌物多时，应持续口腔吸引，可减少呼吸机相关性肺炎（VAP）的发生率。翻身前进行口腔吸引，可减少 VAP 的发生率。

（6）定期监测气管导管气囊压力，使气囊压力维持 25～30cmH_2O。

2. 重症创伤患者因颅脑损伤而存在疼痛，为减轻患者的疼痛，护士该采取哪些有效的护理措施？

（1）对于患者应进行合理的镇痛治疗，创伤疼痛患者应早期进行镇痛处理。

（2）创伤患者可采用重症监护疼痛观察工具（CPOT）进行疼痛评估。CPOT≥2 分，则认为患者存在疼痛。此患者 CPOT 评分为 8 分，为重度疼痛。

（3）程序化管理患者使用镇痛镇静药物。遵医嘱给予 0.9% 氯化钠 30ml 加芬太尼针 1000μg，以 2ml/h 静脉微量泵持续泵入。

（4）使用药物镇痛、镇静期间，注意观察患者呼吸，每小时评估患者疼痛程度，若患者疼痛缓解，则逐渐减量至停止用药。

3. 重症创伤患者使用呼吸机辅助通气期间，患者处于禁食状态，血红蛋白 60g/L，存在营养失调的风险，护士应当如何评估患者营养风险和采取哪些护理措施？

（1）护士使用 NUTRIC 量表评估此患者得分为 7 分，存在营养风险，需要进行营养支持。

（2）喂养模式的选择：①喂养方式：此患者因开放性颅脑损伤伴鼻骨骨折，因此，经过营养科会诊后，24 小时内启动肠外营养。②喂养配方：针对颅脑创伤患者，应根据个体化情况，选择最佳获益的营养制剂。③喂养速度：3 天后经多学科会诊后，予以患者口腔内置入胃肠管，以温开水 500ml，50ml/h 的速度启动肠内营养。24 小时后，患者无肠内营养并发症发生，故过渡到肠内营养混悬液（百普力）500ml，并逐渐增加速度和肠内营养剂量。

（3）营养支持评估：营养评估应包括既往情况、入 ICU 前体重丢失、运动能力下降、体格检查、肌肉含量及肌力。考虑到重症颅脑损伤患者的疾病状态及临床可操作性，除上述指标外，可用前白蛋白水平大致判断患者的营养状态。

4. 该患者创伤性休克，存在体液不足，护士该如何监测患者体液状况和采取哪些有效措施？

（1）严密监测患者生命体征：心率、呼吸、氧饱和度、血压等，以及患者每小时尿量。

（2）重视患者主诉，有无口渴等迹象；并每小时观察患者皮肤黏膜色泽弹性。

（3）若患者已建立深静脉通路，严密监测中心静脉压，同时监测有创动脉血压的变化。

（4）患者禁食期间，遵医嘱进行补液扩容，保证有效循环血容量。

（5）病情允许情况下，可留置鼻空肠管进行肠内营养。

（6）准确记录 24 小时出入量，观察记录引流液的量及性质。

5. 患者呼吸机机械通气期间，存在活动无耐力情况，护士应如何做好患者早期康复？

（1）床上康复锻炼：获取患者主动配合，半卧位按摩患者四肢主要肌群，并进行下肢的主动伸屈及轻度旋转运动，每日 2 次或 3 次，每次 15~20 分钟。

（2）手指关节及手腕的训练：活动患者掌指关节及腕关节，进行主动握拳和舒展活动，并对腕关节进行屈伸，进行上肢的上举或轻度负重的上举活动，每日 2 次或 3 次，每次 15~20 分钟。

（3）离床活动：患者行气管切开或间断无创通气时可根据患者具体情况停用机械通气，嘱床旁行抬腿练习，坚持维持站立，循序渐进，由专科护士陪同助力车活动，每天 2 次或 3 次，每次 10 分钟左右，同时指导患者离床穿衣、洗漱以及进食吞咽的日常生活能力训练。

（4）心理护理：加强与患者及其家属的沟通，改善沟通方式与方法，根据患者的具体病情及性格特点制定个体化的沟通方案。

问题分析

1. 什么是创伤?

创伤可分为广义和狭义两种。广义的创伤,也称为损伤,是指人体受外界某些物理性(如机械性、高热、电击等)、化学性(如强酸、强碱、农药及毒剂等)或生物性(虫、蛇、犬等动物咬蜇)致伤因素作用后所出现的组织结构的破坏和(或)功能障碍。狭义的创伤是指机械性致伤因素作用于机体造成组织结构完整性的破坏和(或)功能障碍。严重创伤是指危及生命或肢体的创伤,它常为多部位、多脏器的多发伤,病情危重,伤情变化迅速,死亡率高。

2. 什么是损伤严重评分?

损伤严重度评分(ISS)是以解剖损伤为基础的相对客观和容易计算的方法,适用于多部位、多发伤和复合伤者的伤情评估。其评分方法把人体分为 6 个区域(表 10 - 1 - 1),并进行编码,选择其中损伤最严重的 3 个区域,计算出每一区域最高 AIS 值的平方,其值相加即为 ISS 值。ISS 的有效范围为 1 ~ 75 分,ISS 分值越高,则创伤越严重,死亡率越高。一般将 ISS 为 16 分时作为重伤的解剖标准,其死亡率约 10%;ISS < 16 分,定为轻伤,死亡率较低;ISS ≥ 16 分为重伤,≥ 25 分为严重伤。

表 10 - 1 - 1　ISS 区域编码

编码	区域	编码	区域
1	头部或颈:脑、颈髓、颅骨、耳	4	腹部或盆腔内脏器、腰椎
2	面部:口、眼、鼻和颌面骨	5	肢体或骨盆、肩胛带、骨盆带
3	胸部:内脏、横膈、胸廓、胸椎	6	体表

3. 如何早期识别创伤性休克?

创伤失血性休克的早期诊断符合下列条件 1,以及 2、3、4 项中 2 项,或 5、6、7 项中 1 项,即可诊断为创伤失血性休克。

(1)有导致大出血的创伤,如道路交通伤等。

(2)意识改变,如烦躁不安或神志淡漠、昏迷等。

(3)脉搏细速,脉搏 > 100 次/分或不能触及,休克指数 > 1.0。

(4)皮肤湿冷,胸骨部位皮肤指压痕阳性(指压后再充盈时间 > 2 秒),皮肤可见花斑、黏膜苍白或发绀,尿量 < 30ml/h 或无尿。

(5)收缩压 < 80mmHg。

(6)脉压 < 20mmHg。

（7）原有高血压者收缩压较原收缩压下降30%以上。

4. 如何判定创伤性失血与休克程度？

依据失血量和临床表现，创伤失血性休克一般分为轻、中、重、危重4级（表10-1-2）。

表10-1-2 创伤失血性休克分级

程度	失血量（占全身血量）	意识变化	脉搏	血压（收缩压）	尿量	休克指数	微循环变化
轻度	15%~20%	不大	较快，约100次/分	正常或稍低	36~50 ml/h	>1.0~1.5	不明显
中度	20%~40%	烦躁不安或意识模糊	约120次/分	70~90 mmHg	24~30 ml/h	1.5~2	肢端厥冷，毛细血管充盈时间>2秒
重度	40%~50%	意识模糊，甚至昏迷	>120次/分，快而弱	<60 mmHg 或测不到	<18ml/h	>2.0	肢端厥冷，指压毛细血管后不再充盈
危重	>50%	昏迷	难触及	测不到	无尿	/	重度发绀

案例总结

本案例是一个典型的重症创伤患者。患者经历车祸伤后，救护车送至急诊抢救室进行二次创伤评估，立即进行气管切开接呼吸机辅助通气后，立即转入急诊重症监护室进行多团队协作救治和护理。

本案例患者在创伤救治过程中，存在的护理问题有：①清理呼吸道无效：与气道内吸出血性痰液有关。②疼痛：与创伤疾病有关。③营养失调：低于机体需要量。④体液不足：与创伤疾病有关。⑤活动无耐力：与机械通气期间，患者不能自主活动有关。⑥潜在并发症：有感染的风险，与患者置入的导管（气管切开导管、胸腔引流管）有关。

本案例介绍了重症创伤患者的二次评估，快速判断损伤严重程度以及早期识别创伤性休克，做到精准监测创伤患者休克程度，及时评估气道、疼痛、营养风险等，为创伤患者提供全方位一体化精准护理管理措施。

思政元素

重症创伤患者常常经历创伤后应激障碍（PTSD），PTSD是临床较为常见的精神障碍性疾病，患者大多经历了严重的、突发的、具有威胁性的，对其精神、心理以及躯体造成严重伤害或打击的外因性或内因性刺激。PTSD发病不但症状较为明显，且持续时间较长，除了对患者的身心造成严重影响外，还会波及患者的亲属，因此在临床护理中，针对患者气管切开接呼吸机辅助通气期间，每天尝试唤醒试验，鼓励患者配合治疗，增加其战胜疾病的信心，合理安排家属探视时间，增加家属对患者的心理支持。此外，针对创伤疾病导致的疼痛，合理制定疼痛方案，以减轻患者疼痛感受，达到最优效果。在护理重症创伤患者的过程中，护士用专业、严谨的态度为患者追求卓越方案。

诠释与研究

经眼眶超声技术在创伤性颅脑损伤患者预警评估中的应用

创伤性颅脑损伤（TBI）是指头部受各种机械外力所致的颅脑损伤，为全球患者死亡和残疾的主要原因，约占所有伤害相关死亡的30%。如何早期识别颅内高压，提前预警脑疝发生，尽早给予干预措施，有效保护神经功能，降低患者的致残率和病死率，是现阶段改善重型TBI患者预后亟需解决的问题。经眼眶超声技术（TOS）是一种无创、安全、实时、客观的定量评估瞳孔功能和视神经鞘直径（ONSD）的方法，操作简单且成本低廉，可以提供瞳孔的实时动态图像，并且可定量测量颅内压。其次，TOS也可用于因眼眶周围血肿和眼外伤无法打开眼睑的患者进行瞳孔功能动态监测，协助护理人员对TBI患者进行病情变化评估，是一种定量且安全的评估方法，建议临床推广应用。

（景　峰）

参考文献

[1] 张波，桂莉. 急危重症护理学 [M]. 4版. 北京：人民卫生出版社，2017.

[2] 急诊创伤疼痛管理共识专家组. 急诊创伤疼痛管理专家共识 [J]. 中华急诊医学杂志，2022，31（4）：436－441.

［3］中华医学会创伤学分会神经创伤专业学组．颅脑创伤患者肠内营养管理流程中国专家共识（2019）［J］．中华创伤杂志，2019，35（3）：193－198.

［4］中华医学会神经外科学分会颅脑创伤专业组，中华医学会创伤学分会神经损伤专业组．颅脑创伤患者脑监测技术中国专家共识［J］．中华神经外科杂志，2020，36（12）：1189－1194.

［5］刘海艳．医护一体化在重症监护室机械通气患者早期康复中的应用研究进展［J］．全科护理，2020，18（31）：4284－4287.

第二节　重症胸部创伤患者的护理

教学目标

【识记】能复述严重胸部创伤、反常呼吸运动的概念。

【理解】能正确解释重症胸部创伤的临床表现，合并胸部以外脏器损伤和胸内脏器损伤的临床表现。

【运用】能根据患者的临床表现提出相应的护理问题并采取对应的护理措施。

主题与背景

1. 基本信息

患者，男，39岁，已婚，本科，家庭社会支持系统一般，入院时间为4月25日00：31。诊断：胸部创伤；连枷胸；双侧血气胸；多发肋骨骨折；右肱骨骨折；肺挫伤；呼吸衰竭；创伤性休克。

2. 护理评估

（1）主诉：车祸外伤致胸痛、极度呼吸困难4小时。

（2）现病史：患者4小时前因车祸外伤致左侧胸部疼痛、极度呼吸困难。经120送入我院急诊室，CT提示T1棘突、右侧第1~10肋骨及左侧第2~4肋骨骨折，双侧液气胸，纵隔、胸壁软组织积气，右肱骨骨折。予留置双侧胸腔闭式引流管，行急诊气管插管。为进一步诊治收入我院ICU。

（3）既往史：否认高血压、心脏病史，否认肝炎、结核、疟疾病史，否认糖尿病、脑血管疾病、精神疾病史，否认手术、外伤、输血史，否认食物、药物过敏史，预防接种史不详。

（4）个人史：生于北京市通州区，久居本地，无疫区、疫情、疫水接触史，无牧区、矿山、高氟区、低碘区居住史，无化学物质、放射性物质、有毒物质接触史，无吸毒史，无吸烟、饮酒史。

（5）家族史：家族中否认遗传性疾病史。

（6）查体：T 36.0℃，P 168 次/分，R 30 次/分，BP 104/59mmHg，SpO_2 81%。视诊：一般情况，被动体位，神志昏迷，痛苦面容，发育正常，营养良好，体型正力型，皮肤黏膜：胸部及右腰部广泛皮下淤血，右胸壁可见连枷胸，反常呼吸，右上肢畸形，石膏固定状态。触诊：双侧胸壁皮下气肿伴挫伤。听诊：双肺呼吸音粗，双下肺可闻及散在湿啰音，腹膨隆，张力偏高，肠鸣音未闻及。辅助检查：胸部 CT：T1 棘突、右侧第 1～10 肋骨及左侧第 2～4 肋骨骨折，双侧液气胸、纵隔、胸壁软组织积气。腹部 CT：膈肌前部连续性欠佳，上腹部游离气体，右侧腹壁软组织肿胀。

（7）主要治疗经过：患者带经口气管插管由急诊室转入 ICU，予以重症监护，呼吸机机械通气控制呼吸，$FiO_2$100%，PEEP 6～10cmH$_2$O，VT 400ml，f 15 次/分，人机对抗明显，予咪达唑仑联合丙泊酚及瑞芬太尼充分镇痛镇静治疗，SpO_2 75%～86%，血管活性药物（去甲肾上腺素+间羟胺）维持血压，入室后吸痰管吸痰不顺畅，充分氧合下，行支气管镜检查，将气管插管深度由 24cm 调整到 22cm，可见气管软骨环，考虑气道损伤，予以固定，拟紧急行气管造瘘术。术后返回 ICU 继续治疗，入室后反常呼吸及低氧血症仍较明显，SpO_2 62%～70%，HR 115 次/分，给予膨肺治疗后，血氧可升至 77%。因患者肺挫伤严重，氧合严重不足，急行体外膜肺氧合（ECMO）治疗，改善氧合，同时给予肺保护通气策略，促进肺挫伤修复；充分镇痛镇静，提高人机协调性，降低氧耗；感染指标极高，应用哌拉西林/舒巴坦抗感染治疗；胸腔闭式引流气体和液体，避免张力性气胸；应用激素及白蛋白以及利尿剂，减轻组织水肿；增加盐酸氨溴索应用，降低肺泡表面张力；患者 VTE 风险评估 12 分，在物理治疗基础上加用肝素泵入预防血栓；输注血浆纠正凝血功能等治疗。

护理问题与措施

1. 患者因肺挫伤严重，氧合严重不足，应用 ECMO 治疗，护理评估要点及主要护理措施有哪些？

（1）密切关注患者意识状况，瞳孔大小及对光反射情况，落实 GCS 评分，评估有无颅内出血等并发症发生。

（2）定时评估患者呼吸系统情况，及时吸痰，保持呼吸道通畅。

（3）循环系统评估：血流动力学变化、末梢循环、尿量等。

（4）液体平衡状态评估：出入量、水肿等情况。

（5）出血情况评估：消化道、尿管、插管处、穿刺点、痰液等有无出血情况。

（6）具体护理措施如下所述。

①严格执行 ECMO 操作流程：正确安装管路，排气，严密观察管路中是否存在空气；转机时，严密观察 ECMO 转速，转速下降 5% 时，通知医生检查血路是否通畅。

②定时进行呼吸系统的评估，听诊双肺呼吸音是否对称，按需吸痰。

③循环功能监测，观察生命体征、末梢指端颜色、尿量、有无水肿。维持一定量的血管活性药物，维持血压稳定，保证充足的引血量。严密观察脉压、血压与动脉波形，监测心电图，心脏能否有效搏出是 ECMO 成败的关键。

④定时检查患者水肿情况，保证水、电解质平衡，严格记录出入量。

⑤凝血功能监测，正确采集血液标本（血常规、凝血四项），监测肝素使用量；观察穿刺点有无出血，及时更换敷料，保证清洁、干燥。

⑥保持患者舒适体位，加强皮肤护理。

2. 患者多根多处肋骨骨折，留置双侧胸腔闭式引流管，疼痛（胸痛）明显，为该患者进行疼痛护理减轻疼痛，护士可以采取哪些护理措施？

（1）根据 CPOT 疼痛评分准确评估并记录患者胸痛的程度。

（2）用药护理：遵医嘱瑞芬太尼微量泵入，并根据 CPOT 疼痛评分调节用量。

（3）体位护理：生命体征稳定取半坐卧位，避免胸部伤口的牵拉，保障胸腔闭式引流的通畅。

（4）待患者意识清醒后，给予患者心理支持和健康教育，指导患者如深呼吸、咳嗽咳痰时可双手按压双侧胸壁。

3. 患者入院诊断有创伤性休克，生命体征极不稳定，存在体液不足的风险，针对该问题护士应采取哪些护理措施？

（1）密切监测生命体征（心率、血压、呼吸、血氧饱和度）的变化；监测患者神志的变化。

（2）遵医嘱充分镇静，采取有效的氧疗方式改善低氧血症，禁食，减少搬动（医嘱禁翻身）。

（3）遵医嘱应用血管活性药物；留置导尿管、监测尿量；严格记录胸腔闭式引流液的颜色、性质、量；遵医嘱补充血容量。

（4）严密监测患者实验室检查指标，有异常指标时及时通知医生，并立即遵医嘱给予治疗措施，如纠正酸中毒。

（5）实施目标体温管理，注意保暖，观察并记录患者皮肤颜色及皮温的变化。

4. 患者在 ICU 治疗过程中发生谵妄、躁动、不配合治疗，留置管路较多，有管路滑脱的危险。为预防意外脱管事件的发生，护士应采取哪些护理措施？

（1）严密观察病情，早期可使用谵妄评估量表和非计划性拔管危险因素评估量表等评估患者精神障碍发生的危险因素，积极探查可能引起精神障碍的各种因素，尽可能早发现、早期治疗、早期护理干预。

（2）保持病室内清洁、整齐、舒适、安静，处置和抢救时也不要忽视 ICU 中的其他患者，减轻患者的应激，医务人员尽量避免在患者床边讨论病情、大声喧哗，呼吸机、监护仪等仪器设备发出的声音调至合适大小。

（3）熟练掌握仪器的性能、操作规程、注意事项，并能对有关数据、图像、检验结果作出正确分析与处理，患者清醒时对患者进行健康宣教，说明使用仪器的必要性和安全性，以防患者不安。当仪器设备报警时，要沉着镇定，反应迅速，避免造成紧张气氛。

（4）遵医嘱及时、有效地镇痛镇静，保持体位的舒适，保证患者的睡眠。当患者神志清楚，生命体征稳定时鼓励并协助患者早期床上活动。

（5）妥善固定各种管路，协助患者翻身时避免牵拉。

（6）根据患者病情和神志变化，按需实施保护性约束，按时评估约束的有效性及约束部位皮肤的情况。

（7）向患者（清醒时）和家属进行健康宣教，讲解各种管路的作用及重要性。告知患者正确保护导管的方法，加强护患沟通，提高患者对疾病的认知能力，加强非语言沟通，鼓励家属参与心理护理。

问题分析

1. 什么是严重胸部创伤？

胸部创伤的程度一般可分为轻度和重度两种。严重胸部创伤，就是创伤后胸部及其重要脏器受到严重损伤以致呼吸、循环功能障碍；或因出现合并胸部以外损伤而严重威胁患者生命。严重胸部创伤患者大多病情紧急、复杂、危重，包括开放性气胸，张力性气胸，气管、主支气管创伤，连枷胸，心脏、大血管创伤等。

2. 严重胸部创伤有哪些临床表现？

（1）呼吸困难：严重胸部创伤都有呼吸困难表现，其中以呼吸道阻塞等原因造成窒息的危害性最大，可以迅速致死。呼吸困难的原因主要有如下：呼吸道内分泌物、血块以及组织碎片堆积以致堵塞、窒息；开放性或张力性气血胸，肺严重萎陷、休克等；肺实质严重挫伤，创伤性湿肺，气管或支气管断裂等；连枷胸引起反常呼吸、纵隔摆动、巨大膈疝等；创伤后急性呼吸功能衰竭（ARDS）等。以上表现可单独存在，亦可多项并存，必须尽快判明病因并采取果断抢救措施，迅速改善呼吸功能，才能阻止呼吸衰竭发生。

（2）休克：严重胸部创伤患者均出现不同程度的休克，发生休克的主要原因如下所述。

①严重胸部创伤后由于大量出血，如大量血胸或合并多发伤出血等。血容量迅速减少以致血压下降，出现休克。

②严重胸部创伤后引起肺实质和胸膜损伤，以致呼吸、循环功能紊乱（后者称胸膜肺休克）。

③心脏、大血管损伤引起大出血或心脏压塞，心排血量下降，血容量不足导致休克。

无论是何种原因引起的休克，患者均表现为烦躁、面色苍白、血压下降等，说明是严重的胸部创伤引起，应尽快进行抗休克处理。如果相继出现呼吸急促、发绀等进行性呼吸困难，提示病情已十分严重。必须及时采取有效的抢救措施，维持呼吸、循环功能，否则患者终因呼吸、循环同时衰竭迅速致死。

（3）合并胸部以外损伤和胸内脏器损伤的临床表现：严重胸部创伤合并胸部以外损伤或胸内脏器严重损伤的患者，除了出现呼吸困难和休克的表现外，还会出现损伤部位特有的临床表现，以及胸内脏器损伤的各种表现。

①腹痛：严重的胸腹联合伤时，除了出现呼吸困难和休克外，还可出现腹痛、腹肌紧张、压痛、反跳痛等。这是由腹腔脏器穿孔、腹膜炎引起的疼痛，多见于枪弹和锐器穿透伤或胸腹联合伤。

②神志改变：多见于胸部创伤合并颅脑损伤，如脑震荡、脑挫伤

等。根据颅脑损伤的部位和程度，患者可出现烦躁不安、头痛、听视觉障碍、嗜睡，甚至昏迷、抽搐等。

③骨折及创口出血、感染等：多见于胸部创伤合并四肢、腰部及骨盆骨折。肢体往往因骨折而畸形、疼痛；创口处理不及时而出血、感染等。

④胸内脏器损伤：其临床表现取决于损伤脏器的种类、数量及其严重程度，如胸部创伤后出现心脏压塞，提示心脏损伤；胸部创伤后呼吸困难，可能有肺、气管、支气管损伤。

3. 什么是反常呼吸运动？

相邻多根多处肋骨骨折时，使局部胸壁失去完整肋骨支撑而软化，可出现反常呼吸运动，即吸气时软化区胸壁内陷，呼气时外突，称为连枷胸。若软化区范围较大，可引起呼吸时两侧胸膜腔压力不平衡，出现纵隔左右扑动，影响换气和静脉回流，导致体内缺氧和二氧化碳滞留，严重者发生呼吸和循环功能衰竭。

案例总结

本案例患者是一名典型的严重胸部创伤患者。因车祸外伤急诊行气管插管后以"胸部创伤；连枷胸；双侧血气胸；多发肋骨骨折；右肱骨骨折；肺挫伤；呼吸衰竭；创伤性休克"收入我科。入院后予以有创呼吸机机械通气，镇痛镇静治疗，体外膜肺氧合（ECMO），抗感染，胸腔闭式引流，输入激素、胶体及补液利尿等对症治疗。患者于5月19日康复出院。

本案例严重胸部创伤患者是在胸部外伤基础上伴有器官衰竭，主要表现为严重呼吸困难和急性多脏器功能障碍。患者存在的护理问题有：ECMO治疗的护理评估及观察要点；胸痛；创伤性休克，有体液不足的风险；管路意外滑脱的风险。围绕这些护理问题，制定了详细的护理措施。

本案例介绍了严重胸部创伤的两个重要的临床表现，即呼吸困难和创伤性休克的护理。并对积极的治疗手段ECMO做了详细阐述。

最后，在掌握严重胸部创伤相关知识及治疗的同时，应加强人文护理、早期康复护理、健康知识宣教等，制定个性化护理计划并贯穿于ICU整个住院过程中。

思政元素

重症胸部创伤为外伤所致，事发突然，由于患者病情危重，病程较长，应用 ECMO 治疗，住院费用偏高，患者在治疗过程中出现躁动，不配合治疗，有自行拔气管插管倾向，经护士对患者不厌其烦地劝解、沟通后得知患者担心因为自己住院，公司无人打理，所以想尽快拔管出院。护士知道原因之后，耐心向患者进行疾病及治疗相关方面的健康宣教，并利用探视时间，告知患者家属目前患者心理焦虑的原因，取得家属的配合支持，在常规线下探视基础上，增加线上视频探视。由于家属的积极参与，患者积极配合医疗护理工作，于 5 月 8 日病情平稳转出 ICU 至胸外科病房，5 月 19 日顺利出院。在该例患者救治过程中充分体现了护士无私奉献、以患者为中心的"求真务实，一丝不苟"的职业素养。

诠释与研究

ECMO 在胸部创伤中的应用

体外膜肺氧合（ECMO）在创伤患者中的应用越来越广泛，其优点也越来越受到人们的广泛认可。据报道，在创伤人群中使用 ECMO 有益于严重难治性缺氧呼吸衰竭患者的生存。原则上，ECMO 可以在创伤情况下，尤其是肺挫伤、血气胸或误吸时，在等待肺部恢复的同时，提供临时性支持措施。ECMO 可能是一种过渡策略，可以为稳定患者争取时间，例如辅助损伤控制复苏、促进损伤控制手术的稳定，以及作为出血控制的放射干预的临时措施。早期 ECMO 插管可以在失血性休克的情况下保持全身器官灌注，定制的抗凝方案可能会超过相关出血的风险。

（何 茵）

参考文献

[1] 何鹏. 重症胸部创伤救治 [M]. 北京：人民军医出版社，2002.

[2] 苏志勇，吴骏，乔贵宾，等. 胸部创伤治疗学 [M]. 北京：科学出版社，2018.

[3] 熊文新，叶国英. 外科护理学 [M]. 4 版. 北京：人民卫生出版社，2020.

第三节　脊髓损伤患者的护理

教学目标

【识记】能复述脊髓损伤的概念和类型。

【理解】能正确解释脊髓损伤患者的并发症。

【运用】能提出患者的护理问题并采取对应的护理措施；能根据患者不同康复期采取对应的早期康复措施。

主题与背景

1. 基本信息

患者，男，45 岁，已婚，初中文化水平，家庭社会支持系统一般，入院时间为 7 月 12 日 14:40，诊断：颈椎骨折，脊髓损伤。

2. 护理评估

（1）主诉：车祸致头颈部等多处外伤。

（2）现病史：患者车祸致头颈部等多处外伤，5 天前在全身麻醉下行"颈椎后路单开门椎管减压术""气管切开术"。现意识清楚，机械通气，四肢不能活动，颈脊髓神经受压变形，出现神经损害表现，右下肢小腿肿胀，双侧腿围周径不等。

（3）既往史：否认肝炎、结核、伤寒等传染病史，否认外伤史，否认青霉素及已知食物过敏史。

（4）个人史：生长于辽宁，有吸烟史，吸烟 20 余年，每日 20 余根，无饮酒史，家人身体健康。

（5）家族史：家族中否认遗传性疾病及类似病史。

（6）查体：T 37.5℃，P 56 次/分，R 10 次/分，BP 110/55mmHg，SpO_2 90%。视诊：发育正常，肥胖体形，腹部膨隆。触诊：腹软，未触及腹部肿块，肝脾肋下未触及。四肢肌力 0 级，双肩肌力 2 级，胸骨角平面以下感觉存在，运动丧失，反射未引出。叩诊：腹部呈鼓音，移动性浊音阴性。听诊：肠鸣音 4 次/分，双肺呼吸音粗，心律齐。辅助检查：白细胞 8.54×10^9/L；二氧化碳分压 53mmHg，氧分压 110mmHg，C-反应蛋白 1.36mg/L，行颈部 CT 提示颈 3 ~ 7 间盘突出，颈 4 椎体左侧横突局部似不连贯。颈部 MRI 示：颈 2 ~ 7 间盘突出，颈 2 ~ 4 椎体水平脊髓水肿。

（7）主要治疗经过：患者入科后立即予以重症监护，机械通气，呼吸机参数 SIMV 模式，PEEP 5cmH$_2$O，PS 12cmH$_2$O，FiO$_2$40%，呼吸14 次/分，患者痰液黏稠，留置颈部引流管、胃管、尿管各一根。治疗措施：咪达唑仑镇静，瑞芬太尼镇痛，头孢哌酮钠舒巴坦钠抗感染，低分子肝素钙抗凝，艾司奥美拉唑抑酸，鼻饲饮食，盐酸伊托必利片促进胃肠蠕动，肠内营养混悬液 1000ml 肠内营养，盐酸氨溴索化痰，运动疗法，呼吸功能训练。

护理问题与措施

1. 患者持续心电监护，呼吸频率较慢，膈肌和肋间肌麻痹造成肺泡通气不足、咳嗽反射减弱，存在气道分泌物滞留。此时护士应该采取哪些护理措施确保患者气道通畅，预防呼吸骤停？

（1）脊髓损伤患者需密切观察患者呼吸频率、深浅度、节律，SpO$_2$，血气化验中氧分压及二氧化碳分压的变化情况。

（2）保持人工气道通畅，按需吸痰，做好气道湿化管理。

（3）加强辅助呼吸肌的锻炼和肺部物理治疗，如对膈肌电刺激。鼓励咳嗽，改善排痰。

（4）保持患者胃肠功能，防止腹胀的发生。

2. 患者体温 37.5℃，伴有发热，该患者白细胞 8.54×10^9/L，患者入院后体温波动在 37.5~38.4℃ 之间，护士在护理过程中可以采取哪些护理措施？

（1）密切监测体温变化。

（2）遵医嘱予以物理降温，使用物理降温期间注意关注患者受凉处皮肤情况。

（3）遵医嘱抽取血培养，并关注培养结果。

（4）遵医嘱输注抗生素类药物。

（5）动态监测患者白细胞、中性粒细胞、降钙素原等指标变化。

（6）脊髓损伤的患者，受伤部位以下毛细血管网舒张而无法收缩，对气温丧失了调节和适应能力，应保持室温在 22~24℃。

（7）做好病室及使用仪器设备消毒工作，做好手卫生，避免交叉感染。

3. 脊髓损伤后脊髓的副交感神经中枢失去了高级中枢的控制，肠道的神经功能受到破坏，该患者于鼻饲饮食中，腹胀，肠鸣音 4 次/分，护理中怎样避免患者腹胀便秘情况的发生？

（1）在患者身体状况允许的情况下，协助其进行适当的运动，以促进肠道蠕动。

（2）帮助患者按摩腹部，刺激肠道蠕动，促进排便。

（3）保持大便通畅，及时协助患者排便，如需要可给予轻泻剂或灌肠等措施。

（4）关注患者钾离子情况，避免低钾引起的腹胀。

4. 脊髓损伤患者受伤平面以下皮肤感觉丧失，因长期卧床，骨隆突部位的皮肤长时间受压从而极易出现压力性损伤，护士怎样预防压力性损伤发生？

（1）保持床单清洁、平整、干燥和舒适，有条件时可使用减压敷料和气垫床。

（2）定时协助翻身，避免摩擦，以减少局部皮肤剪切力。

（3）保持患者皮肤清洁、干燥。

（4）若皮温降低可能存在微循环障碍，需要及时改变体位达到压力再分布的作用。

（5）定时对患者营养评估，可请营养科会诊，为患者提供科学精准营养配方。

5. 脊髓损伤可能出现多种致命的并发症，患者如果没有战胜残疾和功能障碍的信心，不能主动配合治疗，所有的治疗就无从谈起，护士与患者如何建立良好的心理护理？

（1）护士需要理解患者的感受和需求，与患者建立良好的沟通和信任关系，为患者讲解治疗方案。

（2）心理护理的康复目标是帮助患者从最初的震惊沮丧期顺利过渡到下一个阶段，并最终进入行为重建。

（3）改善护理服务，寻求家庭支持，护士可以与患者家属建立沟通和联系，让患者感受到家庭的温暖和关爱。

问题分析

1. 什么是脊髓损伤？

脊髓损伤是脊柱骨折的严重并发症，由于椎体的移位或碎骨片突入于椎管内，使脊髓或马尾神经产生不同程度的损伤。多发生于颈椎下段和胸腰段，胸腰段损伤使下肢的感觉与运动产生障碍，称为截瘫；而颈段脊髓损伤后，双上肢也有神经功能障碍，为四肢瘫痪。

交通事故、高处坠落是导致脊柱脊髓损伤的主要原因。脊髓损伤严重度分级可作为脊髓损伤的自然转归和治疗前后对照的观察指标。依据脊髓损伤的临床表现进行分级，目前较常用的是美国脊髓损伤学会（ASIA）分级（表10-3-1）。

表 10-3-1　ASIA 功能分级

级别	损伤程度	功能
A	完全损伤	损伤平面以下无任何感觉、运动功能保留
B	不完全损伤	损伤平面以下，包括腰骶段感觉存在，但无运动功能
C	不完全损伤	损伤平面以下有运动功能，一半以上关键肌肉肌力<3级
D	不完全损伤	损伤平面以下有运动功能，一半以上关键肌肉肌力≥3级
E	正常	感觉和运动功能正常

2. 脊髓损伤有哪些临床表现？

脊髓损伤是脊柱损伤的一种严重并发症，由于脊髓是神经系统中重要的组成部分，负责传递大脑与身体各个部位之间的信息，因此脊髓损伤会严重影响身体的运动、感觉和自主神经功能。以下是脊髓损伤常见的临床表现。

（1）脊髓震荡：临床上表现为损伤平面以下感觉、运动及反射完全消失或大部分消失。脊髓震荡是一种短暂的神经功能丧失，通常表现为损伤后的立即昏迷或短暂的意识模糊。一般经过数小时至数天，感觉和运动开始恢复，不留任何神经系统后遗症。

（2）不完全性脊髓损伤：损伤平面以下保留某些感觉和运动功能，为不完全性脊髓损伤，包括四种类型：前脊髓综合征、后脊髓综合征、脊髓中央管周围综合征、脊髓半切征。

（3）完全性脊髓损伤：脊髓实质完全性横贯性损害，损伤平面以下的最低位骶段感觉、运动功能完全丧失，包括肛门周围的感觉和肛门括约肌的收缩运动丧失，称为脊髓休克期。2~4周后逐渐演变成痉挛性瘫痪，表现为肌张力增高，腱反射亢进，并出现病理性锥体束征。胸段脊髓损伤表现为截瘫，颈段脊髓损伤则表现为四肢瘫。上颈椎损伤的四肢瘫均为痉挛性瘫痪，下颈椎损伤的四肢瘫由于脊髓颈膨大部位和神经根的毁损，上肢表现为弛缓性瘫痪，下肢仍为痉挛性瘫痪。

（4）脊髓圆锥损伤：表现为会阴部（鞍区）皮肤感觉缺失，括约肌功能丧失致大小便不能控制和性功能障碍，双下肢的感觉和运动仍保留正常。

（5）马尾神经损伤：马尾神经损伤很少为完全性的。表现为损伤平面以下弛缓性瘫痪，有感觉及运动功能及性功能障碍及括约肌功能丧失，肌张力降低，腱反射消失，没有病理性锥体束征。

4. 脊髓损伤的并发症有哪些？

（1）呼吸系统并发症

①呼吸道感染：是脊髓损伤的早期死亡原因之一。尤其是有吸烟史的患者呼吸道分泌物不容易被排出，容易引起肺部感染。

②颈部血肿：颈前路手术术后 48 小时（尤其是 12 小时内）应密切关注颈部外观是否肿胀、引流管通常情况以及引流量、有无呼吸异常。警惕血肿压迫气管引起患者窒息。

③喉头水肿：术后 4 ~ 7 日是喉头水肿高峰期。

（2）循环系统并发症：脊髓损伤后心血管系统在急性和慢性脊髓损伤患者中，都会出现基础血压降低，受损平面越高，基础血压值越低。

（3）消化系统并发症

①消化道出血：颈椎术后激素可以减轻损伤局部水肿，抑制炎症进展，多用于损伤急性期，激素的治疗可能会导致应激性溃疡而出现消化道出血。

②便秘：由于患者脊髓损伤，自主神经功能抑制，括约肌能力丧失，肠蠕动次数减少，长期卧床，活动较少，消化能力减弱等原因，会出现便秘情况。

（4）泌尿系统并发症：脊髓损伤后，膀胱逼尿肌无收缩力，导致尿潴留，应常规留置尿管并间断开放引流。脊髓损伤患者在伤后 1 周，尽早开始间歇导尿，减少残余尿，避免膀胱过度充盈等。

（5）压力性损伤：脊髓损伤患者大多需行机械通气，伴有四肢瘫痪，大多需要长期卧床且无法自主改变体位。压力性损伤是脊髓损伤患者最常见的并发症。

（6）体温失调：脊髓损伤后，自主神经系统功能紊乱，受伤平面以下毛细血管网舒张无法收缩，皮肤不能出汗，对气温变化丧失了调节和适应能力。

案例总结

本案例患者是一位典型的外伤导致脊髓损伤患者，患者受伤后出现运动障碍等症状，发生呼吸衰竭。以"颈椎骨折、脊髓损伤"收入我科。入科后给予有创机械通气、镇痛镇静、抗感染、抑酸、抗凝治疗。

患者在重症监护病房治疗 18 天后成功脱机，转入普通病房进行下一步的康复锻炼。

本案例是脊髓损伤后的典型并发症呼吸衰竭，主要临床表现为呼吸费力、浅快、节律改变。患者存在的护理问题有：清理呼吸道无效；体温过高；疼痛；躯体移动障碍；营养失调：低于机体需要量；有皮肤完整性受损的危险；知识缺乏；有深静脉血栓形成的危险。围绕这些护理问题，制定了详细的护理措施。

本案例介绍了脊髓损伤患者常见并发症。针对患者出现的呼吸衰竭采取了一系列的护理措施，进一步提高了患者生活质量。脊髓损伤后会带来一系列功能障碍与并发症，这些并发症直接或间接导致脊髓损伤患者产生情绪障碍。护士在掌握脊髓损伤患者的知识及治疗的同时，在疾病护理过程中应根据患者不同的心理特点，给予不同的心理支持，建立良好的护患关系，引导患者积极面对疾病和功能障碍，促进患者的自我意识和自我价值感。加强人文护理、早期进行康复锻炼、全面的健康知识宣教，以增强患者战胜疾病的信心。在救治过程中充分体现护士对患者的人文护理，展现出仁心仁术的职业素养和职业道德。

思政元素

脊髓损伤者常见的并发症较多，临床表现多为四肢和躯干不同程度瘫痪，是一种严重的致残性疾病，大多需要漫长治疗与艰难的脱机过程，需要全社会的关心关注。患者容易产生烦躁不安、恐惧等情绪，护士要主动、温柔、耐心，及时与患者沟通，使其感到被尊重、受重视、生活在关爱之中，以配合治疗，减轻痛苦，从而建立良好的护患关系，取得患者信任。了解患者的生活、经济、心理、生理、社会支持系统等，为其排忧解难，使之保持心情愉快。护理服务领域不断拓展，护士为患者提供的医疗护理服务更加多元化，拥有高超的技术水平，承载为国为民的家国情怀，是护理人员探索和努力的方向。

诠释与研究

脊髓损伤患者的早期康复

脊髓损伤患者康复护理要从最开始的抢救治疗环节着手，可将康复训练时间分为四期，分别为急诊处置期、急性期、稳定期和回归家庭社会期。康复目标分为近期目标和远期目标。

处于急性康复期的患者，应全面检查全身情况，优先处理威胁生命的急症和相关并发症。在生命体征稳定的条件下，可以进行有效的康复训练，为患者后续康复创造条件。在早期急救时，应积极转运至有高压氧的地区或医院尽早治疗。

患者处于稳定期，早期功能锻炼应与疾病治疗同时进行，如生命体征稳定就应尽早实施呼吸功能锻炼，维持关节活动度和瘫痪肌肉长度及紧张度，加强神经瘫痪肌及膈肌的力量，预防并发症。

呼吸功能锻炼，先从腹式呼吸开始，逐渐过渡到对膈肌进行抗阻训练；通过深呼吸锻炼、助咳、被动的手法牵引、间歇正压通气等，可以维持或改善胸壁的运动幅度。

残存肌力增强训练，主要部位包括患者的背阔肌、肩部肌、上肢和躯干肌。促进血液循环，预防畸形，预防足下垂。对有神经支配的肌肉进行轻柔的辅助主动运动，并逐渐过渡到无辅助的主动运动。

不同部位的脊髓损伤会造成不同类型的神经源性膀胱损伤。患者应加强膀胱功能训练，改善膀胱功能，促进尿液排出，减少泌尿系统感染。

高位脊髓损伤后骨盆内脏神经与脑的联系中断，便意消失，排便不能很好完成，甚至发生粪便梗阻。以脐为中心按摩腹部 15 ~ 30 分钟以促进肠蠕动、帮助消化。严重的腹胀合并有呕吐，应暂禁饮食，或行胃肠减压。4 ~ 5 天无排便，可用开塞露纳肛刺激排便，使用缓泻剂、大便软化剂、促胃肠动力药物。必要时可肛管排气，以减轻腹胀，预防便秘。

（王 晶）

参考文献

［1］李乐之，路潜. 外科护理学 ［M］. 7 版. 北京：人民卫生出版社，2021.

［2］陈孝平，汪建平，赵继宗. 外科学 ［M］. 9 版. 北京：人民卫生出版社，2018.

［3］李建军，杨明亮，杨德刚，等. "创伤性脊柱脊髓损伤评估、治疗与康复"专家共识 ［J］. 中国康复理论与实践，2017，23（3）：274 - 287.

［4］林建强. 浙江省重症康复专家共识 ［J］. 浙江医学，2017，39（24）：2191 - 2209.

［5］王淑新，王颖，王燕，等. 脊柱脊髓损伤患者早期规范化整体护理路径及策略 ［J］. 实用医药杂志，2014，09（09）：833 - 834.

第四节　重症腹部损伤患者的护理

【识记】能复述重症腹部损伤的概念、早期急救的方法。

【理解】能正确解释重症腹部损伤的临床表现。

【运用】能准确掌握休克早期识别的方法及护理措施；能提出患者的护理问题并采取对应的护理措施；能够理解应用负压封闭引流（VSD）技术。

主题与背景

1. 基本信息

患者，男，58 岁，5 月 4 日 14∶00 入院。诊断：腹部损伤、创伤性脾破裂。

2. 护理评估

（1）主诉：车祸外伤后腹部疼痛 2 小时。

（2）现病史：患者于 2 小时前骑电动两轮车行驶时被汽车撞倒，继而出现腹部疼痛，下肢皮肤多处软组织擦伤、青紫，无意识障碍、逆行性遗忘、恶心、呕吐、肢体麻木等，伤后被送至当地医院急诊科就诊，完善相关检查，CT 检查显示颅内未见明显外伤，腹腔积液。超声检查显示脾内高回声区，腹腔可见少量积液。急诊予以补液等对症治疗，并以"腹部损伤，创伤性脾破裂"为初步诊断收住重症医学科。

（3）既往史：平素健康状况良好，糖尿病史 10 年。否认高血压、心脏病史，否认肝炎、结核、伤寒等传染病史；否认外伤史，否认药物及食物过敏史。

（4）个人史：生于原籍，无长期外地居住史，无疫区接触史。

（5）家族史：父母健在，家族中否认遗传性疾病史。

（6）查体：T 37℃，P 120 次/分，R 34 次/分，BP 90/54mmHg，SpO_2 94%，意识清楚、面色苍白。腹轻度压痛及反跳痛、腹胀、移动性浊音阳性。肠鸣音约 3 次/分。白细胞计数（WBC）14.3×10^9/L、血红蛋白（Hb）106g/L、红细胞比容（HCT）32%、血糖 12.9mmol/L、总蛋白 50.6g/L、白蛋白 28.6g/L、纤维蛋白原 0.95g/L。

（7）主要治疗经过：入 ICU 后立即给予心电监护，经口气管插管有创机械通气，补充血容量，纠正休克，维持水、电解质及酸碱平衡，积极完善术前准备，如禁食、水，留置胃管，胃肠减压、配血等。复查CT示：脾破裂伴包膜下血肿，腹腔积液。医生行床旁腹腔穿刺术，抽出不凝血，于当日紧急行"剖腹探查术、脾切除术"，术中出血约2000ml，输注红细胞2U、新鲜冰冻血浆400ml，术后留置腹腔引流管，给予抗感染、止痛、抑酸、补液、控制血糖等对症治疗。5月8日查体发现患者引流液少量外渗、引流不畅，T 39 ℃、血糖22.3mmol/L，同时伴有切口感染征象，经处理后未见好转，医生给予患者留置负压 VSD 引流管，充分引流和促进创面肉芽组织快速良好生长，加快创面愈合，同时联合抗生素治疗，患者于5月20日好转出院。

护理问题与措施

1. 患者治疗初期腹腔积液进行性增多，同时行胃肠减压，有体液不足的风险，针对该问题，护士应采取哪些护理措施？

（1）严密监测生命体征、神志、尿量、皮肤黏膜色泽等，给予氧气吸入，保暖。

（2）遵医嘱液体复苏，维持平均动脉压65～70mmHg，保证有效循环血容量。

（3）准确记录24小时出入量，观察记录引流液、尿液的量及性质。

2. 患者入 ICU 后复查 CT 显示脾破裂伴包膜下血肿，伴有腹腔积液，有发生失血性休克的风险，此时护士应采取哪些护理措施？

（1）严密观察生命体征、意识、口唇色泽、皮肤温度、尿量，记录出入量，观察腹部体征变化，尽量减少搬动。

（2）迅速建立中心静脉通路，快速纠正休克、补充血容量，维持水、电解质及酸碱平衡。

（3）观察呼吸道是否通气，给予吸氧3～5L/min，建立人工气道，做好呼吸道管理。

（4）积极做好术前准备，包括胃肠减压、留置导尿、配血、通知手术室等。

3. 患者腹部疼痛明显，术前术后护士应采取哪些护理措施？

（1）采用重症监护患者疼痛评估（CPOT）量表评估疼痛，观察患者疼痛部位、程度、性质及持续时间，尽快明确诊断，给予适度镇痛。

（2）为患者讲解疼痛的原因及缓解疼痛的方法。

（3）术后给予半卧位，根据管道位置合理选择固定方式，更换体位时防止牵拉等，避免多次搬动患者，持续动态评估疼痛状况。

4. 患者明确诊断后行腹部手术治疗，术后可能存在出血的风险，护士可以采取哪些措施观察及护理?

（1）全身麻醉术后给予床头抬高30°，密切观察生命体征，无特殊可调整至半卧位，有利于引流、减轻疼痛并改善呼吸。

（2）术后密切观察腹腔引流液的量、色及性质，引流管低于腹腔引流出口，如引流液颜色鲜红、量增多，及时通知医生，每日更换引流袋，标识清晰。

（3）术区观察敷料如有渗血、渗液应及时通知医生处理。

（4）术后禁食2~3天、胃肠减压，必要时肠外营养支持，肠蠕动恢复、排气后停止胃肠减压，逐步过渡至正常饮食，同时观察有无突发腹痛、腹胀。

（5）术后尽早下床活动，促进胃肠功能恢复和避免肺部感染及下肢静脉血栓等。

5. 患者禁食禁饮，营养供给低于机体需要量，护士应如何评估营养风险和采取护理措施?

（1）观察患者的营养状况，如体重、肌力、生化实验室相关指标检测等。

（2）使用危重症营养风险评分（NUTRIC）动态评估患者营养风险情况，监测总蛋白、白蛋白、血红蛋白等指标。

（3）禁食期间遵医嘱予以肠外营养支持，满足机体消耗，早期行肠内营养。

（4）恢复饮食后从流质饮食开始逐渐过渡到普食，给予高热量、高蛋白、高维生素。

6. 患者行腹部手术治疗后，留置了腹腔引流管，此时护士应注意的要点有哪些?

（1）生命体征稳定可采取半卧位，妥善固定引流管，防止变换体位时压迫、扭曲或牵拉引流管意外脱出。

（2）平卧时高度不超过腋中线，离床活动时不超过引流口，防止逆行感染。

（3）密切观察引流管位置，做好固定、标识清晰，必要时使用保护性约束带。

（4）保持引流通畅，若发现引流量突然增多或减少，应检查引流管有无阻塞或脱落。

（5）动态观察引流液的颜色、质量、气味等，准确记录24小时引流量，如有异常及时告知医生，避免活动性出血。

（6）注意观察引流管周围皮肤有无红肿、分泌物等情况。

（7）必要时遵医嘱给予止痛药物，增加患者舒适感，给予患者心理疏导。

（8）按时更换引流袋，更换时应注意无菌操作，预防感染。

问题分析

1. 什么是腹部损伤？

腹部损伤是常见的外科急症，由各种原因造成腹壁损伤和（或）腹腔内器官损伤，其发生率占各种损伤的0.4%～1.8%，常伴有内脏损伤、空腔脏器破裂。腹部损伤可分为开放伤和闭合伤两大类。

开放伤又可分为穿透伤和非穿透伤两类，前者是指腹膜已经穿通，多数伴有腹腔内脏器损伤；后者是腹膜仍然完整，腹腔未与外界交通，但也有可能损伤腹腔内脏器。闭合伤由挤压、碰撞等钝性暴力等原因引起，多见于意外事故，如坠跌、挤压、打击、冲击伤等，也可分为腹壁伤和腹腔内脏伤两类。开放性损伤即使涉及内脏，其诊断常较明确。腹膜后血肿由于刺激膜后内脏神经丛，也可反射性引起肠麻痹、腹胀和腰痛等症状。

开放性损伤主要表现为腹部伤口剧痛、急性腹膜炎、邻近器官受损及休克征象。闭合性损伤根据损伤部位不同，临床表现也有所不同。常见症状有恶心、呕吐、便血、气腹及腹膜刺激征等，多为胃肠道损伤；血尿、排尿困难、外阴或会阴部流血，牵涉痛者提示泌尿系统损伤；膈肌刺激而引起反射性肩痛提示膈肌附近脏器损伤，以肝、脾破裂为多见；下胸肋骨骨折时可能有肝或脾破裂；骨盆、下胸、腰椎骨折或肾挫伤可能出现广泛性腹膜后血肿。

2. 什么是腹膜刺激征？

腹部压痛、腹肌紧张和反跳痛，三者构成腹膜刺激征。腹膜刺激征是诊断急性腹膜炎最重要的临床表现。病情严重或年老体弱者反应能力差，腹膜刺激征可能不明显，应全面了解病情，综合判断。

3. 针对该患者，护理人员如何做到休克早期识别？

休克分为低血容量性休克、分布性休克、心源性休克和梗阻性休克，其中分布性休克包括感染性、神经源性和过敏性休克。休克是全身组织器官低灌注导致机体氧输送不足和（或）组织氧利用障碍而危及生命的急性循环衰竭。全身组织器官微循环低灌注是休克的特征，组织器官细胞缺氧及氧利用障碍是休克的本质。休克治疗的关键在于早期识别并进行干预，早期复苏的目标是尽快改善组织灌注，纠正组织细胞缺血缺氧，恢复器官的正常功能。

（1）休克早期：表现为交感神经功能亢进及儿茶酚胺分泌增多的临床征象，如苍白微绀，手足湿冷，脉速有力，烦躁、激动、恶心、呕吐，意识清楚，尿量减少，血压正常或稍低，收缩压≤80mmHg，原有高血压者收缩压降低40～80mmHg以上，脉压＜20mmHg。

（2）休克期：患者意识虽清楚，但表情淡漠，反应迟钝，口渴，脉细速，浅静脉萎陷，呼吸浅速，尿量＜20ml/h，收缩压60～80mmHg。

（3）休克晚期：全身皮肤黏膜发绀，体温不升，皮肤出现花斑且湿冷，脉搏细弱，血压低或测不到，神志昏迷，呼吸衰竭，无尿，全身出血倾向。

案例总结

本案例是1例车祸外伤致腹部闭合性创伤患者，后送至急诊科予以补液对症治疗，以"腹部损伤，创伤性脾破裂"收住ICU，完善检查确诊后紧急行"剖腹探查术、脾切除术"，术后留置腹腔引流管，后续为进一步促进引流和预防感染留置VSD引流管，同时予抗感染、止痛、抑酸、补液等对症治疗。

该患者的主要临床表现为腹部轻度压痛、腹胀等。患者存在的护理问题有体液不足；潜在并发症：失血性休克、出血；疼痛；清理呼吸道低效；营养失调：低于机体需要量等。围绕相关护理问题，制定了详细的护理措施。

本案例介绍了腹部损伤相关知识及围手术期护理措施，针对术前抗休克治疗、术前准备以及术后的护理观察要点和VSD引流技术在腹部手术后的应用等，同时加强人文护理、早期康复护理、健康知识宣教等，制定个性化护理计划并贯穿于整体治疗过程。

思政元素

腹部损伤患者首发症状为急性腹痛且随时可能发生休克，在护理过程中，护士应对患者的痛苦和治疗效果感同身受，在安慰、鼓励的同时，针对患者的病情进展，制定并实施相对应的护理措施和人文关怀，在遵医嘱进行治疗的同时，最大限度减轻患者痛苦和对预后的担忧；术后护士应持续关注患者的护理重点，如出血、感染、引流管护理等，全方位预防并发症的发生，从而缩短患者的住院时间，加速患者的康复。在病情观察及治疗护理中应充分体现护士"尊重患者、感同身受"的仁爱精神和"求真务实、一丝不苟"的职业素养。

诠释与研究

负压封闭引流技术在腹部损伤患者中的应用

负压封闭引流（VSD）技术是在密闭的系统内进行，采用专用的生物半透明膜为全密封材料，覆盖、封闭整个创面的腔隙，同时将引流管与负压源连接，使整个与敷料相接触的创面处于全表面封闭的负压引流状态，以促进创面、腔隙内渗液、坏死组织及时排出体外，隔绝创面与外环境之间的感染机会，加快感染创面愈合。目前在腹部外科临床实践中，此项技术已较为常用。

VSD 技术需要的材料和设备包括泡沫材料、引流管、透性粘贴薄膜及负压源。使用时将半透膜覆盖于泡沫材料表面，负压形成后将泡沫材料与周围组织固定形成密闭的整体，腹部应用 VSD 技术时负压值通常较低，切口外皮肤、腹膜外创面或体腔应用时为 $-300 \sim -125\text{mmHg}$。指南建议在高感染风险的 Ⅰ 期缝合腹部切口，应用预防性 VSD 技术可降低手术部位感染发生率。严重污染/感染的腹部手术部位以及腹腔内脏器炎症处理、损伤、手术后应用 VSD 技术利于充分引流，预防和控制感染，促进愈合等。对于负压封闭引流（VSD）患者的护理，需要注意观察负压源的压力是否维持在需要范围、敷料是否塌陷，观察一次性无菌吸引装置是否密封，保证引流通畅；密切观察引流液的量、颜色和性状并准确记录；严密观察创面周围局部变化，包括色泽、温度、肿胀程度等，防止 VSD 敷料的引流管被压迫或折叠因而阻断负压源，定时严格无菌操作更换一次性灭菌引流瓶，更换时应用血管钳夹住引流管，关闭负压源，防止引流管内的液体回流，避免引起逆行感染。同时，护理人员应及时给予指导，向患者解释 VSD 的原理及使用方法，加强心理护理，消除其顾虑，增强其战胜疾病的信心，使之积极配合治疗。

（张　莉）

参考文献

[1] 李乐之，路潜．外科护理学［M］.7 版．北京：人民卫生出版社，2021.

[2] 何海燕，张方征，曾登芬．腹部损伤护理［J］.创伤外科杂志，2015（4）：382 – 385.

[3] 周鹏成，朱东波．腹部损伤的诊断与治疗［J］.创伤外科杂志，2020，22（8）：623 – 626.

[4] 王硕，张晓雪，王欣然．鼻肠管尖端定位方法的研究进展［J］.中华护理杂志，2022，57（11）：1401 – 1405.

[5] 刘承宇，陈丽如，朱明炜．重症患者早期肠内营养的研究进展［J］.中华临床营养杂志，2022，30（3）：161 – 166.

[6] 雷蕾，张永玺，刘雷，等．早期肠内营养在重型颅脑损伤合并腹部损伤术后患者的临床应用［J］.中国医师杂志，2021，23（7）：970 – 973.

[7] 孙羽．不同营养方式对严重腹部损伤术后患者营养状态和肠屏障功能的影响［J］.重庆医学，2016（1）：97 – 99.

[8] 中国医师协会创伤外科医师分会．负压封闭引流技术腹部应用指南［J］.中华创伤杂志，2019，35（4）：289 – 302.

第十一章　器官移植

第一节　肺移植患者的护理

【识记】能复述肺移植术后常见的并发症、早期肺康复的方法。

【理解】能正确解释原发性移植物功能障碍的临床表现、治疗原则。

【运用】能准确监测抗排异药物浓度，正确使用免疫抑制剂；能提出患者的护理问题并采取对应的护理措施。

主题与背景

1. 基本信息

患者，男，60 岁，已婚，初中文化水平，家庭社会支持系统一般，入院时间为 3 月 1 日 12：15。诊断：间质性肺病；陈旧性肋骨骨折；糖尿病；冠状动脉粥样硬化。

2. 护理评估

（1）主诉：反复咳嗽咳痰，活动后气喘 5 年。

（2）现病史：患者 5 年前无明显诱因下出现反复咳嗽，咳白痰，活动后气喘，胸痛。当地医院查胸部 CT 提示"间质性肺炎"，予吡非尼酮（每次 3 片，每日 1 次）口服抗纤维化治疗，但咳嗽、咳痰仍反复。2 年前患者出现咳嗽、咳痰加重，伴有活动后气喘明显，予改用"尼达尼布"1 片 bid 口服治疗，患者咳嗽、咳痰、气喘仍进行性加重。去年底开始持续 24 小时 3L/min 吸氧治疗。现规律服用尼达尼布（每次 1 片，每日 1 次）治疗，来我院行肺移植评估，拟以"肺间质纤维化"收入 ICU。

（3）既往史：10 年前因车祸致右肋骨骨折，激素相关性糖尿病 2 年。

（4）个人史：生长于浙江，有吸烟史，已戒烟 10 年，无饮酒史。

（5）家族史：否认遗传性疾病及类似病史。

（6）查体：T 36.5℃，P 74 次/分，R 30 次/分，BP 131/65mmHg，$SpO_2$93%。视诊：消瘦体型，胸廓对称无畸形，呼吸浅快，活动后气促。触诊：气管位置居中，两肺语颤对称，无胸膜摩擦感、皮下捻发感等。叩诊：两肺叩诊音为清音。听诊：两肺呼吸音粗，两下肺可闻及Velcro 啰音。6 分钟步行试验：未吸氧，步行距离 40 米，最低血氧饱和度 80%。血型：O 型 RH 阳性；术前四项结果阴性；血气结果：pH 7.39，$PaCO_2$42mmHg，PaO_2 75mmHg，乳酸 1.8mmol/L；血常规：白细胞 $7.3×10^9$/L，红细胞 $3.08×10^{12}$/L，血小板 $166×10^{12}$/L，血红蛋白 101g/L；肝功能：直接胆红素 4.5μmol/L，白蛋白 33.1g/L；胸部 CT：两肺间质性肺炎；超声心动图：平均肺动脉压轻度升高。

（7）主要治疗经过：患者入科后持续氧疗，呼吸困难进行性加重，经评估有肺移植手术指征，完善术前准备于 5 月 5 日在全身麻醉下行"双肺切除术 + 双肺移植术 + 胸膜腔粘连松解术 + 供肺修整术 + 心包开窗术"，术后予以机械通气、ECMO 支持。治疗措施：严密监测生命体征，监测凝血功能，记录每小时尿量，监测血糖、胸腔引流量及手术部位情况。丙泊酚镇静、瑞芬太尼镇痛，美罗培南抗感染，艾司奥美拉唑抑酸护胃，他克莫司抗排异，输注血浆纠正凝血功能治疗。保护性肺通气，早期撤除 ECMO，早期脱机，密切监测疼痛、皮肤感觉以及神经功能，预防血栓、排异等并发症。加强营养，动态评估肢体功能状态，鼓励早期咳嗽锻炼及肢体功能锻炼。监测发热、皮疹等药物不良反应，及时对症处理。

护理问题与措施

1. 患者入院后持续鼻塞吸氧治疗，活动后气促明显，BMI 指数：18kg/m^2，护士可采取哪些护理措施使患者在肺移植术前达到较好的状态？

（1）密切监测生命体征、SpO_2 变化情况，床旁准备高流量、无创通气等气道支持用物。

（2）术前肺康复宣教，指导患者学会深呼吸、缩唇呼吸、腹式呼吸、有效咳嗽咳痰。

（3）机体运动锻炼，增加活动耐力，当患者出现 SpO_2 < 90%，卧床休息。

（4）使用 NRS 2002 监测白蛋白、前白蛋白、转铁蛋白、血红蛋白含量和体重，进行营养评估，加强营养。

2. 患者双肺移植术后，气管插管辅助通气，不能自主咳痰，护士应采取哪些护理措施确保气道通畅？

（1）密切监测 SpO_2 和血气情况。

（2）气道内主动加热湿化，按需吸痰，根据痰液性状调整湿化温度。

（3）抬高床头 45°，协助翻身叩背，振荡排痰，遵医嘱予乙酰半胱氨酸溶液、布地奈德混悬液等化痰祛痰药物雾化吸入。

（4）协助医生床旁纤维支气管镜检查。

3. 双肺移植术后，伤口切口较大，患者主诉疼痛明显，护士应采取哪些护理措施缓解术后急性疼痛？

（1）观察患者心率、呼吸变化，指导患者使用 NRS 2002，正确诉说疼痛程度。

（2）妥善固定引流管，避免牵拉扭曲。

（3）给予关心、安慰，减轻患者疼痛，分散患者注意力；指导患者放松方法，如听音乐、深呼吸。

（4）指导活动和咳嗽时正确按压，保护伤口以减轻阵痛。

（5）用药护理：遵医嘱芬太尼透皮贴外用、瑞芬太尼微量泵入，根据 NRS 2002 疼痛评分调节用量，观察用药效果。

4. 肺移植患者术后早期需采取限制性液体策略，体液过多会导致急性肺水肿的发生，针对该患者体液过多的风险，护士应采取哪些护理措施？

（1）评估患者生命体征，监测心率、血压、CVP、PAP、Lac 变化。对 ECMO 辅助的患者，关注设备运行情况，监测转速、流量。

（2）观察局部组织肿胀、渗出、皮肤黏膜弹性、四肢末梢温湿度变化，注意有无少尿等症状。

（3）监测每小时尿量和出入量，限制静脉输液总量，严格控制输液速度。

（4）限制摄入水量，鼓励进食低盐、高蛋白饮食。

（5）观察痰液量和性状，遵医嘱使用强心、利尿药。

5. 免疫抑制治疗可以减少肺移植术后排斥反应的发生率，同时也可带来各种不良反应。患者术后应用他克莫司药物，为保证用药安全，护士应采取哪些护理措施？

（1）遵医嘱固定时间服药，使药物被最大吸收。

（2）每日监测血药浓度，早晨服药前 30 分钟内留取血标本。

（3）观察有无震颤、思维紊乱、低磷血症、失眠、视力障碍、恶心、呕吐等不良反应，注意监测血糖，避免他克莫司毒性反应导致高血糖。

（4）监测肾功能，及早发现肾功能不全。

6. 由于移植肺脏生理结构、侵入性操作、免疫抑制等诸多因素，肺移植受者术后感染风险极高，护士应采取哪些措施？

（1）保持室内空气新鲜，定时通风。

（2）保护性隔离，限制探视人数。

（3）严格执行无菌技术，做好侵入性导管护理，观察口腔黏膜完整情况，氯己定漱口液清洁口腔。

（4）评估胸部伤口皮肤温度、颜色、渗出、异味及愈合等情况，保持伤口敷料清洁、干燥，观察记录引流液的量及性质。

（5）监测体温变化，超过 39℃时遵医嘱抽取血培养。动态监测白细胞、中性粒细胞、C 反应蛋白、白介素、降钙素原等指标变化。

（6）用药护理：遵医嘱输注抗生素类药物。

7. 肺移植术后常出现谵妄、焦虑、抑郁等心理问题，影响存活率和生活质量。该患者术后出现压力感和睡眠障碍，护士应采取哪些护理措施？

（1）使用焦虑抑郁量表（HADS）动态评估，主动与患者交谈，鼓励其倾诉，了解其压力来源，帮助其建立情感宣泄渠道。

（2）给患者讲解疾病相关知识，正确认识肺移植，分析术后可能会遇到的问题及应对方法。

（3）环境保持安静或播放轻音乐营造舒适环境，睡眠质量不佳时遵医嘱使用艾司唑仑、右美托咪定等助眠药物。

（4）制定康复锻炼计划，促进肢体功能恢复，鼓励照护者陪伴康复，增加患者信心。

问题分析

1. 肺移植术后有哪些常见的并发症？

肺移植术后常见并发症按照时相分布分为：即刻（＜24 小时）、早期（24 小时～1 周）、中期（8 天～2 个月）、后期（2～4 个月）和远期（＞4 个月）。此外，并发症还包括免疫抑制剂的毒副作用，如肾功能不全、胃肠道并发症、神经系统和心血管系统并发症。

（1）即刻并发症：监护相关操作引起的并发症如放置气管插管、ECMO 导管导致的出血、气胸、血胸、心律失常等；供受体大小不匹配；超急性排斥反应。

（2）早期并发症：缺血再灌注损伤；急性胸腔并发症，如气胸、血胸、胸腔积液等。

（3）中期并发症：急性排斥反应；气道并发症如吻合口狭窄、吻合口瘘；感染。

（4）后期并发症：支气管狭窄、气管软化；巨细胞病毒感染；呼吸道病毒感染；曲霉菌感染；肺动脉栓塞和梗死。

（5）远期并发症：慢性排斥反应；糖尿病。

2. 什么是原发性移植物功能障碍？

原发性移植物功能障碍（PGD）是由缺血再灌注损伤引起的严重急性肺损伤，在移植术后早期发生，是患者死亡的主要原因。肺移植中缺血再灌注损伤表现为无菌性炎症、微血管通透性增加、内皮细胞功能障碍和肺水肿，并伴有肺血管阻力增加和氧交换障碍。氧合指数和胸部影像学表现是诊断 PGD 的关键要素。PGD 的基本治疗原则与 ARDS 相似，包括肺保护性通气、利尿、吸入一氧化氮或前列环素、ECMO 支持。

3. 如何对该患者的呼吸困难程度进行评估？

呼吸困难严重程度评估工具有多种，其中 Borg 评分广泛用于衡量与体力活动有关的呼吸困难和严重程度，Borg 评分分值为 0～10 分，分值越高，患者呼吸困难或疲劳程度越严重，该评分临床使用方便而有效（表 11 - 1 - 1）。

表 11 - 1 - 1　改良 Borg 呼吸困难评分

分值	描述
0 分	一点也不觉得呼吸困难或疲劳
0.5 分	非常非常轻微的呼吸困难或疲劳，几乎难以察觉
1 分	非常轻微的呼吸困难或疲劳
2 分	轻度的呼吸困难或疲劳
3 分	中度的呼吸困难或疲劳
4 分	略严重的呼吸困难或疲劳
5 分	严重的呼吸困难或疲劳
6～8 分	非常严重的呼吸困难或疲劳
9 分	非常非常严重的呼吸困难或疲劳
10 分	极度的呼吸困难或疲劳

该患者使用 Borg 评分，能配合完成六分钟步行试验。该试验开始前让患者阅读 Borg 评分量表并让患者说出呼吸困难级别，运动后重新

评价，能客观体现患者进行性呼吸困难的程度。

4. 肺移植常用免疫抑制剂的不良反应有哪些?

目前，肺移植术后常用的免疫抑制方案包括以下四类药物，分别作用于淋巴细胞活化的不同阶段：①钙调磷酸酶抑制剂，如他克莫司、环孢素。②细胞增殖抑制剂，如吗替麦考酚酯、麦考酚钠肠溶片。③糖皮质激素，如甲泼尼松、泼尼松。④新型抗细胞增殖药物，如雷帕霉素。肺移植常采用以钙调磷酸酶抑制剂为基础的三联免疫抑制方案，用药过程中需监测血药浓度及不良反应。

患者术后使用他克莫司和甲泼尼松抗排异，他克莫司不良反应主要有肾毒性、神经毒性、高血糖、高血压、高脂血症、电解质紊乱（尤其是低镁血症和高钾血症）、血栓性微血管病和感染。甲泼尼松的不良反应有高血压、高血糖、高脂血症、精神症状、失眠、骨质疏松、股骨头坏死、液体潴留、库欣综合征、伤口愈合延迟和感染等。

案例总结

本案例是一例经典的双肺移植手术成功患者。5 年前无明显诱因下出现反复咳嗽，咳白痰，活动后气喘，胸痛。近年来需要持续吸氧，呼吸困难进行性加重。来我院行肺移植评估，拟以"肺间质纤维化"收入我科。5 月 5 日行"双肺移植术"，术后机械通气，ECMO 支持。镇静镇痛，抗感染，他克莫司抗排异，精细化容量管理，气道廓清，早期撤除 ECMO 及拔除气管插管，早期肺康复训练。患者于 6 月 1 日康复出院。

本案例为双肺移植术后，气道管理、液体管理、抗排异管理、疼痛管理、感染预防是重点，存在的护理问题有：清理呼吸道无效，伤口疼痛，营养失调，心理焦虑等，潜在并发症：体液过多。围绕这些护理问题，制定详细的护理措施。

本案例介绍了肺移植各期并发症，PGD 是肺移植早期死亡的主要原因，介绍了抗排异药物用药注意事项、不良反应。针对本案例术前主要表现为呼吸困难，介绍了适用的呼吸困难评估方法——Borg 评分，有助于准确评估呼吸困难程度，为术后康复提供支持。

由于肺移植手术特殊性，任何并发症都可能对患者预后造成重大影响，预防肺移植相关并发症应放在首位，做到预防在先。

思政元素

肺移植手术是一种挽救终末期呼吸系统疾病患者生命并改善其生活

质量的大型外科手术，手术过程复杂，术后管理难度高。术前、术中、术后的每个环节都需要多团队的协作，从术前供体维护，受体预康复，术中麻醉，体外生命支持技术、术后重症监护到康复治疗，都需要精湛的技术，精准的判断，精心的照护。护理肺移植患者，护士不仅要加强专业技术学习，还要加强细节管理，及时与医生沟通，关注可能出现的并发症，掌握抗排异药物使用原则、血药浓度监测方法。在患者出现焦虑或家属出现困惑时，做出正确解释，给予专业指导，做到生命至上、患者至上。

诠释与研究

肺移植术后早期肺康复

肺康复是促进肺移植术后康复最有效的措施之一，是患者围手术期管理的重点，也是延长患者生命、提高生活质量的关键。肺康复效果直接关系到预后情况。肺康复包括全程化液体管理、药物管理、营养支持、睡眠管理、心理支持、疼痛管理等基础康复护理，以及根据患者所处不同阶段制订个体化肺康复方案。由肺移植专科医生主导方案制订，并监督方案落实及全程追踪管理，评估方案的合理性及效果。

（1）术前预康复：采集详细的病史，全面评估患者，指导呼吸模式训练（控制性深呼吸、腹式呼吸、缩唇呼吸）、有效咳嗽训练、主动循环呼吸技术等，介绍无创呼吸机、高流量吸氧、呼吸训练器、振荡排痰仪、振动正压呼吸治疗系统的使用方法。

（2）术后早期：通过机械通气评估、呼吸机支持下呼吸能力评估、脱机能力评估、膈肌能力检测制定治疗方案，采取合适的气道廓清技术，雾化吸入、体位引流、按需吸痰、按需纤维支气管镜，结合膈肌刺激、脱机训练、试脱机等帮助患者早期拔除气管插管。

（3）术后中期：通过吞咽能力、呼吸能力、咳嗽能力的评估，制定合适的呼吸及咳嗽训练方案，指导正确使用呼吸训练器，振动正压呼吸治疗系统。

（4）术后回归家庭期：定期复查，通过心肺运动能力评估、纤维支气管镜检查，制定居家肺移植康复方案，坚持实施，提高生活质量。

（兰美娟）

参考文献

［1］陈静瑜，田东．临床肺移植［M］．上海：上海交通大学出版社，2023.

［2］蔡英华，姚勇．肺移植临床护理实践［M］．南京：东南大学出版社，2021.

［3］兰美娟，曾妃，梁江淑渊．双肺移植患者肺康复方案的构建及应用［J］．中华护理杂志，2022，57（6）：659－665.

［4］曾妃，兰美娟，梁江淑渊，等．25例肺移植患者术前预康复的护理［J］．中华护理杂志，2022，57（17）：2080－2084.

［5］洪丽微，侯春怡，沈香香，等．肺移植术后出院患者并发症预防与管理的最佳证据总结［J］．护理学报，2022，29（18）：47－52.

［6］孟凡若，姚文健，张全，等．肺移植缺血再灌注损伤研究进展［J］．中华实用诊断与治疗杂志，2022，36（4）：422－424.

第二节　心脏移植患者的护理

教学目标

【识记】能列出心脏移植的手术方式；能列出常用免疫抑制药物和抗病毒类药物的监测及护理要点。

【理解】能描述心脏移植术后护理要点。

【运用】能提出患者的护理问题并采取对应的护理措施；应用心脏移植患者的护理操作规范对患者进行护理。

主题与背景

1. 基本信息

患者，男，59岁，身高171cm，体重68kg，已婚，初中文化，家庭社会支持系统一般，入院时间为7月3日14：17。诊断：慢性心力衰竭急性加重；缺血性心肌病；冠状动脉支架植入术后；二、三尖瓣关闭不全。

2. 护理评估

（1）主诉：胸闷，憋气，伴腹胀1月余。

（2）现病史：1月前胸闷、气短，伴腹胀、双下肢水肿、食欲差、乏力，当地医院予对症支持治疗。今为进一步治疗收至我院。

（3）既往史：1 年余前突发胸痛、胸闷，位于胸骨后，伴大汗、濒死感，后出现意识丧失，送至当地医院，完善相关检查，诊断为"急性广泛前壁、下壁 ST 抬高型心肌梗死"，于 LAD 植入支架 1 枚。1 年前再发胸闷、气短至我院就诊，心脏磁共振提示射血分数（EF）20.6%，左室乳头肌层面前壁、前间壁及心尖部前壁、间隔壁、下壁及心尖可见多发延迟强化影，局部透壁样强化，二三尖瓣关闭不全，考虑缺血性心肌病改变，对症治疗好转出院，建议行心脏移植。

（4）个人史：生长于辽宁，吸烟史 20 年，80 支/天，已戒烟 1 年余。饮酒史 10 余年，250ml/d，已戒酒 1 年余。家人体健。

（5）家族史：家族中否认遗传性疾病及类似病史。

（6）查体：T 36.5℃，P 52 次/分，R 18 次/分，BP 93/71mmHg。视诊：发育正常，营养中等，急性面容，查体合作。触诊：腹部柔软，无压痛、反跳痛，无肌紧张，腹部无包块。肝脾未触及，Murphy 征阴性，双肾区无叩击痛，移动性浊音阳性。听诊：双肺呼吸音清，未闻及干湿啰音，无胸膜摩擦音。心前区无异常隆起，心尖搏动正常，心浊音界扩大，心率 52 次/分，律齐，二三尖瓣听诊区可闻及收缩期 3/6 级杂音，无心包摩擦音。肠鸣音正常 4 次/分。

（7）主要治疗：经过入院后完善各项相关检查，等待心脏移植。7月 9 日行心脏移植手术后返回 ICU。呼吸机辅助通气，BP 110/60mmHg，CVP 10mmHg，P 128 次/分，SpO_2 100%。ECMO 辅助循环，置管侧肢体足背动脉搏动未触及，血管超声提示低血流状态，NIRS 46%，予置入远端灌注管。治疗措施：间断利尿减轻心脏前负荷；ECMO 辅助维持血流动力学稳定；吸入 NO 10ppm 降低肺动脉压力；注射用头孢哌酮钠舒巴坦钠联合万古霉素抗感染治疗；醋酸泼尼松片＋他克莫司＋吗替麦考酚酯抗排斥治疗。7 月 12 日拔除气管插管，普通面罩吸氧；7 月 16 日撤出 ECMO，7 月 20 日患者转出 ICU。

护理问题与措施

1. 心脏移植术后予 ECMO 辅助循环、吸入 NO 及间断利尿治疗，心输出量减少、血流动力学不稳定。针对该问题，护士应采取哪些护理措施来维护循环系统功能稳定？

（1）血流动力学管理：动态观察心律（率）、血压、中心静脉压、尿量、引流量等情况。每日做心电图了解心肌再灌注状态及有无心律失常。

（2）右心功能不全管理：出现 CVP 上升，肺动脉楔压正常或降低，肺血管阻力过高，肺动脉压力升高，体循环低血压和少尿的表现，尽早通知医生处理。

（3）心律失常管理：用异丙肾上腺素或临时起搏器维持心率在 100 ~ 120 次/分。

（4）直立性低血压管理：移植后的心脏是去神经化的，在体位变化时心率代偿滞后，易发生直立性低血压，变换体位时动作应缓慢。

（5）ECMO 运行监测：每班记录 ECMO 流量、转速，观察氧合器前后管路内血液的颜色，每 4 小时对 ECMO 环路水、电、血、气进行检查。

2. ECMO 置管侧肢体足背动脉搏动未触及，血管超声提示低血流状态，NIRS 46%，存在 ECMO 相关并发症下肢缺血，护士应如何评估和采取护理措施？

（1）观察下肢皮温、皮色及是否出现肿胀等情况。

（2）每小时评估双侧足背动脉有无搏动，对比双侧肢体搏动强弱有无差异。

（3）连续监测双侧下肢氧饱和度，并进行对比。

（4）必要时行血管超声检查。

（5）一旦出现 ECMO 置管侧足背动脉搏动减弱或消失，皮肤冰凉、苍白、花斑、足趾发黑，血管超声检查提示血流信号减弱，及时告知医生，配合医生置入下肢远端灌注管。

3. ECMO 辅助期间需要全身肝素化以防止血栓形成，面对潜在并发症——出血，护士应采取哪些措施？

（1）观察各类导管穿刺处有无渗血，及时更换敷料、加压包扎并观察止血效果。

（2）每小时观察患者瞳孔变化，警惕发生脑出血，如发现异常及时报告医生。

（3）吸痰时动作轻柔，防止吸痰压力过大引起气道黏膜出血。

（4）定时抽胃液观察其颜色、性状及量，观察大便颜色、性状及量，及时发现消化道出血。

（5）定时监测 ACT，维持 ACT 180 ~ 220 秒。每日监测活化部分凝血酶时间和血小板计数，及时补充血小板或新鲜血浆。

4. ECMO 辅助期间护士应该如何协助医生做好心脏移植患者的容量管理？

（1）评估患者总体容量状态、容量分布状况、有效循环血量和心脏的前负荷。

（2）密切监测患者心率（律）、动脉血压、皮肤颜色等。

（3）监测血乳酸浓度水平，乳酸升高可提示组织灌注不良，及时报告医生调整液体入量。

（4）每小时观察患者尿量，维持尿量 100ml/h，少尿或者无尿要及时报告医生，调整液体管理方案。

（5）必要时行超声心动检查，评估患者心功能状态，根据患者心功能状态调整入量及入液速度。

5. 心脏移植术后需服用免疫抑制剂，存在感染的风险，针对该问题护士应采取哪些护理措施？

（1）实行保护性隔离，外出检查等戴口罩。

（2）床旁各项有创操作严格无菌操作。

（3）定期查血常规、降钙素原、胸片、做血/尿/痰细菌学/导管端头培养监测，及早发现感染征象。

（4）遵医嘱输注抗菌药物。采用万古霉素抗感染治疗期间，需监测血药浓度。同时加强对真菌感染的预防与监测。

6. 患者对心脏移植术后相关健康知识缺乏了解，护士应该做好哪些宣教？

（1）按时服用免疫抑制剂。一般是 9：00 和 21：00，前后不超半个小时，如果遗忘，在接近下次服药 2 小时时不能按原剂量补服。

（2）房间注意通风、消毒，避免接触宠物或家禽，以免发生真菌感染。

（3）饮食宜清淡、少油、高蛋白、低糖，注意饮食卫生。

（4）合理运动。避免劳累使抵抗力下降，引发感染。

（5）每日晨起测量血压，每周测量一次血糖并记录，观察变化趋势。若无原因收缩压较前下降≥20mmHg 应及时就诊。

（6）严禁吸烟，不饮酒。

问题分析

1. 心脏移植的手术方法有哪些？

（1）标准法：保留受体部分左、右心房及窦房结，将供心与受体吻合部位适当修剪，依次吻合左心房、右心房、肺动脉、主动脉。术后左、右心房腔均增大，又由于保留了受体窦房结，术后受体心房与供体心房收缩不同步，房内血液产生涡流，导致心腔内形成血栓。

（2）双腔静脉法：受体右心房全部切除。依次吻合左心房、上下腔静脉、肺动脉、主动脉，此法保持正常三尖瓣功能和完整的窦房结功能，减少房性心律失常和传导异常发生率，右心室衰竭的发生率也降低。

2. 心脏移植常用免疫抑制药物和抗病毒类药物有哪些？监测及护理要点是什么？

（1）常用药物

①多克隆抗体：主要抑制 T 细胞，干扰细胞免疫功能。多克隆抗体是异源性蛋白，进入体内发生免疫反应。临床表现轻者出现荨麻疹，重者可出现喉头水肿、呼吸困难、过敏性休克。最常见是发热、寒战。

②糖皮质激素：长期应用可出现血糖增高、肥胖、多毛、皮肤变薄易损、骨质疏松、心绪烦乱、应激溃疡等。鼓励患者坚持正规运动，控制体重，减少肌肉萎缩和骨骼中钙的丢失。

③阿昔洛韦：预防病毒感染效果明显，副作用主要是肾毒性，与CSA 有协同肾毒性作用。

④更昔洛韦：抗 CMV（巨细胞病毒）效果明显比无环鸟苷好，用于播散性 CMV 感染。有抑制骨髓作用，应监测白细胞及中性粒细胞计数。

⑤吗替麦考酚酯：是一种高度选择、非竞争性次黄嘌呤单核苷酸脱氢酶抑制物，可抑制鸟嘌呤核苷酸的经典合成途径，选择性地抑制淋巴细胞。毒副作用是骨髓抑制、胃肠反应，给药时要注意观察血常规及胃肠反应。

⑥环孢霉素：具有选择性的免疫抑制作用，通过干扰淋巴细胞活性，阻断参与排斥反应的体液和细胞效应机制，从而防止排斥反应发生。肾毒性是 CSA 最重要的毒副作用，可引起肝功能损害，对神经系统产生的毒性常见为震颤、癫痫发作。还可引起高钾血症、低镁血症、高血压，以及齿龈增生等。

⑦他克莫司胶囊（FK506）：FK506 可通过抑制白细胞介素 –2（IL –2）的合成，减少细胞毒性 T 淋巴细胞浸润。毒副作用为肾毒性、高血压、高钾血症、血糖增高、震颤、癫痫、恶心、腹泻、便秘及过敏反应。

（2）护理要点

①术后实施保护性隔离。

②观察感染症状，发现异常及时告知医生。

③监测血药浓度，作为调整药量的依据，留取血标本时间应相趋一致。

④每班查看口腔黏膜、皮肤、大便性状，观察有无溃疡及出血现象。

⑤根据医嘱，用药前评估患者体重变化及液体负荷情况。

⑥观察患者有无震颤、癫痫等神经系统症状。

⑦针对脱发或毛发增生患者采取适当措施，保持良好的个人形象及心理状态。

⑧按医嘱留取血标本进行肝肾功能、凝血机制检查，发现异常及时告知医生。

3. 如何进行心脏移植术后排斥反应的监测？

术后患者病情逐渐趋于平稳时，如再次出现乏力、发热、充血性心力衰竭等症状，伴有心脏扩大、心律失常、血压降低及心功能不全的征象，应高度警惕急性排斥反应。

心内膜心肌活检为监测心脏排斥反应最可靠的"金指标"。

心脏移植术后的冠脉疾病可能与排斥反应有关，发生率较高。因为移植心脏是去神经的，患者常无心绞痛而主要表现为左心功能减退或心律失常，诊断依靠冠脉造影。控制血压、饮食、体重，定期监测血脂，以延缓术后冠状动脉疾病的发生。

4. ECMO 运行期间的监护要点？

（1）观察 ECMO 运转情况，妥善固定 ECMO 管路，防止管路打折或脱开，必要时给予适度镇静和约束。

（2）严密监测生命体征、意识、瞳孔、皮肤温度及颜色，维持体温 36～37℃。

（3）应用低频低压的机械通气方式，保持适量呼气末正压（PEEP）防止肺泡塌陷，定时监测动脉血气变化。

（4）定时观察神经系统症状，及早发现神经系统并发症。

（5）每日监测凝血功能，维持全血激活凝固时间（ACT）在 180～220 秒。

（6）每小时观察置管侧肢体皮肤的颜色、温度及足背动脉搏动情况，观察有无下肢缺血、栓塞等征象。

（7）加强营养支持，做好基础护理。

案例总结

患者 1 年余前行冠状动脉支架植入术后再发胸闷、气短，院外规律口服抗心力衰竭药物，其间多次发作胸闷、气短、双下肢水肿，活动耐力逐渐下降，以"缺血性心肌病"收入院，行心脏移植术后转入我科。入科后予有创机械通气，间断利尿减轻心脏前负荷，ECMO 辅助维持血流动力学稳定，吸入 NO 降低肺动脉压力，抗感染，抗排斥等治疗。患者于 8 月 28 日康复出院。

本案例中患者行心脏移植术同时伴有循环功能衰竭，予 ECMO 辅助支持。存在的护理问题主要有：心输出量减少，血流动力学不稳定，ECMO 相关并发症：下肢缺血，潜在并发症：出血、感染。围绕这些护理问题，制定了详细的护理措施。

本案例介绍了常用免疫抑制剂的不良反应与观察重点，有助于患者自我监测，提高心脏移植术后患者远期生存率；还介绍了 ECMO 相关知识与护理要点，提升护士危重患者管理能力。

最后，在掌握心脏移植相关知识及治疗的同时，应加强人文护理、健康宣教等，制定个性化护理计划并贯穿于 ICU 整个住院过程中。

思政元素

心脏移植患者术后处于保护性隔离状态下，独自面对治疗、免疫抑制药物的副作用等，患者忧虑、个人自我感消失，出现潜在依赖性。护士应加强患者心理疏导，营造良好的环境，使其获得安全感，配合护理工作，树立战胜疾病的信心。帮助患者从在 ICU 起就学会自我服药并记录，学会监测体温、血压，学会如何观察感染症状。将有关免疫抑制剂药物的副作用告知患者，与患者及其家属共同制定目标维持健康计划。在此过程中充分体现了护士的专业价值和责任感。

诠释与研究

心内膜心肌活检

心内膜心肌活检（EMB）是利用导管式活检钳，经周围血管到达右心室或左心室夹取心内膜心肌组织的技术，对心脏排斥反应诊断敏感且特异，是监测诊断排斥反应的"金指标"。EMB 病理诊断要求送检组织数目 4~6 块，组织学诊断标准中"0"级心肌活检标本中无淋巴细胞浸润或心肌细胞损害，提示无急性排斥反应。根据淋巴细胞浸润和心肌细胞的变形坏死程度，分为 Ⅰ~Ⅳ级，分别提示有不同程度的急性排斥反应。

行 EMB 前不应进行抗凝治疗，服用华法林者需停药，国际标准化比值≤1.5 时方可进行检查。

常见并发症包括血管迷走性晕厥、心脏穿孔、心脏压塞、心源性休克、心律失常、气胸、血管损伤、神经损伤、肺栓塞、冠状动脉心腔瘘、出血、三尖瓣损伤等。心脏穿孔是少见但严重的并发症，一旦怀疑心脏穿孔立即行超声心动图检查以评估心包积液量，一旦出现心脏压塞或血流动力学不稳定应行心包穿刺引流。另一严重并发症是不可逆的完全性房室传导阻滞，需植入永久起搏器治疗。绝大多数并发症无需特殊处理，只需严密观察即可。

（张倩倩）

参考文献

［1］Leanne Aitken，Andrea Marshall，Wendy Chaboyer. ACCCM 重症护理 ［M］. 3 版. 北京：人民卫生出版社，2019.

［2］李庆印，陈永强. 重症专科护理 ［M］. 北京：人民卫生出版社，2018.

［3］刘淑媛. 心血管疾病特色护理技术 ［M］. 北京：科学技术文献出版社，2008.

［4］石丽. 心脏移植护理技术操作规范 ［J］. 实用器官移植电子杂志，2019，7（5）：337-339.

［5］徐稀奇，田庄，方全，等. 北京协和医院经皮心内膜心肌活检临床操作规范 ［J］. 协和医学杂志，2021，12（3）：322-327.

第三节　肝移植患者的护理

教学目标

【识记】能复述肝移植的概念、肝移植术后护理。

【理解】能正确识别肝移植术后患者的并发症。

【运用】能准确识别出血及排斥反应；能提出患者的护理问题并采取对应的护理措施。

主题与背景

1. 基本信息

患者，女，31 岁，已婚，大专文化，家庭社会支持系统尚可，4 月 25 日 8:37 入院。入院诊断：肝移植术后肝功能衰竭；肝移植状态；胸腔积液；重症肺炎；低蛋白血症；腹腔积液。

2. 护理评估

（1）主诉：肝移植术后 10 年，肝功能异常 1 年余。

（2）现病史：患者 10 年前于我院行同种异体原位肝移植术，术后恢复良好，1 年前患者胆红素反复升高，就诊于某三甲医院，考虑 EB 病毒感染，应用抗病毒药及利妥昔单抗治疗；患者肝功仍异常，在我院行 ERCP 治疗，初始效果尚可，但随后黄疸表现逐渐加重；患者肺部出现感染，经治疗后好转；现为求再次肝移植就诊于我院肝胆胰外科，4 月 25 日行"同种异体原位肝移植术"，术后为加强监护治疗转入我科。

（3）既往史：10 年前行同种异体原位肝移植术，术中有输血史，否认结核、非典型肺炎、禽流感史及接触史，否认高血压、糖尿病、冠心病病史，否认药物、食物过敏史。

（4）个人史：生长于吉林省，否认吸烟史、饮酒史，家人身体健康。

（5）家族史：家族中否认遗传性疾病及类似病史。

（6）查体：T 36.5℃，P 104 次/分，R 18 次/分，BP 116/81mmHg，$SpO_2$97%（气管插管连接有创呼吸机辅助通气）。视诊：发育正常，体形消瘦，患者麻醉未醒，肝病面容，查体欠配合。触诊：腹部平坦，腹软，压痛、反跳痛不配合，无腹部肌紧张，肝脾肋下未触及。叩诊：腹部呈鼓音，移动性浊音阴性，双肾区叩击痛阴性。听诊：肠鸣音 3 次/分，未闻及血管杂音。带入引流管 4 根，分别为左膈、右膈、肝门及胸引，其中左膈、右膈、肝门为暗红色血性液体，引流量约 50ml，其中胸引引出淡黄色液体 150ml，无 T 管引流。辅助检查：4 月 26 日血气分析：pH 7.52，$PaO_2$175mmHg，$PaCO_2$25mmHg，HCO_3^- 20mmol/L，BE（B）－1.9mmol/L，Lac 2.8mmol/L；白细胞 $4.31×10^9$/L，中性粒细胞百分比 0.90，淋巴细胞百分比 0.05，红细胞 $2.85×10^{12}$/L，血红蛋白 90g/L，红细胞比容 0.257，血小板 $107×10^9$/L；降钙素原（PCT）7.00ng/ml；钙 2.69mmol/L；凝血酶原时间 13.9 秒，凝血酶原活动度 77%，纤维蛋白原 1.61g/L；门冬氨酸氨基转移酶 1052.1U/L，丙氨酸氨基转移酶

574.7U/L，γ-谷氨酰转肽酶 183.2U/L，碱性磷酸酶 153.1U/L，白蛋白 39.5g/L，总胆红素 180.7μmol/L，直接胆红素 105.6μmol/L；肌酸激酶 472U/L，乳酸脱氢酶 593U/L，α-羟丁酸脱氢酶 291U/L，三酰甘油 3.17mmol/L。

（7）主要治疗经过：入科后立即给予患者监护，有创呼吸机辅助通气，$SpO_2$98%（BIPAP 模式，PEEP 5cmH_2O，FiO_2 30%，PI 17cmH_2O，PS 12cmH_2O）。4 月 26 日上午患者神志清醒，氧合良好，生命体征平稳，肌力正常，给予脱机并拔除气管插管。治疗措施：监测肝肾功能及血常规、凝血常规，警惕出血、感染并发症，予以替考拉宁、米卡芬净、氨曲南抗感染及抗真菌治疗，人免疫球蛋白、甲泼尼龙、麦考酚钠肠溶片抗排斥治疗，术前感染标志物提示乙肝表面抗体、乙肝 E 抗体及核心抗体阳性，加用恩替卡韦治疗。

护理问题与措施

1. 患者有肺部感染病史，气管插管后患者不能自主咳痰，清理呼吸道无效，此时护士应该采取哪些护理措施有效清理呼吸道？

（1）密切监测患者血氧饱和度变化及肺部听诊，按需吸痰，做好气囊管理。

（2）根据患者病情翻身叩背，使用振动排痰仪促进痰液引流，必要时应用咳痰机辅助清理呼吸道。

（3）气道湿化：根据痰液情况调节湿化罐档位；雾化吸入药物的使用。

（4）吸痰前注意手卫生，吸痰时注意无菌操作。

（5）床头抬高 30°~45°，做好口腔护理。

2. 患者术后禁食，存在营养失调，低于机体需要量的情况，护士应当如何评估营养风险和采取护理措施？

（1）使用危重症营养风险评分（NUTRIC）动态评估患者营养风险情况；监测总蛋白、白蛋白、前白蛋白、血红蛋白等。

（2）禁食期间遵医嘱予以肠外营养支持，尽量满足机体需要量。

（3）遵医嘱及时补充白蛋白。

3. 患者术后血小板（PLT）：$107 \times 10^9/L$，肝移植术后出血是其严重的并发症之一，护士应如何进行术后出血的观察及护理？

（1）密切监测患者神志、生命体征变化，如出现生命体征和意识改变，及时通知医生，给予血常规、凝血常规等检查。

（2）观察患者尿量、中心静脉压及末梢皮肤情况，如出现尿量较少、皮肤花斑及肢端湿冷，及时通知医生评估患者是否存在血容量不足或出血倾向。

（3）观察伤口渗血情况，患者术中留置4根腹腔引流管，定时挤压引流管，保持引流管通畅，如引流液呈鲜红色，持续3小时均超过100ml，应警惕出血。当24小时超过1000ml或血量持续不减且颜色鲜红，血红蛋白持续下降，则考虑有腹腔出血可能。

（4）发现出血征象及时报告医生；遵医嘱快速输液、输血，应用止血药物、升压药；必要时做好手术探查止血的术前准备。

4. 门冬氨酸氨基转移酶1052.1U/L，丙氨酸氨基转移酶574.7U/L，总胆红素180.7μmol/L，直接胆红素105.6μmol/L，遵医嘱使用免疫抑制剂及抗排斥药物，护士用药过程中采取哪些护理措施？

（1）护士准确识别排斥反应，及时判断患者病情变化，并及时告知医生，尽早进行免疫抑制剂的调整。

（2）免疫抑制剂在使用过程中可影响肾功能，表现为高血压及高钾血症，因此使用过程中严密观察患者尿量及心电图T波变化。

（3）应用免疫抑制剂后患者感染风险有所升高，护士应严格遵守消毒隔离制度，严格执行无菌操作。

（4）遵医嘱使用人免疫球蛋白0.4g/kg、甲泼尼龙100mg，麦考酚钠肠溶片抗排斥药物，按时按量用药。

（5）定期监测血药浓度、肝肾功能等化验指标。

5. 感染是肝移植术后患者常见并发症，术后持续应用免疫抑制剂会增加细菌、病毒、真菌感染的风险。针对该患者护士如何对病房进行管理？

（1）病房环境：做好保护性隔离，设置两个房间，一间为患者病房，一间为消毒间。患者病房温度维持在20~24℃，相对湿度60%~70%；做好病室消毒隔离工作，确保病室符合器官移植病房的感染控制规范要求，每日使用空气消毒机进行消毒。

（2）物品消毒：病房内设施及地面每日使用500mg/L含氯制剂进行擦拭3次。患者使用的床单、被罩及药品、仪器设备均需近距离紫外线照射30分钟。对于进入房间的带轮设备，轮子应使用含氯制剂进行擦拭后方可进入。

（4）人员管理：医护人员进入病室前应洗手并穿戴无菌隔离衣、帽子、口罩和消毒拖鞋，接触患者前应进行快速手消毒，预防交叉感染。尽量控制进入病房次数，责任护士尽量留在病房内，需要物品请辅助护士进行传递。

6. 患者行二次肝移植，针对患者心理支持，护士对患者应做好哪些宣教？

（1）患者清醒后向患者解释入住 ICU 的原因。

（2）再次肝移植患者普遍存在复杂的心理问题，可向患者讲述再次肝移植成功案例，增强患者配合治疗的信心。

（3）鼓励患者配合呼吸机治疗，教会患者沟通方法，指导患者呼吸功能锻炼，尽快脱机并拔除气管插管。

问题分析

1. 什么是肝移植？

肝移植是指通过手术植入一个健康的肝脏到患者体内，使终末期肝病患者肝功能能得到良好恢复的一种外科治疗手段。根据肝来源种群不同，可分为同种异体肝移植和异种肝移植；按提供肝种植部位不同，可分为原位肝移植术和异位肝移植术。

2. 肝移植术后排斥反应怎样观察？

（1）病情观察：术后患者应严密观察患者生命体征，患者体温一般在术后 3 日内升高或降低，随后逐渐恢复正常；严密观察患者意识状态，是否出现嗜睡、烦躁不安、乏力、食欲减退、移植肝区疼痛和肝区肿大等，并观察患者的皮肤、瞳孔是否出现黄染或黄疸加重。

（2）加强胆汁观察：术后患者留有 T 管引流，正常每日引流量不少于 100ml，呈金黄色或澄清样液体，放置时间过长为深绿色。一旦患者出现胆汁量明显减少、颜色变淡、呈稀水样改变并有胆汁分层现象，应警惕急性排斥反应的发生。

（3）腹水的观察：腹水可间接反映患者血浆蛋白及肝功能恢复情况，若患者术后出现持续性腹部膨隆，腹围明显增加，应考虑是否有急性排斥反应。

（4）实验室检查：患者血糖持续升高或常规胰岛素用量难以控制血糖，通常会预示急性排斥反应发生；患者血清胆红素和转氨酶等肝功能指标异常，发生急性排斥反应时，遵医嘱应用抗排斥反应药物，如大剂量甲泼尼龙冲击治疗。

3. 肝移植术后出血怎样观察？

（1）病情观察：观察患者有无腹部持续膨隆，切口渗液颜色、性状和量。患者是否出现烦躁不安、脸色苍白、四肢湿冷、脉搏细速、心率和血压进行性下降，血红蛋白及血细胞比容降低、腹腔引流管引流液为血性，均代表患者可能出现腹腔出血。

（2）引流管观察：术后患者留有腹腔引流管，24～72小时引流淡血性液体，出血量每24小时少于500ml，若引流液的颜色持续偏深且引流量逐渐增多，甚至并发血红蛋白下降，则考虑腹腔出血的可能，通常发生在术后48小时内。引流液呈鲜红色，持续3小时均超过100ml，应警惕出血。当24小时超过1000ml或量持续不减且颜色鲜红，甚至有大块血凝块，血红蛋白持续下降，则考虑有腹腔出血可能。

（3）血流动力学监测：患者心率增快、中心静脉压及动脉血压呈下降态势时，应警惕出血可能。

（4）组织灌注指标监测：患者出现低血容量性休克，有效循环血容量锐减，组织灌注不足，无氧代谢增加，乳酸堆积。患者精神情况改变、尿量减少、皮肤湿冷、花斑等均提示血容量不足。

4. 肝移植术后肾功能衰竭怎样观察？

（1）术后早期病情监测：肝移植术后会经历无肝期引发血流动力学改变，导致肾脏低灌注损伤或肾脏淤血。术后患者收缩压要求在150～160mmHg，以保证足够的肾脏灌注压以防止肾小管急性坏死。加强病情观察，对于血压的升高或降低，应主动寻找原因。

（2）尿量观察：术后密切监测患者尿量、尿比重及颜色，如果患者尿量突然减少，排除阻塞的情况下，考虑肾功能损伤可能。

（3）电解质监测：患者如果出现低钠血症、高钾血症及酸碱平衡紊乱，特别是呼吸性碱中毒合并代谢性酸中毒时，应高度警惕肾功能衰竭的发生。

| 案例总结 |

本案例患者是一名再次肝移植患者。患者于10年前行同种异体原位肝移植术，数年前因肝功能异常开始加用激素，1年前患者肝功能指标反复出现异常，致使患者多次就诊，后为求再次行肝移植手术收入肝胆胰外科，术后为加强监护治疗转入重症医学科。入科后予以有创呼吸机辅助通气、抗感染、抗排斥等对症治疗。

本案例肝移植患者入院前肺部感染，术后血常规、肝功指标存在异常，提示患者有发生肝移植术后并发症的风险。患者存在的护理问题有：清理呼吸道无效；营养失调：低于机体需要量；潜在并发症：出血；排斥反应；感染；知识缺乏。围绕这些护理问题，制定了详细的护理措施。

本案例介绍了肝移植患者出现两种重要并发症及排斥反应。针对本案例患者存在感染的风险，介绍了肝移植术后患者病房管理及人员管理。

最后，在掌握肝移植患者相关知识及治疗的同时，应加强人文关怀、早期康复护理、健康知识宣教等，制定个性化护理计划并贯穿于整个 ICU 住院过程中。

思政元素

肝移植患者术后护理过程中最重要的环节为预防感染及并发症发生。护士在工作中要牢记病房感控防护措施，认真执行感控制度，预防感染发生。同时护士要掌握患者常见并发症的临床表现，做到早期识别，早通知医生，使得患者尽早得到治疗，减少患者住院经济负担。经过医护人员的不懈努力，患者成功脱机，血氧饱和度良好，遂转入肝胆胰外科继续治疗。从患者肝移植术后转入到成功转出监护室的过程中充分体现了护士"态度严谨、恪尽职守"的职业素养。

诠释与研究

再次肝移植患者术后免疫抑制剂的使用

免疫抑制剂是肝移植术后患者预防和治疗排斥反应的必要手段，需终身服用，提高免疫抑制剂治疗依从性可提升抗排斥反应的效果。护士应知晓各类免疫抑制剂的规格、剂量及用法，掌握患者的用药情况。

（1）护士做到给予患者定时、定量服药，受进食影响较大的药物应选择空腹服用。

（2）服用免疫抑制剂期间观察患者肾脏功能情况，如患者出现尿量减少、血压升高、心电图 T 波改变，应及时通知医生，根据情况调整免疫抑制剂的治疗剂量。

（3）免疫抑制剂降低排斥反应的同时增加感染风险，护士给予患者从事治疗操作时应严格遵守无菌原则，加强患者口腔护理，做好病房环境及物品清洁管理，必要时遵医嘱给予患者应用抗生素。

（4）肝移植术后患者持续应用免疫抑制剂可增加高血压、心血管疾病的发生风险，动态监测患者血压，如患者出现血压升高、头晕、恶心、面色潮红等表现，及时通知医生给予相应降压治疗。

（5）评估患者的精神状态，肝移植术后患者服用免疫抑制剂如皮质类固醇时会出现精神症状，如情绪激动、焦虑等，加之住在监护室环境陌生，各种报警声音会增加患者的恐惧感，所以应给患者提供安静、舒适的环境，必要时遵医嘱减少患者免疫抑制剂用量，减少焦虑等不良精神状态。

（6）鉴于再次肝移植受者术前已长期应用多种免疫抑制剂，不可能采用单一的免疫抑制方案，应选择恰当的药物组合，维持适宜的免疫抑制状态。

（昝　涛）

参考文献

［1］施毅．中国成人医院获得性肺炎与呼吸机相关性肺炎诊断和治疗指南（2018 年版）［J］．中华结核和呼吸杂志，2018，41（4）：255 – 280．

［2］中华医学会肠外肠内营养学分会．中国成人患者肠外肠内营养临床应用指南（2023 版）［J］．中华医学杂志，2023，103（13）：946 – 974．

［3］于颖．器官捐献肝移植护理标准化体系的构建［J］．中国护理管理，2018，18（201）：60 – 62．

［4］王硕，张晓雪，王欣然．鼻肠管尖端定位方法的研究进展［J］．中华护理杂志，2022，57（11）：1401 – 1405．

［5］雷雪雪，金云玉，李京，等．肝移植患者分级感染防控体系的建立与实践［J］．中华医院感染学杂志，2020，30（17）：2696 – 2700．

［6］张洪涛，李霄，陶开山．中国肝移植免疫抑制治疗与排斥反应诊疗规范（2019 版）［J］．器官移植，2021，12（1）：8 – 14，28．

第四节　肾移植患者的护理

教学目标

【识记】能复述同种异体肾移植术的概念、肾移植术后康复管理方案。

【理解】能正确描述肾移植术后排斥反应的分类及临床表现。

【运用】能准确判断排斥反应逆转的标准；能根据免疫抑制剂的应用方案进行药物浓度监测及用药指导；能提出患者的护理问题并采取相应的护理措施。

主题与背景

1. 基本信息

患者，女，36 岁，已婚，本科学历，家庭社会支持系统尚可，入院时间为 6 月 13 日 10:40。诊断：慢性肾脏病 5 期；高血压病 3 级（极高危）。

2. 护理评估

（1）主诉：慢性肾衰竭 - 尿毒症期 3 年，血液透析 3 年。

（2）现病史：患者 3 年余前无明显诱因血压升高，血压最高 140/95 mmHg，于当地医院检查，肌酐 421μmol/L，尿蛋白＋＋，诊断为"肾功能不全"。给予保肾治疗，治疗效果不佳，患者肌酐逐渐升高，半年后复查肌酐 700μmol/L，尿蛋白＋＋，诊断为"慢性肾衰竭 - 尿毒症期"，行右前臂动静脉瘘成形术，予以血液透析治疗。现患者为行异体肾移植术入院。

（3）既往史：高血压 3 年余，目前口服硝苯地平控释片治疗，血压控制尚可。否认其他慢性病史，否认传染病史，3 年前行动静脉瘘成形术。否认其他手术史，否认外伤史，否认输血史，否认药物或食物过敏史。

（4）个人史：生于河北省，长期居住于天津市，否认吸烟史、饮酒史。

（5）家族史：否认传染病及遗传病家族史。

（6）查体：T 36.5℃，P 88 次/分，R 18 次/分，BP 140/88mmHg。视诊：发育正常，体型匀称，颜面及眼睑无明显水肿，睑结膜略苍白，患者神志清楚，查体合作。触诊：全身浅表淋巴结未触及肿大，腹平软，无压痛及反跳痛，肝、脾肋下未触及，Murphy 征阴性，双下肢无明显水肿。叩诊：双肾区无叩击痛，移动性浊音阴性。听诊：双肺呼吸音清，未闻及干湿啰音，心音有力，律齐，各瓣膜听诊区未闻及病理性杂音，肠鸣音无增强或减弱。血常规：白细胞 5.93×10^9/L，血红蛋白 107g/L，血小板 238×10^9/L，中性粒细胞 4.05×10^9/L，中性粒细胞百分比 68.4%。血生化：钾 5.91mmol/L，钠 135.5mmol/L，氯化物 93.8mmol/L，肌酐 719.3 μmol/L，尿素 21.65mmol/L，白蛋白 48.3g/L，丙氨酸氨基转移酶（ALT）10.10 U/L，门冬氨酸氨基转移酶（AST）13.10 U/L。凝血酶原时间 12.3 秒，凝血酶时间 18.3 秒，纤维蛋白原 4.6g/L。

（7）主要治疗经过：患者于入院后完善各项化验检查、术前准备，于入院第2天在全身麻醉下行肾移植术。术后留置肾周引流管及导尿管，监测中心静脉压（CVP）及尿量，24小时尿量波动在2850~6590ml，给予补液、抗感染治疗，给予即复宁（兔抗人胸腺细胞免疫球蛋白）免疫诱导，他克莫司+吗替麦考酚酯+泼尼松三联免疫抑制治疗。术后第6天患者肾周引流管引出鲜红色血性液体，量约100ml，腹部CT检查提示移植肾周血肿形成，实验室检查提示血红蛋白77g/L，肌酐85.6μmol/L，予以止血、输血治疗后出血停止。术后第9天患者出现发热，尿量减少，肌酐升高至233.40μmol/L，行移植肾穿刺活检术，提示为急性排斥反应，予血浆置换、血液透析治疗，应用免疫球蛋白改善免疫环境，肌酐逐渐下降至103.2μmol/L，肾功能逐渐恢复。

护理问题与措施

1. 尿量是监测移植肾功能状况和体液平衡的重要指标，由于术中利尿剂的应用、肾功能恢复代偿及大量补液的作用，患者术后出现多尿的情况，此时护士应采取哪些护理措施做好肾移植术后早期的尿量监测和液体管理？

（1）尿量监测

①保留尿管引流通畅，防止扭曲受压。

②监测并记录每小时尿液的量、颜色、性状。术后3~4天内，尿量维持在200~500ml/h为宜；多数患者在肾移植术后3~4天内出现多尿，每小时尿量可达1000ml以上，或每日尿量可达5000~10000ml；当尿量<100ml/h，应及时向医师报告，警惕移植肾发生急性肾小管坏死或急性排斥反应。

（2）合理补液

①输液应遵循"量出为入"的原则，多出多入，少出少入。

②术后早期通过中心静脉导管建立两条静脉通路，使用输液泵控制输液速度，同时监测CVP。

③根据尿量、血压、中心静脉压及时调整补液速度与量，保持出入量平衡，后1小时的补液量与速度依照前1小时排出的尿量而定，防止发生心力衰竭或影响移植肾的血流灌注。

④除治疗用药外，输液种类应以晶体液、糖盐、平衡液为主。

⑤每8小时小结一次出入量，每24小时总结一次出入量，同时监测血、尿常规及电解质变化，以维持水、电解质及酸碱平衡。

2. 术后第 6 天患者出现移植肾周出血，此时护士应如何进行病情观察及护理？

（1）病情观察：①观察伤口敷料有无渗血；观察引流液的颜色、性状和量，若引流血性液体持续增多或 >100ml/h，提示有活动性出血。②观察移植肾局部有无明显压痛及肾区肿胀、疼痛。③观察患者神志、生命体征、外周循环情况。若患者心率增快，血压下降，CVP 降低，面色苍白、大汗，提示出现休克的征象。④监测血红蛋白数值的变化。

（2）严格卧床休息，与移植肾同侧的下肢避免过度屈曲；协助患者翻身时尽量向健侧卧位，动作宜缓慢，禁忌突然改变体位。

（3）保持大便通畅，避免腹压增高。

（4）遵医嘱给予止血、输血治疗，一旦出现大出血征象，协助医师做好手术探查止血的术前准备。

3. 术后第 9 天患者出现急性排斥反应，急性排斥反应是肾移植术后常见并发症，针对该问题护士应采取哪些护理措施？

（1）遵医嘱正确、及时执行抗排斥反应的各项药物治疗，并观察用药效果及不良反应。

（2）密切观察患者生命体征、尿量、肾功能等指标的改善及移植肾区局部情况。

（3）做好血浆置换期间各项指标、参数的监测及血管通路的护理。

（4）向患者宣教有关排斥反应的知识，指导患者正确认识疾病，消除紧张、焦虑心理。

（5）给予高热量、高维生素、优质蛋白、低钠、低脂、易消化的饮食，保证营养。

4. 肾移植术后由于免疫抑制剂的使用，机体抵抗力较低，患者有感染的风险，针对该问题护士应采取哪些护理措施？

（1）遵医嘱合理预防性使用抗生素，做好保护性隔离，监测体温，密切观察病情变化，及时发现感染先兆。

（2）严格执行无菌操作，做好病室环境及物品消毒，确保病室符合器官移植病房的感染控制规范要求。

（3）做好基础护理，包括口腔、会阴部、皮肤、伤口和引流管护理，及时更换敷料。

（4）鼓励患者床上活动，按时翻身叩背，雾化吸入稀释痰液促进排痰，预防肺部感染。

（5）定期监测血、尿、痰、引流液的培养及药敏试验，以早期发现感染病灶。

（6）遵医嘱给予抗生素，预防感染。

问题分析

1. 什么是同种异体肾移植术？

同种异体肾移植是指将某一个个体肾脏用外科手术移植到与其属于同一种属但遗传基因不相同的另一个体内的方法。肾移植按供肾的来源可分为活体肾移植和尸体肾移植。活体肾移植又分为亲属肾移植和非亲属肾移植。

2. 肾移植术后排斥反应分为哪几种？有哪些临床表现？

（1）超急性排斥反应：通常发生在手术台上，于移植肾血液循环恢复后几分钟至 24 小时内。术中表现为肾脏色泽变暗，呈暗紫色或花斑状，质地由硬变软；术后表现为突然少尿、无尿或血尿、移植肾疼痛、肌酐升高伴高热、寒战等症状。

（2）加速性排斥反应：术后 2～5 天内发生的剧烈排斥反应。表现为在出现多尿的基础上，突然少尿或无尿，同时伴有发热、血压升高及移植肾区压痛等，病情呈进行性发展，血肌酐及尿素氮迅速上升。

（3）急性排斥反应：常发生于术后 1 周至 3 个月内，是排斥反应中最常见的类型。主要表现为发热、尿少、血压升高、血肌酐上升，移植肾肿大、疼痛、质地变硬，局部压痛明显。

（4）慢性排斥反应：发生于移植术后半年左右。表现为移植肾功能减退、血肌酐升高、蛋白尿、高血压和尿量减少。

3. 患者应用兔抗人胸腺细胞免疫球蛋白免疫诱导及他克莫司＋吗替麦考酚酯＋泼尼松三联免疫抑制来预防和治疗肾移植排斥反应，免疫抑制剂应如何应用与监测？

（1）免疫抑制治疗方案的选择：根据免疫抑制剂使用的时间及治疗目的，治疗方案大致可分为三类：①诱导治疗；②维持治疗；③抗排斥治疗。

诱导治疗可以在器官移植时提供强的免疫抑制。临床药理学上将诱导治疗用药分为两类：单克隆抗体和多克隆抗体。目前，临床上以多克隆抗体诱导剂常见，常用药物为兔抗胸腺细胞球蛋白（rATG）和抗胸腺细胞丙种球蛋白（ATGAM）。

维持免疫抑制治疗通常于术后第 2～3 天根据肾功能恢复及患者具体情况采用三联免疫抑制药物方案，常用方案为：环孢素 A 或他克莫司＋吗替麦考酚酯/麦考酚钠/硫唑嘌呤＋糖皮质激素；联合用药可以使药物作用互补，达到需要的免疫抑制效果，同时降低不同免疫抑制药物的毒副作用及并发症的发生。

肾移植术后一旦发生急性排斥反应，即应给予抗排斥治疗。抗排斥治疗方案有激素冲击治疗和抗体治疗。目前激素冲击治疗应用最广泛，对于加速性排斥反应首选抗体治疗。

（2）三联免疫抑制剂应用方法：遵医嘱按时按量服用免疫抑制剂，避免漏服或多服。两次免疫抑制剂服药间隔 12 小时，时间变动范围不超过 30 分钟。免疫抑制剂应与其他药物分开服用，间隔 1 小时。服药时间为空腹或餐前 1 小时或餐后 2 小时。

（3）免疫抑制剂浓度监测：定期测定血药浓度，以预防因血药浓度过低或过高而引起排斥反应或药物中毒。监测血药浓度谷值在服药前 30 分钟，监测血药浓度峰值在服药后 2 小时，抽血时间及剂量要准确。

4. 患者术后出现急性排斥反应，给予血浆置换及药物治疗后肾功能恢复，关于排斥逆转的判断标准是什么？

抗排斥治疗后，如果体温下降至正常，尿量增多，体重稳定，移植肾肿胀消退、质变软、无压痛，全身症状缓解或消失，血肌酐、尿素氮下降，提示排斥逆转。

案例总结

本案例是一名患有慢性肾衰竭 - 尿毒症期 3 年的患者，患者行血液透析 3 年，为行异体肾移植术入院。于入院第 2 天在全麻下行肾移植术，手术顺利，术后留置肾周引流管及导尿管，监测每小时尿量，给予补液、抗感染及免疫抑制治疗。患者术后出现移植肾周出血及急性排斥反应，予以止血、输血、血浆置换、血液透析等治疗，患者肾功能逐渐恢复。患者于 7 月 5 日康复出院。

本案例患者在肾移植术后出现了移植肾出血及急性排斥反应两种并发症。患者存在的主要护理问题有：体液失衡；急性排斥反应；移植肾出血；潜在并发症：感染。根据这些护理问题，制定了详细的护理措施。

本案例介绍了同种异体肾移植术的概念、各类排斥反应的临床表现、病情观察及护理措施，同时根据本案例使用的他克莫司＋吗替麦考酚酯＋泼尼松三联免疫抑制治疗方案，对免疫抑制治疗的应用及监测知识进行了延伸，有助于做好免疫抑制治疗的管理。

最后，在掌握肾移植术相关知识的同时，应加强对患者的健康教育，包括饮食、生活、用药、自我监测等内容，并进行个性化指导。

思政元素

该肾移植患者术前进行了为期 3 年的血液透析治疗，术后带有肾周引流管及导尿管，活动受限，出现了移植肾周出血及急性排斥反应两种并发症，给患者带来了极大的身心痛苦。在护理过程中，护士对患者的痛苦感同身受，在对患者做好心理疏导的同时，严密观察患者的生命体征及病情变化，监测尿量、引流液的变化，做好患者的液体管理，以及皮肤、口腔、管路等护理。在患者出现术后急性排斥反应时，护士积极配合医生给予血浆置换、血液透析及免疫抑制治疗，帮助患者改善免疫环境，使肾功能逐渐恢复。在此过程中，充分体现了护士严谨、仁爱的职业素养。

诠释与研究

肾移植术后康复管理

肾移植是终末期肾病有效的临床治疗手段，相比于透析治疗的患者，肾移植受者的生存率及生活质量较高，能够获得更好的临床结局。近年来，优化围手术期管理、减少围手术期并发症、促进受者快速康复成为移植团队关注的重点。现对肾移植术后的康复管理方案汇总如下。

（1）免疫抑制方案：在移植肾功能良好的前提下，尽可能实现免疫抑制个体化，并严密监测移植肾功能和免疫抑制剂血药浓度。

（2）积极预防并控制感染：肾移植术后尽快实现抗排斥反应和抗感染的动态平衡；免疫抑制个体化；积极处理外科并发症，去除感染病灶；常规预防性抗感染治疗；重视评估并监测供者潜在感染风险。

（3）血糖控制：对于肾移植术后血糖升高，应在调整免疫抑制剂的基础上配合强化胰岛素治疗（目标空腹血糖 4～7mmol／L、餐前及夜间血糖 4～10mmol／L），避免低血糖。

（4）下肢深静脉血栓的预防：应鼓励患者术后第 2 天或更早开始下床活动，制定并完成每日活动目标，积极预防深静脉血栓形成。此外，术后深静脉血栓的预防还包括预防性使用低分子肝素、口服抗血小板聚集药物、使用下肢加压装置等。

（5）饮食管理：术后鼓励患者早期恢复饮食，按流质→半流质→普通饮食的原则，给予高热量、高维生素、优质蛋白、低钠、易消化饮食。术后禁食补气、补肾类保健食品。

（6）管道管理：术后在密切监测病情且病情平稳的情况下，应尽早拔除各类留置管道。

（7）药物指导：术后第 1 天开始指导患者学习服用药物的名称、作用、频次、剂量、不良反应和注意事项，使用时做到剂量准确，应用准时，严格核对。

（8）移植肾功能监测：术后早期每日监测肾功能、血常规和尿常规，直至正常后改为每周 2 次，肝功能应同时检测。每日或隔日监测免疫抑制剂浓度，及时调整药物剂量。

（9）呼吸功能锻炼：采用缩唇 – 腹式呼吸训练方法进行呼吸训练指导，指导患者有效咳嗽、咳痰，促进肺膨胀，减少术后并发症。

（10）随访指导：指导患者定期门诊随访，建立患者随访档案。随访时间为术后第 1~3 个月内每周 1 次，如病情稳定，第 4~6 个月每 2 周一次，半年后改为每月 1 次，5 年以上可每 3 个月 1 次。如病情有变化，随时就诊。

（王　莹）

参考文献

[1] 朱有华，石炳毅. 肾脏移植手册 [M].2 版. 北京：人民卫生出版社，2020.

[2] 李乐之，路潜. 外科护理学 [M].7 版. 北京：人民卫生出版社，2021.

[3] 尤黎明，吴瑛. 内科护理学 [M].7 版. 北京：人民卫生出版社，2022.

[4] 中华医学会器官移植学分会. 器官移植免疫抑制剂临床应用技术规范（2019版）[J]. 器官移植，2019，10（3）：213 – 226.

[5] 中华医学会器官移植学分会. 肾移植护理技术操作规范（2019 版）[J]. 器官移植，2019，9（5）：334 – 336.

[6] 国家卫生健康委员会医管中心加速康复外科专家委员会器官移植学组. 中国肾移植围手术期加速康复管理专家共识（2018 版）[J]. 中华移植杂志（电子版），2018，12（4）：151 – 156.

第十二章 围产期重症

第一节 重度子痫前期患者的护理

【识记】 能复述重度子痫前期的概念、解痉药物硫酸镁的用药方法。

【理解】 能正确解释重度子痫前期的诊断标准、重度子痫前期的容量管理策略。

【运用】 能正确使用药物积极控制血压，预防子痫并发症的发生；能提出患者的护理问题并采取对应的护理措施。

1. 基本信息

患者，女，32 岁，已婚，高中学历，家庭社会支持系统一般，入院时间为 5 月 30 日 21：55。诊断：重度子痫前期；肥胖；妊娠期糖尿病；急性肺水肿；急性心力衰竭。

2. 护理评估

（1）主诉：停经 31 周，发现血糖升高 7[+] 周，自觉水肿 4 周，胸闷憋气 1 天。

（2）现病史：患者孕 24[+] 周，OGTT：5.5 - 9.2 - 8.0mmol /L，诊断为妊娠期糖尿病，运动饮食控制可，尿酮体阴性；4 周前自觉下肢水肿，呈进行性加重，诉活动耐力较前变差，夜间休息可，无阵发性呼吸困难，无端坐呼吸；1 天前于睡眠时自觉胸闷，平卧位无法休息，需坐起后缓解，自行就诊于当地医院，测 BP 220/140mmHg，予口服硝苯地平 10mg，10 分钟后复测 BP 223/142mmHg，HR 118 次/分，SpO_2 94%，启动院内抢救，给予吸氧、解痉、降压、利尿、促肺成熟治疗，病情进一步恶化，考虑低氧血症、肺水肿、心力衰竭，启动院际间转诊至我院。入院考虑患者病情危重，为积极治疗，以"重度子痫前期；肥胖；

妊娠期糖尿病；急性肺水肿；急性心力衰竭"收入我科。

（3）既往史：无特殊。

（4）个人史及月经婚育史：个人史无特殊，月经初潮 14 岁，G3P1，2009 年顺产 1 次，2022 年孕早期自然流产 1 次。

（5）家族史：无特殊。

（6）查体：T 36.5℃，P 114 次/分，R 28 次/分，BP 177/98mmHg，SpO_2 93%。视诊：发育正常，营养良好，神志清楚，自主体位，无病容，双侧下肢有可凹性水肿（＋＋），查体合作。听诊：P2 亢进，可闻及奔马律，双肺底均可闻及少许肺湿啰音。产科查体：宫高 28cm，腹围 110cm，无宫缩，宫颈条件未查，胎儿监护 NST 反应型。血气：PaO_2 59mmHg，$PaCO_2$ 32mmHg，P/F 120mmHg；血常规：WBC 11.25×10^9/L，HGB 100g/L，PLT 114×10^9/L；CRP 6.2 mg/dl，BNP 573pg/ml；心肌梗死三项：TnI 31.3pg/ml，MYO 11.2ng/ml，CK – MB 1.3 U/L；DIC：PT 9.8s，APTT 27.3s，FIB 436 mg/dl，D – dimer 292pg/ml；生化：ALB 31.3g/L；UTP 0.24g/24h，UACR 0.5，Pro ＋＋。胸片示：双侧肺水肿。胸部超声显示：双侧胸腔积液。超声心动图示左心房扩大，LVEF 66%。

（7）主要治疗经过：患者入科后立即予重症监护，经口鼻面罩接无创呼吸机辅助通气，1 天后因 B 超提示胎儿生长受限及脐静脉舒张期血流缺失，胎心监测 NST 可疑，孕妇血小板进行性下降，急诊行子宫下段横切口剖宫产术，终止妊娠（娩下一位足月活女婴，送至新生儿监护室）。患者术后顺利脱机拔管。术后第 2 天转回普通病房，于术后第 9 天出院。治疗措施：终止妊娠前硫酸镁解痉、尼卡地平降压、呋塞米利尿、异山梨酯扩冠、地塞米松促肺、艾司洛尔控制心率，术后继续硫酸镁解痉、头孢曲松抗感染、拉贝洛尔降压、异山梨酯扩冠、低分子肝素抗凝等治疗。

护理问题与措施

1. 患者入院存在胸闷喘憋、端坐呼吸等症状，针对伴发肺水肿的产妇，护士应该采取哪些护理措施？

（1）患者可使用床上小桌扶桌休息，必要时双腿下垂，有明显呼吸困难时应卧床休息。

（2）遵医嘱予强心、利尿、血管扩张剂等药物。监测患者的水、电解质平衡情况，药物毒副反应及患者血压情况。

（3）密切观察呼吸困难有无改善，发绀有无减轻以及肺部湿啰音有无减少，监测血气分析结果。

（4）予患者正压通气，减少肺部渗出，改善肺水肿。

2. 若患者病情进一步加重，出现抽搐发作，或伴昏迷，面对潜在并发症——子痫，护士应采取哪些措施？

（1）遵医嘱使用降压药物，但目标血压不低于 130/80mmHg，以保证子宫胎盘血流灌注。

（2）肺水肿时可酌情给予利尿剂，也可使用白蛋白或血浆纠正低蛋白血症。

（3）预防抽搐，镇静，密切监测母儿情况。

（4）如发生子痫，应协助医生尽快控制抽搐；保持呼吸道通畅，以防窒息；严密监护，及早发现脑出血等并发症。

3. 患者处于重度子痫前期，由于血压持续处于较高水平，存在胎儿受伤的危险，针对此问题，护士应当采取哪些护理措施？

（1）B 超监测胎盘功能及胎儿宫内发育情况，做好胎心监护。

（2）遵医嘱正确使用降压、解痉以及促进胎儿肺成熟药物。

（3）指导患者发现阴道流血，腹痛及时汇报，每日定期监测血压和尿蛋白。

（4）保证患者休息，在休息和睡眠时以左侧位为宜，以改善子宫胎盘的血供。

4. 重度子痫前期患者使用硫酸镁作为解痉的首选药物，但硫酸镁使用过量可能会产生毒性反应，因此患者会有药物中毒的危险，针对该问题护士应采取哪些护理措施？

（1）正确掌握硫酸镁的用法用量和滴速。

（2）嘱患者用药过程如发生面部潮红、出汗、口干等情况，立即通知医务人员。

（3）密切观察患者血压、脉搏、呼吸、尿量和膝反射情况，如有异常立即汇报医生予以处理。

（4）备好 10% 葡萄糖酸钙注射液以备发生镁离子毒性反应时解毒。

5. 重度子痫前期患者常伴有水肿，该患者妊娠前白蛋白 31.3g/L，伴有双下肢可凹性水肿（＋＋），此时护士可以采取哪些护理措施？

（1）观察凹陷性水肿程度及水肿部位。

（2）嘱患者多卧床休息，下肢抬高，增加静脉回流。

（3）饮食以低盐、低脂、高蛋白为主，适当限制液体摄入量。

（4）定期测体重，准确记录 24 小时出入量及尿蛋白含量。

（5）进行适当活动防止下肢血栓形成，常更换体位防止压力性损伤，保持患者皮肤清洁。

6. 重度子痫前期患者往往需要提前经剖宫产终止妊娠，患者本身会对自身疾病、母婴分离等产生焦虑。为减轻该患者的焦虑程度，护士可以采取哪些护理措施？

（1）评估焦虑程度及原因。

（2）加强与孕妇的沟通，了解其心理需求。在治疗过程中给予患者适当的信息，使其对病情有所了解。

（3）保持环境安静，减少感官刺激。

（4）必要时给予镇静剂。

问题分析

1. 什么是重度子痫前期？

子痫前期是指妊娠 20 周后孕妇出现收缩压≥140mmHg 和（或）舒张压≥90mmHg，伴有下列任意一项：尿蛋白定量≥0.3g/24h，或随机尿蛋白≥（+）（无条件进行蛋白定量时的检查方法）；无尿蛋白但伴有以下任何一种器官或系统受累：心、肺、肝、肾等重要器官，或血液系统、消化系统、神经系统的异常改变，胎盘-胎儿受到累及等。由于轻度"子痫前期"只代表诊断时的状态，任何程度的子痫前期均可能导致不良预后，因此不再诊断"轻度"子痫前期，仅诊断子痫前期，将伴有严重表现的子痫前期诊断为重度子痫前期。

2. 如何诊断重度子痫前期？

血压和（或）尿蛋白水平持续性升高，或孕妇器官功能受累或出现胎盘-胎儿并发症，是子痫前期病情进展的表现。子痫前期的孕妇出现下述任一表现为重度子痫前期（表 12-1-1）。

表 12-1-1　重度子痫前期的诊断标准

子痫前期伴有下面任何一种表现：
• 收缩压≥160mmHg 和（或）舒张压≥110mmHg（卧床休息，两次测量间隔至少 4 小时）
• 血小板计减少（血小板 $<100\times10^9$/L）
• 肝功能损害（血清转氨酶水平为正常值 2 倍以上），严重持续性右上腹或上腹疼痛，不能用其他疾病解释，或二者均存在
• 肾功能损害（血肌酐水平 >1.1mg/dl 或无其他肾脏疾病时肌酐浓度为正常值 2 倍以上）
• 肺水肿
• 新发生的中枢神经系统异常或视觉障碍

3. 使用硫酸镁进行解痉治疗时，有何注意事项？

硫酸镁为目前治疗子痫前期和子痫的首选解痉药物，在临床上常使用肌内注射或静脉用药。肌内注射常使用深部肌内注射，局部刺激性较强，可加利多卡因溶于硫酸镁中以缓解疼痛刺激，注射后无菌棉球覆盖针孔以防感染，必要时可行局部按摩或热敷，以促进肌肉组织对药物的吸收。静脉用药的负荷剂量为 4 ~ 6g，溶于 25% 葡萄糖溶液 20ml 静脉注射（15 ~ 20 分钟），或溶于 5% 葡萄糖 100ml 快速静脉滴注（15 ~ 20 分钟），继而 1 ~ 2g/h 静脉滴注维持。

硫酸镁的治疗浓度和中毒浓度相近，因此在进行硫酸镁治疗时应严密观察其毒性作用，并认真控制硫酸镁的入量。通常主张硫酸镁的滴注速度以 1g/h 为宜，不超过 2g/h。每天用量为 25 ~ 30g。硫酸镁过量会使呼吸及心肌收缩功能受到抑制甚至危及生命。中毒现象首先表现为膝反射减弱或消失，随着血镁浓度的增加可出现全身肌张力减退及呼吸抑制，严重者心跳可突然停止。

护士在用药前及用药过程中均应监测孕妇血压，同时还应监测以下指标：①膝腱反射必须存在；②呼吸不少于 16 次/分；③尿量每 24 小时不少于 400ml，或每小时不少于 17ml。尿少提示排泄功能受抑制，镁离子易积蓄而发生中毒。由于钙离子可与镁离子争夺神经细胞上的同一受体，阻止镁离子的继续结合，因此应随时备好 10% 葡萄糖酸钙注射液，以便出现毒性作用时及时予以解毒。10% 葡萄糖酸钙注射液 10ml 在静脉推注时宜在 3 分钟以上推完，必要时可每小时重复 1 次，直至呼吸、排尿和神经抑制恢复正常，但 24 小时内不超过 8 次。

案例总结

本案例患者是一名重度子痫前期患者。患者睡眠时自觉胸闷，平卧位无法休息，需坐起后缓解，自行就诊于当地医院，测血压 220/140 mmHg，考虑低氧血症、肺水肿、心力衰竭，启动院际间转诊，以"重度子痫前期；肥胖；妊娠期糖尿病；急性肺水肿；急性心力衰竭"收入我科。患者入科后立即予以重症监护，经口鼻面罩接无创呼吸机辅助通气、硫酸镁解痉、尼卡地平降压、呋塞米利尿、异山梨酯扩冠、地塞米松促肺、艾司洛尔控制心率。1 天后急诊行子宫下段横切口剖宫产术终止妊娠，术后继续硫酸镁解痉、头孢曲松抗感染、拉贝洛尔降压、异山梨酯扩冠、低分子肝素抗凝等治疗。患者术后第 2 天转回普通病房，于 6 月 8 日康复出院。

本案例患者是重度子痫前期伴有肺水肿和心功能衰竭，主要临床表现为胸闷憋气、端坐呼吸、咳嗽等。患者存在的护理问题有：气体交换受损；潜在并发症：子痫；有胎儿受伤的危险；有药物中毒的危险；体液过多，水肿等。围绕这些护理问题，制定了详细的护理措施。

本案例介绍了重度子痫前期首选解痉药物硫酸镁的用药方法、毒性反应以及注意事项；同时也对重度子痫前期的液体管理策略进行了引入。

最后，在掌握重度子痫前期相关知识及治疗的同时，应加强人文护理、早期康复护理、健康知识宣教等，制定个性化护理计划并贯穿于ICU整个住院过程中。

思政元素

重度子痫前期严重影响母婴健康，由于其病因复杂，临床表现多变，给病情观察以及护理带来一定困难。护理人员要加强学习对妊娠期高血压的认识，提高对产科危急重症疾病的预警能力。体现护理人员"不断探索，求知求新"的学习精神和责任意识。在护理过程中，在安慰、鼓励患者的同时，应注意患者的主诉和自觉症状，加强责任心，让学生理解每一个生命都是平等、有尊严的，体现社会主义核心价值观和人道主义精神。在此过程中充分体现了护士尊重、体贴患者的仁爱精神和"严肃认真、精益求精"的职业素养。专业不仅是谋生的手段，更重要的是体现人生价值与追求，提升精神境界。作为医务工作者健康所系，使命在肩，更应以积极的心态和严谨的求学态度求学致业。

诠释与研究

重度子痫前期患者的容量管理

多数重度子痫前期患者存在组织间隙液体蓄积而容量相对不足的情况，故液体管理是重中之重。重度子痫前期患者发生肺水肿的原因包括心源性肺水肿、肺毛细血管渗透性肺水肿或者以上两者组合出现。不同于正常妊娠时的高排低阻状态，重度子痫前期患者由于全身小动脉的痉挛，内皮细胞功能障碍，血管通透性增加，机体有效循环血量减少，导致重要脏器供血不足，而第三间隙漏出液增多导致机体高度水肿，患者外周阻力增加，而心输出量下降，呈"低排高阻"状态。当患者血压急剧升高时，心输出量明显下降，左心室舒张末压升高，从而使肺静脉回血不畅。肺静脉内压力升高，进而肺毛细血管压升高，使毛细血管内液体渗入到肺间质和肺泡内，发生心源性水肿。另外，重度子痫前期患者血管内皮受损，毛细血管通透性增加。大量白蛋白从尿液中丢失，使患者常伴发低蛋白血症，导致胶体渗透压降低。如果与此同时不当给予患者大量液体补充，会有肺淤血进而导致渗透性肺水肿。

已有明显液体蓄积水肿表现或肺水肿患者建议采用白蛋白联合呋塞米方案减少负荷，无明显心力衰竭表现可先白蛋白后呋塞米，对于已有肺水肿或心力衰竭表现者调换使用顺序。关注 24 小时出入量变化，整个围分娩期谨慎补液治疗，补液过多或速度过快有突发肺水肿、急性心力衰竭可能。重度子痫前期发生肺水肿需要紧急处理，通常予 20 ~ 40mg 呋塞米静脉注射，同时降低过高的血压。对于怀疑有效容量不足者，如持续尿量偏少，根据患者一般情况可采用少量补液试验判断；对于已有严重心脏病或肾脏疾病、肺水肿的情况，建议采用侵入性方式监督容量变化，如动脉压或中心静脉压监测。也可以使用心脏超声多普勒帮助鉴别心力衰竭的原因，同时指导治疗。

（王　玥）

参考文献

[1] 张波，桂莉. 急危重症护理学 [M]. 4 版. 北京：人民卫生出版社，2017.

[2] 谢幸，孔北华，段涛. 妇产科学 [M]. 9 版. 北京：人民卫生出版社，2018.

[3] 安力彬，陆虹. 妇产科护理学 [M]. 7 版. 北京：人民卫生出版社，2022.

[4] 中华医学会妇产科学分会妊娠期高血压疾病学组. 妊娠期高血压疾病诊治指南（2020）[J]. 中华妇产科杂志，2020，55（4）：227 – 238.

[5] 卢保芳. 重度子痫前期的护理进展 [J]. 中文科技期刊数据库（引文版）医药卫生，2023（6）：0093 – 0095.

[6] 贺晶，洪燕语. 重度子痫前期的分娩及围手术期管理 [J]. 实用妇产科杂志，2020，36（12）：888 – 890.

第二节　羊水栓塞患者的护理

教学目标

【识记】能复述羊水栓塞的概念。

【理解】能正确解释羊水栓塞的临床表现；能识别患者的病情变化。

【运用】能进行相关并发症的预防及处理；能提出患者的护理问题并采取相应的护理措施。

主题与背景

1. 基本信息

患者，女，33 岁，已婚，大专文化水平，家庭社会支持系统一般。入院时间为 8 月 18 日 22：00。诊断：剖宫产术后；昏迷、呼吸困难原因待查。

2. 护理评估

（1）主诉：剖宫产术后意识丧失 7 小时余。

（2）现病史：患者家属自诉因"孕 38 周，胎动减少 2 天"于当地医院行子宫下段剖宫产术，术后患者突然出现血氧饱和度下降、发绀及心律失常，当地医院考虑羊水栓塞，麻醉意外及心脑血管意外不排除。于当地医院行气管插管、胃肠减压，扩容及抗过敏治疗，术后患者一直未清醒，现患者为求进一步治疗，拟以"剖宫产术后，昏迷呼吸困难原因待查"收入我科。

（3）既往史：平素健康状况良好，否认肝炎、结核、伤寒等传染病史，否认外伤史，否认青霉素及已知食物过敏史。

（4）个人史：生长于武汉，否认吸烟史、饮酒史，家人身体健康。结婚年龄 24 岁，G2P1，人工流产 1 次。

（5）家族史：家族中否认遗传性疾病及类似病史。

（6）查体：T 40.0℃，P 174 次/分，R 44 次/分，BP 97/70mmHg，SpO_2 100%。四肢肌张力减弱，生理反射存在，病理反射未引出。视诊：发育正常，正常体型，腹部膨隆。触诊：无胸膜摩擦感，无皮下捻发感，肝脾肋下未触及。叩诊：无浊音、实音、鼓音、啰音，无胸膜摩擦音。听诊：心律整齐，心音正常，肠鸣音正常，未闻及血管杂音。当地医院出院小结一份：窦性心动过速（HR：110 次/分），血常规、肝肾功能、心功能及凝血功能未见明显异常。

（7）主要治疗经过：患者 8 月 18 日于当地医院行子宫下段剖宫产术，术中取出一活男婴，Apgar 评分 8~9 分，取出新生儿后患者突然出现血氧饱和度下降及心律失常（具体不详）。患者带气管插管及胃管急诊转入我科，初步完善相关辅助检查，全院会诊后，考虑羊水栓塞可能性大，且患者合并脑水肿、休克、肺部感染。当前以维持生命体征为首要目标，暂予镇痛镇静、机械通气、脱水降颅压、抗感染、维持电解质平衡及相关对症支持治疗。治疗过程中患者逐渐出现肝肾功能损害、心肌损害、凝血功能障碍等，加用护肝、护心、CRRT 及输血浆、冷沉淀等治疗。9 月 12 日患者生命体征逐渐稳定，发热初步控制，肺部影像学表现较前稍好转，予高压氧治疗。9 月 20 日患者突发高热 42℃，辅助检查提示脓毒血症，此后患者反复发热，调整抗生素感染仍未能控制，多器官功能障碍综合征持续加重，10 月 18 日患者家属要求出院，告知患者家属病情及转运风险，患者家属表示理解并要求出院。

护理问题与措施

1. 羊水栓塞引起的机体改变非常迅速，肺动脉高压及肺水肿使得患者气体交换受损，此时护士应采取哪些护理措施？

（1）密切监测生命体征以及患者的总体情况。

（2）呼吸支持治疗：出现呼吸困难、发绀者，立即取半卧位或抬高头肩部卧位，面罩给氧，必要时行气管插管正压给氧，昏迷患者可行气管插管或气管切开。有效吸痰，充分湿化气道。

（3）解除肺动脉高压：遵医嘱使用西地那非、前列环素及内皮素受体拮抗剂等特异性扩张肺血管平滑肌的药物静脉泵入。

（4）液体管理：限制液体摄入，防止体液过度积聚导致肺动脉压力进一步升高。

2. 羊水中富含凝血活酶，一旦进入血液中，可引起急性 DIC，出现暂时性高凝状态，同时激活纤溶系统，致血液不凝而发生严重的产后出血。该患者在住院治疗期间出现凝血功能障碍，此时主要的护理措施是什么？

（1）病情监测：抢救过程中需严密监测生命体征、电解质、肝肾功能、凝血功能、血氧饱和度、中心静脉压等。

（2）早期进行凝血状态的评估，积极处理凝血功能障碍；积极处理产后出血，快速补充红细胞和凝血因子（输注顺序：血小板→冷沉淀→新鲜冰冻血浆→红细胞）。

（3）基础护理：注意保暖，调节室温在 25 ~ 30℃，或输入加温液体（将液体放入 37℃热水中或使用专用仪器加热），防止低体温导致凝血障碍加重。

（4）器官功能支持与保护：做好呼吸循环支持，保护神经系统，稳定血流动力学，维护胃肠功能等。

3. 患者处于昏迷状态，卧床持续时间较长，存在深静脉血栓、压力性损伤等风险，护士应当如何评估风险和采取护理措施？

（1）深静脉血栓

①深静脉血栓的风险评估：采用 Caprini 评分表进行评估，评估结果为中高风险者采用机械预防或（和）药物预防的措施。

②病情监测：密切观察生命体征和病情变化，如出现下肢肿胀、疼痛、发红等症状，应进一步评估。

③定期翻身和进行肢体活动，以促进血液循环，预防深静脉血栓的形成。

（2）压力性损伤

①压力性损伤风险的评估：采用 Braden 评分表进行评估。

②定期检查患者的皮肤，特别是易受压力的部位，如脊椎骨、坐骨、踝关节等。观察是否有红斑、水疱、破溃等皮肤损伤的迹象。

③定期翻身，减轻压力，通常建议每 2 小时翻身一次；保持皮肤清洁、干燥，避免湿度过高，以减少摩擦和破损的风险；选择合适的床垫减轻对皮肤的压力和摩擦力；提供充足的营养，包括蛋白质、维生素和矿物质等，以促进皮肤的健康和修复。

4. 治疗过程中患者逐渐出现肝肾功能损害、心肌损害、凝血功能障碍等并发症，此时护士可以采取哪些措施？

（1）定时测量血压、脉搏、呼吸，准确地测定出血量，并观察血凝情况。

（2）详细记录 24 小时出入量，严密观察尿量；遵医嘱使用利尿剂，同时注意监测血电解质。

（3）做好剖宫产术后切口护理，避免渗血。

（4）防感染，在各项操作中严格执行无菌操作。

5. 患者突发高热 42℃，辅助检查提示脓毒血症，此后患者反复发热，此时护士可以采取哪些护理措施？

（1）密切监测体温变化。

（2）遵医嘱予以冰袋/冰帽/冰毯物理降温。

（3）遵医嘱抽取血培养，并关注培养结果。

（4）遵医嘱输注抗生素类药物。

（5）动态监测患者白细胞、中性粒细胞、降钙素原等感染指标变化。

（6）做好基础护理，保持口腔、会阴部清洁，定期更换尿管，防止泌尿道感染。

问题分析

1. 什么是羊水栓塞?

羊水栓塞（AFE）是指在分娩过程中羊水或其内容物经由脐静脉进入母体血液循环引起肺动脉高压、低氧血症、循环衰竭、弥散性血管内凝血（DIC）、多器官功能衰竭（MODS）或猝死等一系列严重症状的综合征，是产科少见且凶险的并发症，产妇死亡率高达80%以上。多发生在分娩过程中，尤其是胎儿娩出前后的短时间内，极少数发生在中期妊娠引产、羊膜腔穿刺和外伤时。

2. 羊水栓塞有哪些临床表现?

羊水栓塞大多发病突然，开始出现烦躁不安、寒战、恶心、呕吐、气急等先兆症状，继而出现呛咳、呼吸困难、发绀，迅速出现循环衰竭，进入休克或昏迷状态。

（1）典型羊水栓塞

1）羊水栓塞三联征：低氧血症、低血压、凝血功能障碍。

2）前驱症状：寒战、烦躁不安、恶心、呕吐、气急等。

3）典型临床经过可分三个阶段。

①心肺功能衰竭和休克期：产妇在分娩过程中，突然发生寒战、呛咳、气急、焦躁等症状，随后出现呼吸困难、心率加快、抽搐、昏迷、血压下降等症状，并进入循环衰竭和休克状态。

②出血期：度过第一阶段后，产妇可能进入凝血功能障碍阶段，表现为大量阴道出血、切口大量渗血、全身皮肤黏膜出血等情况。

③急性肾功能衰竭期：此阶段由于全身循环衰竭，肾脏血流量减少，出现肾脏微血管栓塞，肾脏缺血引起肾组织损害等情况。具体表现为尿少、无尿和尿毒症现象。

（2）不典型羊水栓塞：有些病情发展缓慢，症状隐匿，缺乏急性呼吸循环系统症状或症状较轻；有些患者羊水破裂时突然一阵呛咳，之后缓解，未在意；也有些仅表现为分娩或剖宫产时的一次寒战，几小时后才出现大量阴道出血，无血凝块、伤口渗血、酱油色血尿等，并出现休克症状。

3. 羊水栓塞怎样预防?

羊水栓塞起病急，死亡率高，重在预防。

（1）加强产前检查，注意诱发因素，及时发现前置胎盘、胎盘早剥等并发症并及时处理，对死胎、胎盘早剥的孕产妇，应密切关注出凝血情况。

（2）严密观察产程进展，正确掌握催产素的使用方法，防止宫缩过强。

（3）严格掌握破膜时间，人工破膜宜在宫缩的间歇期，破口要小并注意控制羊水的流出速度。

（4）严格掌握剖宫产指征，行剖宫产时应吸尽羊水。

（5）剖宫产术中刺破羊膜前保护好子宫切口，避免羊水进入切口处开放性血管。

4. 如何处理凝血功能障碍？

羊水栓塞引发的产后出血、DIC 往往较严重，应积极处理。根据临床表现和实验室检查评估凝血状态，一旦诊断凝血功能障碍，应迅速补充相应凝血因子。补充目标是维持凝血酶原时间及活化凝血酶原时间＜1.5 倍平均值，并维持纤维蛋白原水平在 1g/L 以上。应用适量抗纤溶药物如氨甲环酸是有益的，推荐 1 次剂量为 1g 氨甲环酸静脉缓慢输注，1 天用量 0.75~2g。

5. 羊水栓塞发生后的处理要点有哪些？

羊水栓塞病情发展迅速，病死率高，医院需建立羊水栓塞应急团队及制定相应的应急预案。处理要点有：①对于确诊或怀疑羊水栓塞的患者，应多学科协作参与抢救处理，特别是有经验的麻醉科医师参与抢救。②高质量的心肺复苏至关重要，初始治疗主要是辅助呼吸和升压强心，应避免过度输液。③使用前列环素、西地那非等药物解除肺动脉高压，也可给予罂粟碱等。④由于患者常出现凝血功能障碍，应及早评估凝血功能，积极纠正凝血功能紊乱，肝素治疗 DIC 弊大于利，不常规推荐使用。⑤疑似和（或）诊断羊水栓塞，抢救的同时应尽快终止妊娠。⑥积极治疗宫缩乏力，必要时使用宫缩剂，例如缩宫素、麦角辛碱和前列腺素等。⑦子宫切除不是治疗的必要措施，不应实施预防性切除，若产后出血危及产妇生命，果断、快速地切除子宫是必要的。

案例总结

本例患者因"孕 38 周，胎动减少 2 天"行子宫下段剖宫产术，术后患者突然出现血氧饱和度下降、发绀及心律失常，经外院抢救后来我院进一步治疗，其症状较为典型，经我院全院会诊后确诊为羊水栓塞。本例患者于当地医院行气管插管、胃肠减压，扩容及抗过敏治疗，转入我院后予以镇痛镇静、机械通气、脱水降颅压、抗感染、维持水和电解质平衡、护肝、护心、CRRT 及输血浆、冷沉淀等对症支持治疗后生命体征有短暂的平稳，说明其治疗措施有效。

患者在治疗后期出现高热、脓毒血症是由于早期已合并肺部感染，虽调整了抗生素但感染仍未能控制，多器官功能障碍综合征进一步加重，可能是由于患者的原发病、并发症等导致患者自身免疫功能低下，多器官功能衰竭。患者家属于 10 月 18 日要求出院，告知患者家属病情及转运风险，患者家属表示理解并要求出院。

　　本案例是羊水栓塞患者，主要临床表现为剖宫产术后突然出现血氧饱和度下降、发绀及心律失常，治疗后期出现脓毒血症、多器官功能障碍。患者存在的护理问题有：气体交换受损；外周组织灌注无效；潜在并发症：深静脉血栓、压力性损伤等；高热。围绕这些护理问题，制定了详细的护理措施。

　　本案例介绍了羊水栓塞的临床表现及相关并发症。针对本案例患者羊水栓塞抢救成功后处理，采取了一系列器官功能支持与保护策略，能够强化护理人员对此病的认知，及时给予患者抢救处理。最后，在掌握羊水栓塞相关知识及治疗的同时，还应加强人文关怀、健康知识宣教等。

思政元素

　　羊水栓塞是一种罕见但严重的产科并发症，医务人员在抢救过程中，始终把患者的生命安全放在第一位，全力以赴地进行抢救，体现出"人民至上，生命至上"的人本主义精神。医护人员坚持专业精神，运用专业知识和技能，对病情进行准确判断，迅速采取有效措施，确保抢救工作的科学性和有效性。与此同时，抢救羊水栓塞需要多学科团队的协作，包括产科医生、麻醉师、重症医学科医生等，体现了集体主义精神和团队协作的重要性。在抢救过程中，医护人员始终保持良好的服务态度和服务意识，尽可能减轻患者及其家属的心理压力，也体现出医务人员的高尚医德。最后，抢救羊水栓塞的工作不仅是对个体的救治，也是对社会的责任，医护人员应积极配合社区、媒体等进行健康教育，提高公众对羊水栓塞的认识和预防意识，体现出医疗机构和医护人员的社会责任感。

诠释与研究

羊水栓塞器官功能支持与保护策略

　　羊水栓塞是指在分娩过程中羊水或其内容物经由脐静脉进入母体血液循环引起肺动脉高压、低氧血症、循环衰竭、DIC、MODS 或猝死等一系列严重症状的综合征。大多数患者的羊水栓塞发生于临产和分娩期间，或产后 30 分钟内。在一项国家级注册研究中，70% 的病例发生于临产期间，11%发生于阴道分娩后，19%发生于剖宫产时。羊水栓塞病情凶险、病死率高，临床表现多样化，不具有预测性，早期识别和诊断是抢救成功的关键。

羊水栓塞抢救成功后往往会发生急性肾功能衰竭、急性呼吸窘迫综合征等多器官功能衰竭及重症脓毒血症等。需给予适当的呼吸和循环等对症支持治疗，以继续维持孕产妇的生命体征和内环境稳定，包括神经系统保护、亚低温治疗、稳定血流动力学及足够的血氧饱和度、血液透析、CRRT、积极防治感染、胃肠功能的维护、微循环的监测及免疫调节与抗氧化治疗等。治疗原则主要是支持、对症治疗，包括呼吸支持（通常以气管插管和机械通气的形式）、适当补液的循环支持、血管活性药物、正性肌力药物、肺血管扩张剂、及时分娩及适时的子宫切除、积极处理凝血功能障碍以及器官功能的支持治疗与保护，而迅速、全面的监测是实施有效治疗措施的保证。羊水栓塞救治的关键流程见图 12 - 2 - 1。

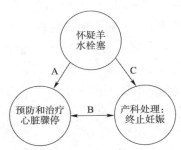

图 12 - 2 - 1　羊水栓塞的救治流程

A. 循环和呼吸支持，心搏骤停者进行基础心脏生命支持和高级心脏生命支持，补充血液制品；B. 胎儿娩出前发病者及时终止妊娠；C. 多学科救治和做好预案。

（熊　杰）

参考文献

[1] 安利彬，陆宏．妇产科护理学 [M]．北京：人民卫生出版社，2022.

[2] 林小凤，樊尚荣．"羊水栓塞临床诊断与处理专家共识（2018）"解读 [J]．中华产科急救电子杂志，2019，8（01）：32 - 37.

第三节　围产期心肌病患者的护理

教学目标

【识记】能复述围产期心肌病的概念。

【理解】能正确解释围产期心肌病的临床表现。

【运用】能准确运用心功能分级方法对患者的心功能进行分级；能提出患者的护理问题并采取对应的护理措施。

主题与背景

1. 基本信息

患者，女，30 岁，已婚，初中文化水平，家庭社会支持系统一般，入院时间为 11 月 17 日 17：16。诊断：围产期心肌病；急性左心衰竭；产后子痫；妊娠期高血压；肺部感染。

2. 护理评估

（1）主诉：呼吸困难不能平卧双下肢肿胀 1 小时。

（2）现病史：患者怀孕 9 个月，1 天前无明显诱因于家中跌倒后出现腹痛，当日 11 时于当地医院急诊在全身麻醉下行剖宫产术＋双侧输卵管结扎术，术后患者出现呼吸困难，不能平卧，咳泡沫痰，心悸，全身水肿，肺部听诊湿啰音。一般情况差，为求进一步治疗，转至我科，气管插管，呼吸机辅助呼吸，留置尿管，大便未解。

（3）既往史：否认糖尿病及冠心病病史，否认乙肝、结核等传染病史及密切接触史，妊娠期高血压致剖宫产两次，否认药物、食物过敏史，否认输血史，预防接种史不详。

（4）个人史：生长于原籍，无其他长期居住史，生活规律，无烟酒药物等嗜好。

（5）家族史：家中父亲及叔叔均有心脏病史。

（6）查体：T 36.3℃，P 143 次/分，R 17 次/分，BP 145/89mmHg，意识呈浅昏迷状，气管插管，查体欠配合，体型肥胖，颈软，无颈静脉怒张，两肺呼吸音粗，双肺底可闻及干、湿啰音；无胸膜摩擦音；心脏超声：左心室扩大，左室收缩功能降低，左心室射血分数 30% ＋，二尖瓣反流；心电图示 T 波异常，胸导联 T 波倒置，TNT 轻度升高；双下肢轻度凹陷性水肿。血常规：白细胞计数 19.4×10^9/L，中性粒细胞百分比 79%；肝肾功：丙氨酸氨基转移酶 87U/L；门冬氨酸氨基转移酶 177U/L；总蛋白 42.3g/L；白蛋白 21.5g/L；尿素 7.1mmol/L，肌酐 87μmol/L，尿酸 732μmol/L；心肌标志物：高密肌钙蛋白 T 0.117ng/ml，肌红蛋白 860.9ng/ml。血气：pH 7.43，$PaO_2$95mmHg，$PaCO_2$39mmHg，$SpO_2$97%。凝血：D – 二聚体 5.23mg/L。

（7）主要治疗经过：立即予以重症监护，有创呼吸机机械通气，硫酸镁解痉治疗，使用洋地黄，强心，利尿、扩管等治疗。脱机拔管后，予以平喘、抗凝、促宫缩、抗感染、纠正电解质紊乱及营养支持。

护理问题与措施

1. 根据临床表现，患者心功能为Ⅳ级，可以采取哪些措施？

（1）体位与休息：患者绝对卧床，给予端坐卧位或半卧位，确保舒适与安全，可用枕或软垫支托肩、臂、膝部，以避免受压，加用床栏防止坠床。

（2）患者系围产期妇女，建议停止母乳喂养。

（3）饮食方面：建议少盐、易消化饮食，避免产气食物摄入而加重呼吸困难，少量多餐。

（4）严密观察生命体征，严格液体管理，监测电解质变化及酸碱平衡。

2. 患者目前四肢肿胀明显，中央静脉 13cmH_2O，护士可采取哪些护理措施？

（1）病情监测：严密监测患者意识、血压、呼吸、血氧饱和度、心率、心电图以及 CVP 等变化。

（2）饮食护理：给予低盐、低脂、高蛋白、易消化饮食，少量多餐，钠摄入量 <2g/d。

（3）控制液体入量：严格液体管理，准确记录 24 小时出入量，达到目标平衡。

（4）治疗护理：使用利尿剂时，应监测血钾变化，观察药物不良反应。

（5）保护皮肤：评估患者水肿情况，轻度：仅见于眼睑、眶下软组织、胫骨前、踝部皮下组织，指压后可见轻度下陷，恢复较快；中度：全身组织均见明显水肿，指压后可出现明显的或较深的下陷，恢复缓慢；重度：全身组织严重水肿，身体下垂部位皮肤高度水肿，甚至有液体渗出。定时协助患者翻身，保持床单位整洁，在患者膝部及踝部、足跟垫软枕，以减轻局部压力。

3. 患者夜间突发呼吸困难，强迫坐位，面色灰白、发绀、烦躁，两肺布满湿啰音和哮鸣音，医生怀疑是急性左心衰竭，此时护士应采取哪些护理措施？

（1）体位：立即协助患者取端坐位，双腿下垂以减少静脉回流，减轻心脏负荷。

（2）开放气道，高流量吸氧。迅速开放两条静脉通道，协助医生进行抢救，做好液体管理。

（3）心理护理：做好患者及家属的解释安慰工作，及时满足其合理需求，使患者积极配合治疗。

4. 患者祖父及父亲都因心脏病猝死。结合病史及检查，患者出院后应何时停药？

患者左心室功能完全恢复正常后的停药时间是一个具有挑战性的难题，尤其考虑到心肌细胞恢复一般明显落后于超声心动图的心功能恢复。所有的 PPCM 患者均需联合使用抗心力衰竭药物至少要到左心室功能完全恢复后的 12～24 个月。专家建议在严密的随访监护下，心脏影像检查和实验室检查结果正常，可逐渐减停。停药期间要密切随访患者的症状，监测超声心动图结果，以后每年至少检查一次超声心动图以评价左心室功能。PPCM 患者若有明确的基因遗传方面的因素，则需长期维持用药。因此，PPCM 患者决定停药还是长期持续用药，需医生根据患者情况制定个体化的方案。

问题分析

1. 什么是围产期心肌病？危险因素有哪些？

围产期心肌病是指妊娠晚期至产后六个月首次发生的，以累及心肌为主的一种心肌病。可出现呼吸困难、血痰、肝大、水肿等心力衰竭症状。本病多发生在 30 岁左右的经产妇。如能早期诊断，及时治疗，一般预后良好。

围产期心肌病的主要危险因素有：多胎多产、家族史、吸烟、糖尿病、高血压、子痫前期、营养不良、母亲年龄（年龄越大风险越高）、长时间使用 β 受体兴奋剂类的保胎药等。

妊娠高血压及子痫前期是围产期心肌病的重要危险因素；一项荟萃分析显示 PPCM 患者中 22% 合并子痫前期（普通妊娠女性仅 3%～5%），37% 合并高血压，子痫前期的妊娠女性大部分不发生 PPCM，有左心室收缩功能下降者才能诊断为 PPCM。高龄妊娠是 PPCM 独立危险因素，超过一半的 PPCM 患者年龄 >30 岁，妊娠时年龄 >40 岁发病风险是 <20 岁的 10 倍。

2. 围产期心肌病有哪些临床表现？

（1）呼吸困难：围产期心肌病是一种以心肌收缩功能障碍和充血性心力衰竭为表现形式的扩张型心肌病。心肌收缩功能障碍会使得心脏射血量减少，左心房压力升高，引起肺淤血，继而出现呼吸困难，肺淤血达到一定程度时，患者会出现心衰竭症状。

（2）咳嗽、咳痰：是肺泡和支气管黏膜淤血所致，坐位或者立位时症状减轻，白色泡沫痰为其特点，偶见痰中带血丝，急性左心衰竭发作时可出现粉红色泡沫样痰。

（3）咯血：是由肺泡和支气管黏膜淤血所致长期慢性肺淤血，肺静脉压力升高，致支气管循环和分循环之间形成侧支，血管一旦破裂可引起大咯血。

3. 围产期心肌病有哪些临床检查？

（1）血常规和生化检查：一般无明显异常。临床疑为 PPCM 的患者同时还需检查甲状腺功能、病毒血清学、梅毒和 HIV 血清学，以排除其他疾病或共病。

（2）血利钠肽：包括 BNP 和（或）NT – BNP：正常范围（BNP <100pg/ml，NT – BNP <300pg/ml），可排除 PPCM 诊断；BNP/NT – BNP 的升高程度及其对治疗的反应与临床预后密切正相关。一项研究提示，血 BNP >1860pg/ml 是左心室功能持续障碍的独立预测因子。

（3）肌钙蛋白：大多正常或者轻度升高。

（4）D – 二聚体：妊娠期 D – 二聚体通常高于正常水平，PPCM 孕产妇高于妊娠期平均水平的上限，提示患者容易出现血栓栓塞事件，但根据 D – 二聚体升高来诊断 PPCM 的特异性不强。

（5）炎症指标：C 反应蛋白（CRP）、肿瘤坏死因子 – α（TNF – α）和白细胞介素 – 6（IL – 6）均可升高，这些炎症指标有助于判断 PPCM 患者的病情和预后。

（6）心电图：有助于 PPCM 与心肌梗死、肺栓塞等其他疾病的鉴别诊断，最常见的心电图改变为非特异性 ST – T 改变，可出现低电压、QRS 波增宽和左、右束支传导阻滞，出现左束支传导阻滞者需排除心肌病和结构性心脏病。

（7）胸部 X 线检查：PPCM 患者可见左、右心室扩大（以左心室扩大为主），肺水肿或胸腔积液等征象。

（8）超声心动图：诊断 PPCM 的重要依据，患者四个心腔都有可能扩大，但以左心室扩大最常见，也最明显，室壁厚度一般正常。心室腔内血栓是最常见并发症，还可能出现少量心包积液。超声心动图测量的 LVEF 下降和肺动脉高压均是本病患者重要的预后指标。

（9）心脏磁共振：能更准确测定心脏结构和功能。但对于 PPCM 来说，妊娠期使用钆造影剂会增加流产、新生儿死亡、风湿性炎症反应和浸润性皮肤疾病的风险，应尽量避免，产妇可以使用。

（10）心内膜心肌活检。

（11）心导管检查。

（12）基因检测：家族性 PPCM 建议进行基因检测。

4. 怎样评估该患者的心脏功能？

评估心力衰竭的严重程度，对治疗措施的选择、患者劳动能力的评定、预后的判断等有实用价值。那么如何判断心力衰竭的严重程度呢？

心力衰竭的严重程度通常采用美国纽约心脏病学会的心功能分级方法（表 12-3-1），即 NYHA 分级方法。共分为四级，其中 I 级（一级）最轻，Ⅳ 级（四级）最严重。这种分级方案的优点是简便易行，缺点是仅依靠患者的主观感受和医生的主观评价，短时间内变化的可能性较大，患者个体间的差异也较大。

表 12-3-1　NYHA 心功能分级

心功能分级	依据及特点
I 级	患者患有心脏病，但日常活动量不受限制，一般活动不引起乏力、呼吸困难等心力衰竭症状
Ⅱ 级	体力活动轻度受限。休息时无自觉症状，但平时一般活动可出现上述症状，休息后很快缓解
Ⅲ 级	体力活动明显受限。休息时无症状，低于平时一般活动量时即可引起上述症状，休息较长时间后症状方可缓解
Ⅳ 级	不能从事任何体力活动，休息时亦有心力衰竭的症状，稍有体力活动后症状即加重。如无需静脉给药，可在室内或床边活动者为Ⅳa 级，不能下床并需静脉给药支持者为Ⅳb 级

案例总结

本案例是一名典型的 PPCM 患者，孕 9 月，急诊在全麻下行剖宫产术 + 双侧输卵管结扎术，术后患者出现呼吸困难，不能平卧，咳泡沫痰，以"围产期心肌病"收入。入院后予以有创机械通气、镇静镇痛、降心率、纠正电解质紊乱、强心、利尿、平喘、抗凝、抗感染、营养支持等治疗。患者于 11 月 22 日病情好转，转回当地医院继续治疗。

本案例是在产后子痫的基础上伴有心力衰竭，主要临床表现为心腔扩大和急性左心力衰竭。患者存在的护理问题有：体液过多；潜在并发症：急性左心衰竭；知识缺乏等。围绕这些护理问题，制定了详细的护理措施。

本案例介绍了 PPCM 患者重要的起病原因（妊娠期子痫）和临床表现（急性左心力衰竭）。针对本案例中患者的病因，介绍了 PPCM 伴或不伴有妊娠高血压及子痫前期的不同表现。针对患者呼吸困难、双下肢水肿的临床表现，详细叙述了心功能分级、体位休息、液体管理等护理措施。

最后，在掌握 PPCM 相关知识及治疗的同时，把专科护理、基础护理、生活护理、人文护理、康复锻炼、健康宣教等相融合，贯穿于整个护理过程中。

思政元素

PPCM 患者以呼吸困难为首发症状，在护理过程中，护士对患者的痛苦感同身受，在安慰和鼓励的同时，协助患者采取舒适卧位，呼吸困难伴低氧血症时，给予高流量乙醇湿化氧疗；抽搐惊厥是影响患者预后的主要因素之一，予以镇静、降压、利尿，减少刺激，以免诱发抽搐。由于使用硫酸镁易发生子宫收缩乏力，需严密监测产妇子宫复旧情况，严防产后出血。此外，伴有精神分裂症史的 PPCM 产妇，心理上尚未适应为人母的角色转变，应积极指导并协助家属对孕妇提供心理支持。在此过程中充分体现了护士"尊重患者、感同身受"的仁爱精神和"求真务实、一丝不苟"的职业素养。

诠释与研究

PPCM 患者心力衰竭的预防及治疗

心力衰竭是由各种心脏结构或功能性疾病导致，心室充盈和（或）射血功能受损，心排血量不能满足机体组织代谢需要，以肺循环和（或）体循环淤血及器官、组织血液灌注不足为临床表现的一组综合征，以呼吸困难、活动受限和液体潴留为特征。据北京市 1995～2017 年妊娠合并心脏病孕产妇死亡分析，PPCM 导致的死亡约占妊娠合并心血管疾病患者总体死亡例数的 10.9%，为孕产妇死亡的重要原因。研究发现，PPCM 的早期诊断和规范化治疗可明显降低因心力衰竭所致死亡率，因此，进行全程风险评估，实现个体化诊疗尤为关键。

孕前评估及识别：孕前需进行全面评估、病史采集、查体和辅助检查，以明确心脏的结构病变、严重程度及对母体和胎儿可能造成的危害等，并据此确定采取药物治疗、手术治疗，抑或推迟妊娠。出现以下症状体征提示妊娠合并心力衰竭：运动时晕厥、活动耐力下降进行性加重或心功能Ⅳ级、典型心绞痛、周围性水肿进行性加重、心律失常、夜间阵发性呼吸困难、肺底少量持续湿啰音。

孕期治疗：出现心力衰竭，应给予抗心力衰竭治疗：强心、利尿、扩管、减轻心脏的前负荷（肼屈嗪及长效的硝酸酯类药物）、后负荷（利尿剂、β 受体阻滞剂）以及增加心肌收缩力（地高辛）等。使用 β_1 受体阻滞剂时，由于阿替洛尔或美托洛尔基本不影响子宫收缩，故优先推荐；利尿剂有减少胎盘血流的不良反应，故需谨慎使用。

产后心力衰竭预防及护理：PPCM 心力衰竭以病因预防为主，采取运动、限盐、减压、减肥等生活方式的改变等提升生存质量；尽量采取半卧位或左侧卧位，保证充足的休息；在心脏功能允许的情况下，鼓励其适度活动；制订循序渐进的自我照顾计划，逐渐恢复自理能力；在母乳喂养方面，心功能Ⅰ～Ⅱ级的产妇可以母乳喂养，但是应该避免过劳；产后心力衰竭的治疗应遵循心力衰竭指南、药理学及心理学进行综合评估；长期服用华法林、心功能Ⅲ级或以上者不宜哺乳，应及时回乳，指导家属人工喂养的方法。

（卢晓娥）

参考文献

[1] 车千秋，王琼英，梁宇博，等. 围产期心肌病的病因学研究进展 [J]. 中华心力衰竭和心肌病杂志（中英文），2019，3（1）：41－44.

[2] 牛洁，韩凤珍，庄建. 妊娠合并常见心脏病的心力衰竭识别及诊治 [J]. 实用妇产科杂志，2020，36（8）：570－572.

[3] 于莹，沈汝冈，刘凯波，等. 北京市 1995～2017 年妊娠合并心脏病孕产妇死亡分析 [J]. 中国生育健康杂志，2020，31（01）：15－19.

[4] 张鹏飞, 安毅, 张淑青. 围产期心肌病的诊疗进展 [J]. 中华医学杂志, 2018, 98 (23): 1890 – 1892.

[5] 赵武. 妊娠合并心力衰竭对胎儿和新生儿的不良影响 [J]. 发育医学电子杂志, 2021, 9 (06): 401 – 405.

第四节　妊娠期急性脂肪肝患者的护理

教学目标

【识记】能复述肝性脑病的临床表现。

【理解】能正确解释妊娠期急性脂肪肝的临床表现, 掌握人工肝治疗技术的注意事项。

【运用】能进行产后出血、肝性脑病的先兆症状的识别和预警; 能提出患者的护理问题并采取对应的护理措施。

主题与背景

1. 基本信息

患者, 女, 27 岁, 已婚, 农民, 初中文化水平, 家庭社会支持系统一般, 入院时间为 1 月 27 日 18:32。诊断: 妊娠期急性脂肪肝; 乙型肝炎; 剖宫产术后。

2. 护理评估

(1) 主诉: 发现肝功能、凝血功能异常 1 天。

(2) 现病史: 患者 1 天前在外院行剖宫产术, 术后发现胆红素高、凝血功能异常, 为求进一步治疗, 以 "急性妊娠脂肪肝" 收入我院重症医学科。

(3) 既往史: 本次怀孕后发现血糖高, 最高可达 17mmol/L, 平时应用胰岛素控制血糖, 具体不详; 诊断乙肝 5 个月, 乙肝表面抗原 (+), 乙肝核心抗体 (+); "头孢" 过敏; 否认高血压、冠心病病史, 否认结核等重大传染病病史及密切接触史, 否认外伤史, 无输血史。

(4) 个人史: 生于原籍, 无疫区居住史, 生活规律, 无长期外地居住史, 无吸烟、饮酒史, 无重大精神创伤史。

(5) 婚姻史: 适龄结婚, 育 2 子, 配偶及子均体健, 夫妻关系和睦。

(6) 家族史: 家族中否认遗传性疾病及类似病史。

（7）查体：T 37.8℃，P 118 次/分，R 27 次/分，BP110/62mmHg；青年女性，神志嗜睡，皮肤及巩膜黄染，经口气管插管，有创呼吸机辅助通气，血氧饱和度 100%，自主体位，查体合作。双侧瞳孔等大等圆，约 2mm，对光反射灵敏。双肺呼吸音粗，双肺底未闻及明显干湿啰音。心率 80 次/分，律齐，各瓣膜听诊区未闻及病理性杂音。腹部膨隆，腹软，留置尿管，尿色淡黄。腹部切口敷料干燥，子宫收缩好，阴道流血，可见血块，量约 50ml。未见胃肠型及蠕动波，肝脾肋下未触及，移动性浊音阴性，听诊肠鸣音正常，脊柱无畸形。腹壁反射、膝腱反射正常存在，巴宾斯基征、脑膜刺激征阴性。凝血功能：D-二聚体 4.92mg/L，凝血酶原时间 16.1 秒，INR1.36，凝血酶原活动度 61.3%、部分凝血酶原时间 41.2 秒、凝血酶时间 19.1 秒，纤维蛋白原 1.059g/L；肝功能：总胆红素 227.2μmol/L，直接胆红素 28.5μmol/L，总蛋白 54.5g/L，白蛋白 27.5g/L，谷草转氨酶 442.1U/L，碱性磷酸酶 191.5U/L。葡萄糖 3.37mmol/L。

（8）主要治疗经过：患者入科后立即给予重症监护，有创机械通气，B 超引导下行右锁骨下静脉穿刺置管、右侧桡动脉置管。治疗措施：舒芬太尼镇痛，哌拉西林钠他唑巴坦钠抗感染，奥美拉唑抑酸，谷胱甘肽、丁二磺酸腺苷蛋氨酸、复方甘草酸苷保肝，氨溴索化痰，成分血输注改善凝血，补充白蛋白利尿及维持水、电解质紊乱，营养支持等对症支持治疗，并给予血浆置换（PE）、双重血浆分子吸附系统（DPMAS）等人工肝治疗。

护理问题与措施

1. 患者肝功能、凝血功能障碍，若病情进一步进展，并发出血的风险非常大，此时护士应采取哪些措施？

（1）严密观察宫底高度、子宫收缩情况，正确评估恶露及阴道引流液的颜色、性质，观察有无不凝血。采用会阴垫称重法计算出血量。

（2）密切观察患者瞳孔、意识变化，有无腹部切口渗血、穿刺处出血、牙龈出血、皮肤瘀斑、黑便、血尿等现象。

（3）注意休克的早期症状，观察意识、面色、肢端皮肤颜色及温度、血压、心率、CVP 的变化。

（4）避免碰撞和不必要的穿刺，注射时尽量选用小孔径针头；抽血或注射后延长徒手按压时间；尽量避免股动脉穿刺采血；吸痰负压宜小，动作轻柔，防止气道出血。

（5）建立静脉通路，遵医嘱补充血制品，严格执行查对制度，严密观察有无输血反应。

（6）间隔 12~24 小时监测血常规、肝功能、凝血功能等指标。

（7）备好抢救用物及药品，以防大出血发生。

2. 该患者转入第三天出现语无伦次、口齿不清，继而出现昏睡、神志不清等表现，血氨 197μmol/L，诊断为肝性脑病，此时护士应采取哪些措施？

（1）密切观察神志、瞳孔、血压、呼吸的变化，判断有无并发脑水肿及脑疝的征象。

（2）移去环境中危险物品，做好安全保护措施，保持气道通畅，防止坠床及非计划拔管。

（3）避免快速、大量地排钾利尿和放腹水，严格限制入液量，注意纠正水、电解质和酸碱平衡失调。

（4）保持患者排便通畅，缓解便秘。

（5）慎用麻醉、止痛、安眠、镇静等药物。

（6）给予高热量、高维生素饮食，保持正氮平衡。

（7）密切关注血氨变化，遵医嘱给予患者降血氨药，观察药物的作用、不良反应。

3. 患者全身水肿，腹部 B 超检查示腹水约 500ml，白蛋白 27.5 g/L。针对患者体液容量过多的护理问题，护士应采取哪些护理措施？

（1）取半卧位，使膈肌下降，减轻呼吸困难。

（2）每日定时测量腹围、体重，必要时监测腹内压。

（3）评估全身水肿情况并记录，预防压力性损伤发生。

（4）观察记录利尿剂的疗效，注意电解质化验结果及单位时间内出入量平衡情况。

（5）静脉补充白蛋白，每日钠盐摄入量 500~800mg（氯化钠 1.2~2.0g）。

4. 患者为初产妇，在短时间内经历了手术分娩、机械通气、人工肝治疗等各种抢救措施，心理害怕、焦躁，甚至对治疗失去信心。针对患者恐惧、焦虑的护理问题，应采取哪些护理措施？

（1）建立良好的护患关系，营造安全、舒适的诊疗环境，减少疼痛不适。

（2）心理沟通：使用语言沟通及非语言沟通等方法，鼓励患者表达感受并倾听诉说。

（3）亲情与社会支持：提供有关婴儿状况的信息，允许家属探视，鼓励使用手机等电子产品获取信息。

（4）通过各种媒介手段向患者及家属进一步推广肝功能不全相关知识，鼓励患者及家属参与诊疗过程。共同制定诊疗目标，提升患者诊疗效果及生活质量。

（5）制定康复锻炼计划，开展早期康复。

问题分析

1. 什么是妊娠期急性脂肪肝？

妊娠期急性脂肪肝（AFLP）是一种罕见、病情危急的产科特有疾病，特点是继发于肝脏脂肪浸润的急性肝功能衰竭。一般发生于妊娠 30 ~ 38 周，发病率为 1/20000 ~ 1/7000，母儿病死率曾一度达到 75% ~ 85%。其主要表现为母体肝功能障碍和肝细胞小泡性脂肪浸润，临床表现主要为黄疸、凝血功能障碍和肝功能衰竭，常伴有肾、胰、脑等多脏器损害。AFLP 同时也严重影响胎儿的生长发育，可能发生胎儿宫内窘迫、胎儿宫内生长受限、早产，甚至死胎等情况。

2. AFLP 有哪些临床表现？

（1）主要表现为：恶心、呕吐、乏力、厌食、上腹痛、黄疸等妊娠晚期持续的消化道症状。

（2）实验室检查：胆红素升高（ > 0.8mg/dl 或 > 14 μmol/L）、低血糖（ < 72mg/dl 或 < 4mmol/L）、白细胞增多（ > 11 × 10^9/L）、转氨酶（AST 或 ALT）升高（ > 42IU/L）、血氨升高（ > 47 μmol/L）、尿酸升高（ > 5.7mg/dl 或 > 340 μmol/L）、急性肾损伤肌酐 > 1.7mg/dl（150 μmol/L）、凝血病或凝血酶原时间 > 14 秒。

（3）影像学检查：超声检查见腹水或肝脏亮度增高。

（4）组织学检查：肝活检发现小泡性脂肪变性。

3. 肝性脑病的临床表现有哪些？

根据意识障碍程度、神经系统体征和脑电图改变，可将肝性脑病的临床过程分为 5 期。

（1）0 期（潜伏期）：又称轻微肝性脑病，患者仅在进行心理或智力测试时表现出轻微异常，无性格、行为异常，无神经系统病理征，脑电图正常。

（2）1 期（前驱期）：焦虑、欣快激动、淡漠、睡眠倒错、健忘等轻度精神异常，可有扑翼样震颤，即嘱患者两臂平伸，肘关节固定，手掌向背侧伸展,手指分开时,可见到手向外侧偏斜,掌指关节、腕关节,甚至肘与肩关节急促而不规则地扑击样抖动。此期临床表现不明显,脑电图多数正常,易被忽视。

(3) 2期(昏迷前期):嗜睡、行为异常、言语不清、书写障碍及定向力障碍。有腱反射亢进、肌张力增高、踝阵挛及巴宾斯基征阳性等神经体征。此期扑翼样震颤存在,脑电图有特异性异常。

(4) 3期(昏睡期):昏睡,但可以唤醒,醒时尚可应答,但常有神志不清和幻觉。各种神经体征持续存在或加重,肌张力增高,四肢被动运动常有抵抗力,锥体束征阳性。扑翼样震颤仍可引出,脑电图明显异常。

(5) 4期(昏迷期):昏迷,不能唤醒。浅昏迷时,对疼痛等强刺激尚有反应,腱反射和肌张力亢进;深昏迷时,各种腱反射消失,肌张力降低。由于患者不能合作,扑翼样震颤无法引出,脑电图明显异常。轻微肝性脑病患者的反应常降低,不宜驾车及高空工作。肝功能损害严重的肝性脑病患者有明显黄疸、出血倾向和肝臭,且易并发各种感染、肝肾综合征和脑水肿等。

4. 人工肝治疗时的注意事项有哪些? 以 PE 及 DPMAS 为例。

(1) 治疗前:查看静脉通路置管刻度,穿刺口有无炎症、渗血等,确认通畅;查看各项检验数据,如血常规、出凝血时间、肝肾及心脏功能等指标;若行 PE 治疗,血浆取回双人核对后尽快实施。

(2) 上机:正确紧密连接管路,防止连接处漏血,妥善固定;上机 30 分钟内严密观察,维持心率、血压在相对稳定的水平;对基础血压偏低患者在治疗的同时予以滴注血浆、白蛋白等,避免低血容量性休克;行胆红素吸附治疗初始,避免分离血浆的速度过快导致出现破膜等反应。

(3) 治疗中:①密切观察机器运行情况、血流速、动脉压、静脉压、跨膜压变化,及时处理报警;②保持进出患者体内液量的动态平衡,防止血容量失衡;③观察滤出液的颜色,有无凝血,监测凝血酶原时间、活化凝血时间等;④重视患者主诉,观察有无出血倾向,PE 治疗时有无全身皮肤发红、瘙痒、荨麻疹等过敏反应,DPMAS 治疗时有无寒战、发热、胸闷及呼吸困难等变态反应。

(4) 感染预防:尽可能减少操作环境内人员;严格执行无菌操作,安装管路前做好机器的清洁,安装时戴无菌手套,治疗前后常规消毒静脉通路的接口处;保持深静脉置管周围皮肤干燥和清洁,敷料或薄膜有渗血卷边及时更换敷料。

案例总结

　　本文报告了一名有乙肝病史、诊断为 AFLP 的产妇，于剖宫产术后第一天入院，并伴有肝、凝血功能恶化。入院后给予保肝、护肝、抗感染、促宫缩、止血、补充凝血因子、输血浆、冷沉淀、血小板、营养支持等对症支持治疗及严格的监测和个性化护理。患者接受机械通气治疗 1 天，PE 治疗 3 次、DPMAS 治疗 3 次，复查肝功能基本恢复，血氨正常，水肿消退，住院 18 天出院。

　　本案例患者的主要临床表现为黄疸、水肿、肝功能、凝血功能异常、意识改变等。患者存在的护理问题有：体液过多，意识改变，焦虑，知识缺乏，潜在并发症——出血等问题。围绕这些护理问题，制定了详细的护理措施。

　　本案例还介绍了 AFLP 患者常见并发症肝性脑病的临床表现及有效治疗手段——人工肝治疗中的注意事项。

　　最后，在掌握 AFLP 相关知识及治疗的同时，基于心理支持、人文关怀、早期康复和健康知识宣教等，制定个性化护理计划并贯穿于 ICU 整个住院过程中。

思政元素

　　危重患者病情复杂和多变，面对随时可能发生的大出血，护理人员细致入微地观察出血量、出血部位、异常指标，通过避免碰撞和不必要的穿刺，注射时尽量选用小孔径针头等细致的行为，强调了急救中的严谨细致、尊重生命的职业精神；当患者因病情加重出现恐惧、焦虑等心理问题时，护理人员理解患者的文化背景，及时与患者进行沟通，满足患者的个性需要，给予专业的讲解，并提供亲情与社会支持干预，倡导在救治过程中的人文精神。

诠释与研究

PE 与 DPMAS 在妊娠合并急性脂肪肝治疗中的应用

　　对于重症 AFLP 孕妇，血浆置换、双重血浆分子吸附系统等人工肝技术是有效的治疗手段。PE 是一种清除血液中大分子物质的血液净化疗法，是将血液引出至体外循环，通过膜式或离心式血浆分离方法，从全血中分离并弃除血浆，再补充等量新鲜冰冻血浆或白蛋白溶液，以非选择性或选择性地清除血液中的致病因子（如自身抗体、免疫复合物、冷球蛋白、轻链蛋白、毒素等），并调节免疫系统，恢复细胞免疫及网状内皮细胞吞噬功能，从而达到治疗疾病的目的。PE是目前技术最为成熟、应用最为广泛的人工肝技术，PE不仅可以去除体内的胆红素、血氨、短链脂肪酸等毒性物质，而且置换的新鲜血浆中含有促进肝细胞再生所需的重要物质、改善凝血功能的凝血因子等成分。但PE也存在着不足：例如丢失大量白蛋白、免疫球蛋白及各种酶等；PE需要大量血浆，在血源紧缺时较难执行从而影响治疗效果，且异体血浆容易造成过敏，但只要及早预防、及时对症处理，多数患者能够耐受。

DPMAS是一种组合型人工肝治疗模式，是将血液引出体外经过一个血浆分离器，分离出来的血浆依次经过阴离子树脂血浆胆红素吸附柱（BS330）和中性大孔树脂吸附柱（HA330 – Ⅱ），血浆中的胆红素等毒素被吸附一部分后，与血细胞等有形成分汇合回到人体。DPMAS主要作用为吸附胆红素，同时对一些内毒素、炎性介质也有一定的吸附作用，可明显改善妊娠合并急性脂肪肝导致的肝衰竭患者的临床症状及多项生化指标。其优点在于不需新鲜冰冻血浆，减少血制品浪费，且减少血浆过敏、减少大量输血导致的相关性肺损伤等相关性疾病。

PE、DPMAS治疗妊娠合并急性脂肪肝导致的肝衰竭，各有优缺点，但其在改善临床症状、降低胆红素方面无明显优劣之分，故两种方法均可选择或序贯采用。

（丁　敏）

参考文献

[1] 廖秦平. 妇产科学［M］. 5版. 北京：科学出版社，2023.

[2] 安力彬，陆虹. 妇产科护理学［M］. 6版. 北京：人民卫生出版社，2021.

[3] 中华医学会妇产科学分会产科学组，李平，周奇，等. 妊娠期急性脂肪肝临床管理指南（2022）［J］. 临床肝胆病杂志，2022，38（04）：776 – 783.

[4] 中华医学会肝病学分会重型肝病与人工肝学组，白浪，陈煜，等. 人工肝血液净化技术临床应用专家共识（2022年版）［J］. 实用肝脏病杂志，2022，25（03）：457 – 468.

[5] 邵小平，黄海燕，胡三莲. 实用危重症护理学［M］. 上海：上海科学技术出版

社，2021.

［6］叶卫国，朱明丽．血浆置换联合双重血浆分子吸附系统治疗妊娠期急性脂肪肝剖宫产后的护理［J］．护理与康复，2018，17（07）：59－62.

第五节　HELLP 综合征患者的护理

教学目标

【识记】 能复述 HELLP 综合征的概念、诊断标准和临床分型、治疗原则。

【理解】 能解释 HELLP 综合征的临床表现、诊断依据。

【运用】 能提出患者的护理问题并采取对应的护理措施；能对孕产妇进行妊娠期风险等级评估。

主题与背景

1. 基本信息

患者，女，38 岁，已婚，大学本科，家庭社会支持系统良好，入院时间为 6 月 17 日 11：00。诊断：HELLP 综合征；重度子痫前期；急性肾功能不全。

2. 护理评估

（1）主诉：患者双下肢水肿两周余，活动后胸闷 3 日。

（2）现病史：患者 6 月 14 日感觉胸闷、头疼、下腹痛，监测血压 140/80mmHg，口服降压药物后血压仍持续升高达 190/100mmHg，遂至当地医院就诊。因患者下腹痛，行床旁超声示胎盘早剥。遂急诊全身麻醉下行剖宫产手术，术中出血共计 630ml。术后查血小板 62×10^9/L、肌酐为 199μmol/L、尿素氮 11mmol/L，给予激素、利尿后无好转。复查血小板 51×10^9/L、乳酸脱氢酶 2252U/L、血清丙氨酸氨基转移酶 37 U/L、门冬氨酸氨基转移酶 78 U/L。经多学科联合会诊评估后以"HELLP 综合征重度子痫前期、急性肾功能损伤"收入 ICU。

（3）既往史：曾行两次剖宫产术，否认肝炎、结核、伤寒等传染病史，否认外伤史、高血压及糖尿病史，否认青霉素及已知食物过敏史。

（4）个人史：生长于河北，否认吸烟史、饮酒史，无疫区、疫情、疫水居住史。

（5）月经婚育史：患者既往月经规律，6/27 天，量中，无痛经，G3P2。

（6）家族史：父母健在，家族中否认遗传性疾病及传染病史。

（7）查体：T 37.0℃，P 60 次/分，R 20 次/分，BP 151/85mmHg，$SpO_2$95%。视诊：发育正常，全身皮肤黏膜苍白，神志清楚。触诊：腹部无压痛、反跳痛，未触及腹部包块。叩诊：腹部膨隆，无移动性浊音。听诊：无心包摩擦音及血管杂音。

（8）主要治疗经过：患者入 ICU 后立即予以重症监护，鼻导管吸氧 5L/min。患者血压高结合病史存在先兆子痫应积极治疗原发病，因此给予患者药物降压、硫酸镁解痉；右美托咪定镇静；呋塞米利尿；输注人血清白蛋白纠正低蛋白血症以及输注抗生素预防感染。在此基础上给予患者糖皮质激素治疗用以减少内皮细胞损伤、提高肝血流量、防治肝细胞坏死及改善血小板计数。患者血小板计数低于正常值且剖宫产后出血达 630ml，给予患者输注血小板及红细胞等血制品，肌酐持续升高给予患者连续性肾脏替代治疗等对症支持治疗。

护理问题与措施

1. HELLP 综合征伴有严重并发症，该患者心脏超声提示心功能Ⅲ级，B 型利钠肽（BNP）6214.0pg/ml，存在心力衰竭的风险，作为护理人员应采取哪些护理措施？

（1）监测患者的心电图及心功能实验室指标，如心肌酶及 BNP。

（2）吸氧，严密观察患者呼吸、心率、血压等生命体征及血氧饱和度情况，必要时协助患者采取半卧位或端坐卧位减轻心脏负荷。

（3）充足的睡眠和休息，适当活动，合理饮食，限制钠的摄入。

（4）监测患者尿量变化，严格控制患者液体输入速度及输入量，保持 24 小时液体出入量的负平衡。

（5）遵医嘱给予患者利尿药物消除水肿，密切监测血钾水平，见尿补钾。

（6）遵医嘱给予患者强心、血管扩张剂等改善心功能药物。

（7）输注洋地黄类强心药物时严格遵医嘱使用，给药时监测患者脉搏、心率及心电图变化；用药后严密监测患者用药后的毒性反应。

2. HELLP 综合征患者常伴有蛋白尿，该患者尿蛋白定量实验 300.0mg/dl，肌酐是 332.0μmol/L，存在肾功能不全，护士应采取哪些措施？

（1）密切关注患者尿蛋白定量结果及肌酐、尿素氮等肾功能化验指标的变化。

（2）密切监测患者生命体征，当血压升高时遵医嘱给予患者降压药物，以减轻肾功能损伤。

（3）保持尿管通畅，定时测尿量，同时监测尿比重、尿蛋白等。

（4）避免液体超负荷，限制液量在 1.5 ~ 2.0L/d，维持水、电解质及酸碱平衡。

（5）患者尿量 <30ml/h 时，应遵医嘱适当使用利尿剂增加尿量。

（6）遵医嘱给予患者持续床旁肾脏替代治疗，减轻容量负荷，促进肾脏功能恢复。

3. 患者血小板 51×10^9/L，若血小板进行性下降，有出血的风险，面对潜在并发症——出血，护士应采取哪些预防出血的护理措施？

（1）关注患者血小板值的变化，密切关注观察皮肤黏膜情况，有无出血点、淤血、瘀斑等情况。

（2）严密监测患者的生命体征，关注患者意识、瞳孔变化，警惕脑出血的发生。

（3）护理时应减少有创操作，进行有创操作应延长按压时间，必要时局部加压包扎。

（4）遵医嘱使用止血、升血小板药物，必要时给予患者输注血液制品。

（5）饮食高蛋白、高维生素、适量纤维、易消化的软食或半流质，禁食过硬、粗糙的食物。

4. HELLP 综合征患者常使用硫酸镁解除痉挛，该患者持续泵入硫酸镁治疗。在使用硫酸镁治疗期间，护士应特别注意观察什么？

（1）按医嘱输注硫酸镁解痉时的速度应限制在 2ml/h 以内，每小时不超过 2g。

（2）用药前和用药期间检查患者膝跳反射；呼吸不少于 16 次/分，尿量不少于 25ml/h 或 24h 不少于 600ml。

（3）观察患者有无恶心、头痛等不良反应，遵医嘱减少用量，减慢泵速。

（4）备好解毒钙剂，一旦出现中毒反应立即静脉推注 10% 葡萄糖酸钙 10ml，3 分钟内推完，必要时可重复给药一次；24 小时内给药不超过 8 次。

5. 该患者剖宫产术后 4 天发生 HELLP 综合征，护理该围产期患者应注意什么？

（1）注意观察患者腹部切口敷料有无渗血或渗液。

（2）观察患者子宫收缩、子宫复旧及子宫底高度情况。

（3）观察患者恶露颜色、性质及量的变化，保持会阴清洁。

（4）观察乳房肿胀情况，及时排空乳房预防乳腺炎的发生，指导患者定时排空乳房。

6. 患者入院后意识清醒，一方面对患者疾病知识缺乏，另一方面面对陌生的治理护理环境，易产生焦虑，护士应采取哪些护理措施？

（1）倾听患者主诉，评估患者焦虑原因和程度，耐心解释陪伴患者，减轻其焦虑情绪。

（2）给患者讲解疾病相关知识，积极治疗疾病，树立战胜疾病的信心和勇气。

（3）指导患者做围产期康复运动，促进疾病康复。

问题分析

1. 什么是 HELLP 综合征？

HELLP 综合征是以溶血、肝酶升高、血小板减少为特点的一组临床综合征，严重威胁母儿健康。1954 年 Pritchard 等首次报道，1982 年 Weinstein 等根据疾病特点以首字母正式命名。目前 HELLP 综合征的发病机制尚不清楚，多数学者研究认为血管内皮损伤是其主要病理改变。

2. HELLP 综合征有哪些临床表现？

HELLP 患者常出现右上腹或上腹部不适、疼痛、恶心、呕吐、全身不适等非特异性症状，偶可有轻度黄疸，查体可发现右上腹或上腹肌紧张，体重骤增、水肿，若凝血功能障碍严重可出现血尿、消化道出血。HEELLP 综合征可发生在妊娠中期至产后的任何时间，70% 发生在产前。

3. HELLP 综合征的诊断和分型标准？

HELLP 综合征的临床表现多为非特异性，确诊主要依靠实验室检查。目前 HELLP 综合征的诊断主要参照美国 Tennessee 大学制订的实验室诊断标准，即 Tennessee 分型标准和 Mississippi 分型标准。

Tennessee 大学制订的实验室诊断标准：①血管内溶血：外周血涂片见破碎红细胞、球形红细胞等变形细胞。血清总胆红素（TBIL）$\geqslant 20.5\mu mol/L$，血清结合珠蛋白 $<250mg/L$。②肝酶升高：丙氨酸氨基转移酶（ALT）$\geqslant 40\ U/L$，门冬氨酸氨基转移酶（AST）$\geqslant 70\ U/L$，乳酸脱氢酶（LDH）升高。③血小板 $<100\times 10^9/L$。根据上述分类诊断还可将 HELLP 综合征分为完全性和部分性 HELLP 综合征。以上三项均异

常为完全性 HELLP 综合征，三项中任何两项异常为不完全性 HELLP 综合征。

Mississippi 分类依据血小板血计数将 HELLP 综合征患者分成三型：①Ⅰ型：血小板计数 $\leqslant 50 \times 10^9/L$。②Ⅱ型：$50 \times 10^9/L <$ 血小板计数 $\leqslant 100 \times 10^9/L$；③Ⅲ型：$100 \times 10^9/L <$ 血小板计数 $\leqslant 150 \times 10^9/L$。

4. HELLP 综合征如何治疗?

HELLP 综合征一旦确诊，必须住院治疗。住院时监测患者生命体征及胎心监护，低流量吸氧，保证患者充足的睡眠，建议患者左侧卧位休息以减轻子宫对静脉的压迫，增加胎盘血液供应。HELLP 综合征为妊娠期高血压疾病的严重并发症，故应积极治疗原发病，使用镇静、解痉、降压药物。针对 HELLP 综合征常用的药物治疗包括肾上腺糖皮质激素和输注血小板。在对症治疗的基础上还应监测母儿状态，适时终止妊娠。孕周≥34 岁或胎肺成熟、胎儿窘迫及病情恶化者应立即终止妊娠；病情稳定，孕周 <34 周、胎肺不成熟及胎儿情况良好者可延长 48 小时使用糖皮质激素，促进胎儿肺成熟然后终止妊娠。

5. 该患者是完全性 HELLP 综合征患者，如何在早期评估识别危重孕产妇，做到早期预警预防并发症? 如何在妊娠期对孕产妇进行风险等级评估?

危重孕产妇是指从妊娠开始至产后 42 天内发生严重威胁母婴生命健康的急危重症的孕产妇。危重孕产妇的病情严重，往往累及全身重要脏器，甚至可导致死亡。在妊娠期就应对危重孕产妇进行风险等级评估。妊娠风险评估是指各级各类医疗机构对怀孕后至产后 42 天的妇女进行妊娠相关风险的筛查及评估分级，及时发现和干预影响妊娠的风险因素，保障母儿安全。按照严重程度以"绿、黄、橙、红、紫"5 种颜色进行管理。绿色表示低风险，黄色表示一般风险，橙色表示较高风险，红色表示高风险，紫色表示传染病（表 12 – 5 – 1）。

表 12 – 5 – 1　妊娠风险等级

风险等级	常见妊娠风险
绿色（低风险）	孕妇基本情况良好，未发现妊娠合并症、并发症
黄色（一般风险）	①年龄≥35 岁或<18 岁。②BMI >25kg/m² 或 <18.5kg/m²。③身高≤145cm。④生殖道畸形；骨盆狭小。⑤不良孕产史：如异位妊娠史、产后出血等。⑥妇科疾病：如子宫、盆腔手术史、恶性肿瘤史。⑦高血压：妊娠期高血压疾病等；⑧心血管系统、呼吸系统、泌尿系统等重要脏器未影响其功能等

风险等级	常见妊娠风险
橙色（较高风险）	①年龄≥40 岁；BMI≥28kg/m^2。②孕期并发症：如前置胎盘、瘢痕子宫、各类子宫手术史≥2 次等。③较严重的心血管系统疾病：心功能Ⅱ级、轻度肺动脉高压（＜50mmHg）等。④高血压：慢性高血压并发子痫前期、子痫前期（重度）。⑤IVF－ET（体外受精－胚胎移植）。⑥呼吸系统、消化系统、内分泌系统、血液系统等重要脏器功能轻度受损等
红色（高风险）	①严重心血管疾病：如先天性心脏病、心脏瓣膜病等。②高血压：慢性高血压疾病、子痫、HELLP 综合征。③妊娠期恶性肿瘤。④精神病急性期、吸毒。⑤孕产期并发症：多胎妊娠、胎盘早剥等。⑥呼吸系统、消化系统、泌尿系统、神经系统及内分泌系统等严重的脏器功能不全等
紫色（传染病）	所有的妊娠合并传染病，如病毒性肝炎、梅毒、HIV 感染、结核病等

案例总结

患者 6 月 14 日出现血压高、胸闷、头疼、下腹痛。在急行剖宫产后出现溶血、血小板减少、转氨酶进行性升高等典型的 HELLP 综合征表现。以"HELLP 综合征、重度子痫前期、急性肾功能损伤"收入 ICU。入 ICU 后予以对症治疗，6 月 28 日患者康复出院。在患者治疗过程中存在的护理问题有：心功能不全、出血、肾功能不全、焦虑以及缺乏使用硫酸镁的知识和产褥期的注意事项。围绕这些护理问题制定了详细的护理措施。

本案例详细介绍了 HELLP 综合征的实验室诊断和分型标准，介绍了妊娠风险等级评估。在掌握 HELLP 综合征相关治疗及护理的同时，应加强患者病情的观察、特殊药物使用注意事项及产后指导等，制定个性化护理计划并贯穿患者整个住院过程中。

思政元素

HELLP 综合征患者临床表现无特异性，目前诊断 HELLP 综合征主要依据实验室检查。早期诊断和及时治疗对于 HELLP 综合征患者的预后具有重要意义。在护理过程中，护士应掌握患者的化验指标，关注病情变化。在制定护理问题时考虑患者心理变化，对患者提供人文关怀，充分体现护理人员敏锐的观察力和综合分析判断能力，树立"以患者为中心"的整体护理观念，解决患者的护理问题。

诠释与研究

HELLP 综合征患者的血浆置换治疗

血浆置换治疗能明显改善 HELLP 综合征患者的临床症状，逆转各项指标，降低病死率，是救治 HELLP 综合征并发多器官功能障碍的有效手段。研究表明，对于血小板计数 ≤50×10⁹/L 的患者，产后 24 小时内进行血浆置换能显著降低患者的死亡率。

血浆置换（PE），也称治疗性血浆置换（TPE），是采用血浆分离技术将患者的血浆从全血中分离，从血浆中清除大分子致病物质，同时重新补充血浆或羧甲淀粉制品，起到调节免疫系统、恢复细胞免疫及网状内皮细胞吞噬功能，从而达到治疗疾病的目的。在危重症患者的治疗中，血浆置换技术发挥着重要作用。

血浆置换的原理是通过有效的血浆分离方法，从循环血液中去除血浆中的某些大分子致病物质，同时补充外源性血浆等置换液。血浆分离方法的不同将血浆置换分为膜式血浆置换和离心式血浆置换。膜式血浆置换采用的是对流的清除原理，离心式血浆置换采用的是离心分离清除原理，采用离心技术实现血液不同组分的分离清除。目前临床应用较多的是膜式血浆置换，而离心式血浆置换多在血站用于血制品的分离，而较少用于临床的血浆置换。

目前血浆置换主要应用于自身免疫性疾病、肾脏疾病、血液病和肿瘤性疾病、肝脏病和代谢性疾病、脏器移植、毒物及药物中毒、重症感染及多脏器功能不全。血浆置换治疗无绝对禁忌证，但有相对禁忌证，如对血浆、人血清白蛋白、肝素等有严重过敏反应、药物难以纠正的全身循环衰竭等。

（唐　晟）

参考文献

［1］安力彬，陆虹. 妇产科护理学 ［M］. 7 版. 北京：人民卫生出版社，2022.

［2］谢兴，孔北华，段涛. 妇产科学 ［M］. 9 版. 北京：人民卫生出版社，2020.

［3］中华医学会妇产科学分会妊娠期高血压疾病学组. 妊娠期高血压疾病诊治指南（2020）［J］. 中华妇产科杂志，2020，55（4）：227238. DOI：10. 3760/cma. j.

cn1121412020011400039.

［4］ACOG. ACOG Practice Bulletin No. 202：Gestational Hypertension and Preeclampsia ［J］. Obstet Gynecol，2019，133：e1 – e25.

［5］袁琳，刘兴会. HELLP 综合征的临床处理 ［J］. 实用妇产科杂志，2022，38 （12）：899 – 901.

［6］刘大为，杨荣利，陈秀凯. 重症血液净化 ［M］. 北京：人民卫生出版社，2017.

第十三章　其他疾病

第一节　呼吸、心搏骤停患者的护理

【识记】能复述心肺复苏的概念、院内外心搏骤停生存链的构成。

【理解】能正确解释心肺复苏自主循环恢复后治疗护理流程图。

【运用】能准确运用目标体温管理三部曲进行体温管理；能应用床旁寒战评估量表对患者进行寒战评估；能提出患者的护理问题并采取对应的护理措施。

主题与背景

1. 基本信息

患者，女，66岁，已婚，高中文化水平，退（离）休人员，家庭社会支持系统一般，入院时间为3月20日15：24。诊断：意识丧失；心脏停搏复苏成功后；卵巢恶性肿瘤；肺继发恶性肿瘤；肺部感染；呼吸衰竭。

2. 护理评估

（1）主诉：意识障碍，心肺复苏术后3小时。

（2）现病史：患者3小时前出现意识不清、反应淡漠，伴有口角抽搐、随即出现口唇发绀，家属给予胸外按压。10分钟急救人员到后完善心电图示室性心动过速，给予经口气管插管，呼吸机辅助通气、补液、肾上腺素等治疗，后转运至我院急诊科。各科室会诊后，拟以"心肺复苏术后"收至我科继续治疗。

（3）既往史：卵巢癌21年，行手术治疗，术后行放化疗治疗。10年前发现肺转移癌。否认肝炎、结核、伤寒等传染病史，否认外伤史，否认青霉素及已知食物过敏史。

（4）个人史：生长于北京，否认吸烟史、饮酒史，家人身体健康。

（5）家族史：家族中否认遗传性疾病及类似病史。

（6）查体：T 36.6℃，P 136 次/分，R 15 次/分，BP 92/46mmHg，SpO_2 99%。患者昏迷，双侧瞳孔直径均为 3mm，对光反射迟钝。GCS 评分：E2VTM1。视诊：发育正常，心前区无隆起，心尖搏动位置正常，颈静脉无怒张，气管居中。触诊：颈软无抵抗，颈动脉搏动正常，腹部膨隆，肝脾未触及。叩诊：移动性浊音阴性。听诊：双肺啰音，右肺可闻及湿啰音，肠鸣音正常，4 次/分。四肢肌力 0 级，双侧 Babinski 征阴性。动脉血气分析提示：pH 7.31、$PaCO_2$ 36mmHg、PaO_2 177mmHg、HCO_3^- 18.1mmol/L、BE −7.5mmol/L、K^+ 3.8mmol/L、Lac 7.8mmol/L。血常规：白细胞 15×10^9/L，红细胞 2.1×10^{12}/L，血红蛋白 64g/L，全血降钙素原 4.16ng/ml，血小板 37×10^9/L。CT 提示：颅内多发异常密度结节，考虑转移瘤。双肺间质性炎症，心包及双侧胸腔积液。

（7）主要治疗经过：患者入科后立即予以重症监护，继续有创呼吸机辅助呼吸，查 CT，考虑转移瘤所致脑水肿。床旁纤维支气管镜检查，右肺中间干处可见大量黄色黏稠痰液，左肺下叶见少量黄色黏稠痰液，行灌洗后留培养送检。5 日后因患者脱机困难，行气管切开，继续呼吸机辅助呼吸。初始肠内营养见胃潴留，调整喂养策略。治疗措施：丙泊酚镇静，瑞芬太尼镇痛，去甲肾上腺素维持血压，头孢哌酮舒巴坦钠及万古霉素抗感染，甘露醇及甲泼尼龙琥珀酸钠消肿，奥美拉唑护胃，输注红细胞及血小板纠正凝血功能，冰帽、冰毯亚低温治疗，气压式血液循环驱动机械预防下肢深静脉血栓，康复锻炼。

护理问题与措施

1. 患者纤维气管镜检查时吸出大量黄色黏稠痰液，患者痰液较多，咳痰能力减弱，此时护士应该采取哪些护理措施保持患者气道通畅？

（1）密切监测生命体征、SpO_2 及动脉血气变化情况。

（2）评估痰液性质，遵医嘱给予患者化痰药物雾化吸入。

（3）在病情允许的情况下，予患者抬高床头（30°~45°），按时翻身拍背，必要时予机械辅助排痰。

（4）保证病室环境温湿度适宜，保证入量，做好气道温湿化。

（5）运用重症护理超声，为患者提供目标导向的胸部物理治疗。

2. 心肺复苏患者自主循环恢复（ROSC）后常采用目标体温管理（TTM）来进行脑复苏，TTM 过程中，护士需要采取哪些护理措施？

（1）密切监测体温变化，保证 ≥24 小时体温恒定在 32~36℃，≥72 小时患者未发热（体温 ≤37.7℃）。

（2）降温及复温过程中避免体温过快变化，警惕恶性心律失常。

（3）密切观察患者意识、瞳孔及生命体征变化，若患者发生寒战，及时告知医生进行处理。

（4）使用冰毯、冰帽等降温设备时，注意保护患者皮肤，观察肢体颜色、温度和末梢循环，避免冻伤。

（5）动态监测患者凝血指标、血常规及电解质变化，预防静脉血栓栓塞症（VTE），发现异常及时通知医生，尽快处理。

3. 呼吸、心搏骤停患者，常存在血流动力学不稳定，此患者入室时血压为 92/46mmHg，为避免再次出现心脏停搏，维持各器官组织灌注，护士可以采取哪些护理措施？

（1）密切监测患者生命体征及尿量变化，留置动脉导管持续动脉血压监测，避免低血压［即平均动脉压≥65mmHg，尿量 >0.5ml/（kg·h）］，必要时行 CRRT 辅助治疗。

（2）在 TTM 过程中，密切监测心排血量、中心静脉血氧饱和度、乳酸等血流动力学指标，必要时可提高目标温度，但不高于 36℃。

（3）迅速建立静脉通道，协助医生留置中心静脉压导管，补液及使用血管活性药物时监测血压、CVP、尿量等变化，控制输液速度，避免药物不良反应发生。

（4）监测电解质变化，警惕低钾及高钾所致的心律失常。

（5）液体复苏、血管活性药物治疗不足时，协助医生予患者使用机械循环支持（例如：主动脉内球囊反搏泵、左心室辅助装置或动静脉体外膜肺氧合），做好导管维护及出凝血监测。

4. 患者入院 48 小时后开启肠内营养，但胃潴留较多，存在营养失调，低于机体需要量的情况，护士应当如何评估营养风险和采取护理措施？

（1）观察患者的营养状况，如体重、皮肤弹性、皮褶厚度等。

（2）使用危重症营养风险（NUTRIC）评分动态评估患者营养风险情况；监测总蛋白、白蛋白、前白蛋白、血红蛋白等指标。

（3）评估患者胃潴留情况，在 TTM 期间开始低速率的肠内喂养，如果需要，在复温后逐渐增加喂养速率。若患者胃残余量（GRV）较多（连续 2 次监测 GRV >250ml 或 GRV 超过前 2 小时喂养量的 50%），根据患者病情采用胃肠动力药物，或留置鼻空肠管。

（4）可运用超声对胃窦运动评估，更准确评价患者的胃排空状态，指导肠内营养的实施。

5. 心肺复苏术后的患者，清醒后可能会存在生理、心理、社会方面的问题，为提高此类患者的生活质量，护士应采取哪些护理措施？

（1）主动与患者进行沟通交流，倾听患者的言语及肢体语言，了解患者心理活动，可通过成功病例的分享，帮助其解除顾虑，缓解其心理压力。

（2）亲情的支持是患者遭遇应激和身心危机的主要社会支持来源，与患者家属进行沟通，帮助患者获得家庭及社会支持。

（3）根据患者病情，为其提供个体化健康教育，提高患者及家属对其所患基础疾病的认识。

（4）对于自理能力较差的患者，告知患者及家属预防压力性损伤及肢体功能减退的措施，提供个性化的康复方案，按时随访。

问题分析

1. 什么是心搏骤停（SCA）和心肺复苏（CPR）？

（1）心搏骤停指心脏在非预期的情况下突然停止搏动，瞬间丧失有效的泵血功能，从而引起的一系列临床综合征。

（2）心肺复苏是针对心跳、呼吸停止所采取的抢救措施，即以心脏按压形成暂时的人工循环并诱发心脏的自主搏动，并以人工呼吸代替患者的自主呼吸。

2. 院内外心搏骤停生存链是什么？

（1）院内心搏骤停（IHCA）生存链：及早识别与预防→启动应急反应系统→高质量 CPR→除颤→心搏骤停恢复自主循环后治疗→康复。

（2）院外心搏骤停（OHCA）生存链：启动应急反应系统→高质量 CPR→除颤→高级心肺复苏→心搏骤停恢复自主循环后治疗→康复。

3. 成人心肺复苏自主循环恢复后应该做什么？

成人心肺复苏自主循环恢复后的治疗护理分为初始稳定阶段和持续管理以及其他紧急措施阶段（图 13-1-1），初始稳定阶段包括气道及血流动力学的护理管理，持续管理阶段要考虑患者是否需要紧急心脏介入治疗以及对患者意识的评估，给予患者相应的处理并采取相应的护理措施。

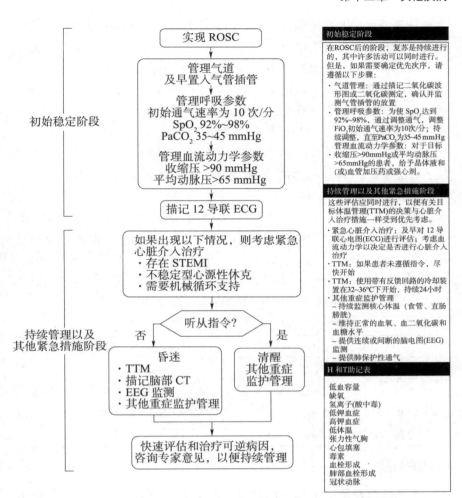

图 13 - 1 - 1 成人心肺复苏自主循环恢复后治疗护理流程图（2020 心肺复苏指南）

4. 针对该患者采取何种目标体温管理？

目标体温管理是对心肺复苏后自主循环恢复，但意识不清的患者，应用物理方法将体温快速降到目标温度，维持在恒定低温一段时间后缓慢恢复至基础体温，避免体温异常升高的过程。TTM 是目前唯一被临床证实能够改善患者远期预后和神经功能恢复的方法，应尽早开始实施（应在自主循环恢复后 6 小时开始）。

目标温度：对于深昏迷、有脑水肿证据或脑电图恶性波形的患者，建议将体温维持在 33℃（32 ~ 34℃）；对于缺乏治疗经验的机构，以及在管理无并发症、无脑电图不良波形、无脑水肿证据且无深昏迷的患者时，建议将体温维持在不超过 36℃（32 ~ 36℃）。降温方法：TTM 的根本措施是温度控制,可选有温度反馈调控装置的全身体表低温技术或血管内低温技术开展低温治疗,不具备条件者可选冰毯、冰帽完成低温治疗。低温诱导时长:最好 2～4 小时达到目标温度。低温维持时长:目标低温维持 24 小时。体温监测方法:建议测量核心体温。推荐食管、鼻咽部、膀胱、气管导管套囊或肺动脉为监测核心体温部位。由于膀胱温度监测技术有无创、易操作和接近脑温的优势,可首选。寒战的控制:应常规评估寒战程度,可选择床旁寒战评估量表(BSAS)。复温速度:0.25～0.5℃/h。复温后体温要求:核心体温控制在 37.5℃ 以下,至少维持到复苏后 72 小时。

该患者心肺复苏后意识为昏迷,GCS 评分:E2VTM1,CT 提示:颅内多发异常密度结节,考虑转移瘤导致脑水肿。因此,应将其体温维持在 33℃(32～34℃)至少 24 小时,并做好监测,做好寒战的评估。BSAS 分为 4 级,0 级:无寒战;1 级:轻度寒战;2 级:中度寒战;3 级:重度寒战。等级越高,患者寒战程度越高(表 13－1－1)。

表 13－1－1　床旁寒战评估量表(BSAS)

等级	寒战程度	患者行为
0 级	无寒战	无抖动
1 级	轻度寒战	仅局限于颈部和(或)胸部抖动
2 级	中度寒战	上肢、颈部和胸部明显抖动
3 级	重度寒战	躯干和四肢明显抖动

案例总结

本案例患者是一位典型的呼吸、心搏骤停患者。患者出现意识不清、反应淡漠,伴有口角抽搐、随即出现口唇发绀,家属给予胸外按压,急救人员给予气管插管、补液、升压等治疗后,转运至我科。入科后予以有创机械通气,镇静镇痛,抗感染,冰毯、冰帽低温治疗,CRRT 治疗,消水肿,护胃,康复等治疗。患者于 5 月 25 日康复出院。

本案例心肺复苏患者是在心搏骤停,给予心肺复苏恢复自主循环后伴有器官衰竭,主要临床表现为血流动力学不稳定、脱机困难、胃肠道功能紊乱等多器官功能障碍。患者存在的护理问题有:清理呼吸道无效;有体温改变的危险;组织灌注量改变;营养失调:低于机体需要量;焦虑;躯体移动障碍。围绕这些护理问题,制定了详细的护理措施。

本案例介绍了心肺复苏患者自主循环恢复后的治疗护理措施。针对本例患者，脑保护为主要治疗措施之一，介绍了目标体温管理方法及寒战评估的方法（BSAS），有助于准确评估患者是否发生了寒战及寒战的等级，帮助医护做好体温管理。

最后，在掌握心肺复苏相关知识及治疗的同时，更应关注此类患者出院后的生活质量，关注人文照护，尽早进行康复护理，对患者及其家属进行健康知识宣教，为其提供针对性、全面性的整体优质化护理服务，制定相应的护理计划，使呼吸、心搏骤停患者能重归家庭、重归社会。

思政元素

呼吸、心搏骤停患者病情变化迅速，要把握黄金 4 ~ 6 分钟，给予及时、高质量的 CPR 至关重要。心肺复苏患者自主循环恢复后，在护理过程中，护士要严密监测患者的生命体征及各项化验指标，警惕心搏骤停再次发生。同时，要做好气道、血流动力学及脑复苏的管理，对患者的寒战采用科学评估工具 BSAS 进行动态评估，遵医嘱调节镇静、镇痛的剂量；此外，肠内营养也是影响患者恢复的主要因素之一，护士应持续关注胃潴留情况，遵医嘱采用胃肠动力药或幽门后喂养，保证患者营养支持。患者心肺复苏成功后，多学科联合为此患者制定了早期个性化的康复计划，促进患者早日回归家庭社会。在整个救治过程中充分体现了护士"严谨、敬业、慎独"的职业素养和"尊重、仁德、关爱"的人文精神。

诠释与研究

心肺复苏患者的早期康复

2020 年 AHA 提出的《心肺复苏指南》中首次将康复加入生存链中，体现了心肺复苏患者康复的重要性。对于心搏骤停的幸存者，由于原发病、ICU 特殊的治疗环境、各种医源性干预的不良影响和各种可能的后遗症等，使患者在认知功能、脏器功能、行动能力、心理状态和社会功能等方面都会发生不同程度的损害。此类患者从住院期间的评估治疗，到出院前的后期康复计划，再到中期的功能恢复，以及远期的进一步恢复和稳定，是一个长时间的分阶段的持续性的过程。指南中还提到不同阶段的康复目标和具体计划，包括了超短期、短期、中期、长期的预期和行动计划。

　　心肺复苏患者住院期间的早期康复需要多学科合作模式团队，包括ICU医生、护士、呼吸治疗师、康复治疗师、营养师、心理咨询师以及患者家属等共同参与。早期康复的目标包括缩短机械通气时间，缩短体外循环时间（包括体外膜肺氧合、血液净化等生命支持），缩短ICU住院时间，恢复吞咽功能，合理撤药，早期认知功能、心理状态及行为能力恢复等。多学科团队根据患者情况，制定个体化的治疗方案，在整个过程中，沟通交流患者病情，适时调整康复治疗方案，促进患者各功能早日恢复。

　　此外，除了对心肺复苏患者进行康复，对参与心搏骤停救治的各类人员也应给予关注和随访。2020年《心肺复苏指南》推荐：心搏骤停发生后，在以情感支持为目的的随访中，对非专业施救者、紧急救援服务实施人员和医护人员进行分析总结，并对其提供随访可能是有益的。

（申艳玲）

参考文献

[1] Panchal AR, Bartos JA, Cabañas JG, et al. Part 3：adult basic and advanced life support：2020 American Heart Association Guidelines for Cardiopulmonary Resuscitation and Emergency Cardiovascular Care [J]. Circulation, 2020, 142 (suppl 2)：S366 -S468.

[2] Nolan JP, Sandroni C, Bottiger BW, et al. European Resuscitation Council and European Society of Intensive Care Medicine Guidelines 2021：Post - resuscitation care [J]. Resuscitation, 2021 (161), 220 -269.

[3] 中国成人心搏骤停后综合征器械支持治疗临床实践指南研究项目组，中华医学会急诊医学分会复苏学组，中华医学会急诊医学分会胸痛学组，等. 中国成人心搏骤停后综合征器械支持治疗临床实践指南 [J]. 中华危重病急救医学，2022, 34 (8)：789 -801.

[4] 张玉曼，宋春霞，郑晓丽，等. 心搏骤停患者目标体温管理的最佳证据总结 [J]. 中华护理杂志，2020, 55 (4)：621 -627.

[5] 李国吾，武玉荣，邹俊，等. 亚低温治疗对心肺复苏术后脑复苏的影响 [J]. 中国急救复苏与灾害医学杂志，2019, 14 (2)：193 -194.

[6] 祝雪花，林音，肖盼盼，等. 心肺复苏存活者生活质量的质性研究 [J]. 护理研究，2019, 33 (21)：3750 -3753.

[7] 郭萍，周志明，蒲海旭，等. 心肺复苏术后气管切开患者吞咽障碍的康复管理
1 例 [J]. 护理实践与研究，2023，20（4）：627 – 630.

第二节　热射病患者的护理

教学目标

【识记】能准确复述热射病的概念、血液净化治疗在热射病患者救治中的作用。

【理解】能正确解释热射病的临床表现。

【运用】能对热射病患者实施正确的降温措施及护理。

主题与背景

1. 基本信息

患者，男，53 岁，已婚，育有一子，小学文化水平，家庭社会支持系统一般，入院时间为 7 月 8 日 11：30。诊断：热射病；多器官功能障碍；肺部感染；应激性溃疡；2 型糖尿病。

2. 护理评估

（1）主诉：意识障碍 2 小时。

（2）现病史：2 小时前，患者在闷热环境中进行体力劳动时出现全身乏力，呼吸急促，站立不稳，并伴有呕吐。工友发现后将其搀扶平卧于地，此后患者出现意识障碍，呼之无应答，立即拨打 "120" 送至我院就诊，测肛温 41.1℃，伴有呼吸急促、抽搐，无大汗、无口吐白沫、无大小便失禁等表现。急诊完善头颅 CT 未见明显异常，以 "热射病" 收入 ICU 治疗。

（3）既往史：10 年前患糖尿病，口服二甲双胍降糖治疗。否认高血压、冠心病，否认肝炎、结核、伤寒等传染病史，否认手术外伤史，否认食物、药物过敏史，有输血史。

（4）个人史：生长于重庆；吸烟史 30 年，约 20 支/日；饮酒史 20 年，约 250ml/d。

（5）家族史：家人体健，否认家属传染病史、血友病家族遗传史等。

（6）查体：T 41.1℃，P 143 次/分，R 34 次/分，BP 91/61mmHg，SpO_2 84%。视诊：发育正常，体型偏瘦，急性面容，昏迷状态，双侧瞳孔直径均为 2.5mm，对光反射均迟钝，无言语，查体不合作。双眼球结

膜重度水肿，口唇及四肢末端发绀，咽部黏膜无充血，扁桃体无肿大，胸廓对称无畸形，皮肤干燥灼热，双下肢无浮肿。触诊：胸部语颤左右侧减弱，无胸膜摩擦感、皮下捻发感，腹平软，压痛和反跳痛检查不合作。叩诊：腹部呈鼓音，移动性浊音阴性。听诊：两肺呼吸音粗，未闻及干湿性啰音；心律齐，未闻及病理性杂音。血常规：白细胞 12.4×10^9/L，血小板 67×10^9/L；肝功能：门冬氨酸氨基转移酶 277U/L，丙氨酸氨基转移酶 70U/L；肾功能：尿素氮 19.9mmol/L，肌酐 200μmmol/L；电解质：钾 3.2mmol/L，钠 154mmol/L，葡萄糖 25.4mmol/L，降钙素原 0.2ng/ml；凝血象：活化部分凝血活酶时间 24.8 秒，纤维蛋白 3.85g/L，D-二聚体 4.57mg/L。

（7）主要治疗经过：患者入科后立即予以重症监护，经口气管插管，有创机械通气，冰帽保护脑组织，联合冰袋、冰毯、输注低温生理盐水、血液净化等进行降温，咪达唑仑镇静，瑞芬太尼镇痛，脑苷肌肽营养脑神经，哌拉西林他唑巴坦＋奥硝唑抗感染，奥美拉唑抑酸护胃，输注血浆纠正凝血功能，连续性肾脏替代治疗，胰岛素微量泵降血糖等。

护理问题与措施

1. 高热是热射病患者的主要临床表现，快速降温是治疗的首要措施，该患者入院时体温为 41.1℃，此时护士应采取哪些护理措施？

（1）持续监测患者核心温度或每 15~30 分钟测量一次。

（2）遵医嘱采用调节室温至 20~24℃，降温毯、冰帽保护脑组织，冰袋放置于散热较快区域（双侧颈部、腹股沟和腋下），4℃生理盐水胃管灌洗或直肠灌洗等物理措施进行降温。

（3）若物理降温措施无效，可采用血液净化、联合使用冬眠合剂和血管内降温仪进行降温。

（4）观察降温效果，目标是在 30 分钟内将核心温度迅速降至 39℃以下，2 小时内降至 38.5℃以下。

（5）加强降温管理，降温速率应控制在 ＞0.15℃/min，全身降温措施应持续到临床症状缓解或直肠温度维持在 37~38℃。

2. 患者在高温高湿环境中进行体力劳动，伴有大量出汗，存在体液不足与电解质紊乱（低钾、高钠），针对该问题护士应采取哪些护理措施？

（1）立即建立两条静脉通道，进行补液、补钾，维持电解质平衡。

（2）合理控制补液速度，以免容量负荷过重。

（3）建立深静脉后，遵医嘱监测中心静脉压。

（4）留置胃管，遵医嘱鼻饲温开水，降低血钠浓度。

（5）准确记录24小时出入量及每小时尿液的量、颜色及性状。

（6）密切观察神志、瞳孔、生命体征，注意心率、血压变化；动态监测血钠、血钾变化。

3. 患者入院时 SpO_2 84%，存在气体交换受损，现给予有创机械通气治疗，护士如何进行人工气道护理？

（1）密切观察患者生命体征，SpO_2，动脉血氧分压、二氧化碳分压等结果的变化。

（2）妥善固定气管导管，每班记录导管固定情况、深度，预防导管移位的发生。

（3）每4小时监测气囊压力，维持在 $25 \sim 30cmH_2O$。

（4）加强气道的温湿化，吸入气体应在 Y 形管处保持相对湿度为100%，温度为37℃。

（5）优先使用密闭式气管内吸痰装置，按需吸痰，观察痰液的颜色、黏稠度和量，痰液黏稠者可辅助振动排痰或雾化吸入治疗。

（6）加强口腔护理，可选择使用生理盐水、氯己定或聚维酮碘含漱液冲洗、刷洗牙齿和舌面等部位，每 $6 \sim 8$ 小时 1 次，减少口咽部条件致病菌，避免其移位和易位。

4. 患者有凝血功能障碍与发生应激性溃疡出血的风险，针对潜在并发症——出血，护士应采取哪些护理措施？

（1）密切观察神志、瞳孔、生命体征尤其是心率、血压的变化。

（2）定期监测凝血功能：严密监测凝血酶原时间（PT）、活化部分凝血活酶时间（APTT）、血小板计数、纤维蛋白原和 D - 二聚体等指标。

（3）观察气道有无出血，皮肤黏膜有无淤血、瘀斑、出血点及尿液的颜色。

（4）观察有无应激性溃疡出血如呕血、便血、黑便等。

（5）遵医嘱使用止血、抑酸抑酶等药物。

5. 患者接受有创机械通气、镇痛镇静等治疗，自主活动较受限，D - 二聚体升高（4.57mg/L），VTE（Padua 量表）评分为 6 分（高危），护士应采取哪些措施来预防 VTE 的发生？

（1）采用被动抬高下肢、静脉足底泵、间歇充气加压装置等物理措施促进静脉回流。

（2）行血液净化治疗时，宜采用超声引导穿刺深静脉，避免反复穿刺，损伤静脉内壁。

（3）充分评估患者出血风险后，遵医嘱应用低分子肝素等进行抗凝治疗。

（4）患者病情平稳后，进行床上或离床活动。

（5）采用 VTE 风险评估工具动态评估，定期复查四肢血管彩超。

问题分析

1. 什么是热射病？

热射病即重症中暑，是由于暴露在高温高湿环境中机体体温调节功能失衡，产热大于散热，导致核心温度迅速升高超过 40℃，伴有皮肤灼热、意识障碍（如昏迷、抽搐、谵妄、行为异常）及多器官功能障碍的严重急性热致疾病，是中暑最严重的类型。热射病分为劳力性热射病和非劳力性热射病（经典型）两种。前者多见于既往健康的年轻人，如建筑工人、运动员、消防队员等；后者多见于体温调节能力不足者（如儿童、年老体弱者）、伴有基础疾病者（如脑出血后遗症、精神分裂症、慢性酒精中毒）。

2. 热射病有哪些临床表现？

（1）劳力性热射病：剧烈运动或从事体力劳动后数小时发病，约50% 患者大量出汗，心率增快，脉压增大，可发生横纹肌溶解，多器官（≥2 个）功能损伤表现（肝脏、肾脏、横纹肌、胃肠等），严重凝血功能障碍或弥散性血管功能障碍（DIC）。

（2）非劳力性热射病：84% ～100% 患者无汗，皮肤干热和发红。病初可表现出行为异常，继而出现谵妄、昏迷和瞳孔对称性缩小，严重者出现低血压、休克、心律失常及心力衰竭、肺水肿和脑水肿。极少数患者发生急性肾衰竭，可有轻、中度 DIC，常在发病后 24 小时内死亡。

3. 热射病的院前降温方法有哪些？

（1）蒸发降温：用凉水喷洒或向皮肤喷洒水雾同时配合持续扇风可以实现有效降温。

（2）冷水浸泡：主要用于劳力性热射病患者。用大型容器（如浴桶、水池）将患者颈部以下浸泡在冷水（2～20℃）中。

（3）冰敷降温：头部降温可采用冰帽、冰枕、冰袋置于颈部、腹股沟（注意保护阴囊）、腋下等血管较丰富、散热较快的部位进行降温。

（4）体内降温：①生理盐水胃管灌洗（1分钟内经胃管快速注入，总量10ml/kg，放置1分钟后吸出，可反复多次）及直肠灌洗（深度不小于6 cm，以15~20ml/min的速度注入总量200~500ml，放置1~2分钟后放出，可反复多次）能达到一定的体内降温效果，注意灌入速度不宜过快。②静脉输注4 ℃的5%葡萄糖盐水100~2000ml，滴速30~40滴/分，可实现有效降温。

4. 热射病的院内降温方法有哪些？

（1）降温原则：快速降温是治疗的首要措施，病死率与体温过高及持续时间密切相关。降温目标为核心体温在30分钟内迅速降至39℃以下，2小时内降至38.5℃以下，维持在37~38.5℃，以免体温过低。

（2）控温毯降温：降温原理是以水作为循环介质，利用半导体等制冷原理，促使冷却的毯面接触皮肤进行散热，从而达到降温的目的。因此要充分暴露患者背部卧于控温毯上，保证皮肤与冰毯充分接触。使用过程中的注意事项：①护理人员需将温度监测探头插入直肠处，另一端插入主机侧板的传感器插口。②将控温毯的启动温度设定为38.5℃、停机温度37.5℃、毯面温度4℃。患者平卧于控温毯上，同时配合冰帽或冰枕，可实现快速降温。③由于患者躯干、背部、臀部置于冰毯上，皮肤温度较低，血循环减慢，容易发生压力性损伤，在每次翻身时注意观察皮肤情况。④观察温度探头有无脱落或放置位置不准确，确保达到降温效果。

（3）CRRT治疗降温：降温原理是机器将患者静脉血液引出体外，使用透析液或置换液，通过控制体外加温装置的温度，同时结合病房控温，可实现较快速的降温。CRRT血流速越快，置换液量越大，降温越迅速。

（4）血管内热交换降温：降温原理是将特殊的装置插入血管内，通过血管内球囊导管系统进行降温的一种方法。冷却的生理盐水通过导管系统与下腔静脉中的血液充分接触进行热交换，再经导管系统流出道回流体外。这是一个封闭的循环系统，冷盐水不会进入患者的循环血液中，能对体温进行精准的监测和调控，直接降低血液温度，具有降温快速、维持低温和复温平稳等优点。使用过程中的注意事项：①血管内热交换降温速度可达2~4.5℃/h，患者易发生寒战，应及时准确评估患者的寒战情况，及时向医生反馈。②温度控制分为低温诱导期、维持期及复温期。低温诱导期，每30分钟记录体温1次；低温维持期与复温期，每小时记录体温 1 次，观察核心温度是否在目标范围。③降温期间注意观察患者并发症如低血压、心律失常、凝血功能异常、电解质紊乱、消化及代谢系统异常和导管相关性感染等。

5. 热射病的预防措施有哪些？

（1）高温酷暑时，应避免在烈日下劳动。在高温环境中，要多通风，补充足够水和盐，注意休息。

（2）三早，即早发现、早呼救、早治疗。发现病情时及时拨打"120"，及早降温治疗，降低患者死亡率。

（3）坚持耐热锻炼，提高耐热应激能力。

（4）重点人群，如老年人、体弱者和有慢性疾病者，夏季应减少外出活动。

（5）开展防暑降温知识宣教。

案例总结

本案例内容围绕劳力性热射病患者从发病到康复出院全过程中的救治与护理展开。患者在高热高湿环境中进行体力劳动时出现高热、意识障碍、呼吸急促、抽搐等，工友发现后拨打"120"至我院就诊，以"热射病"收入我科。入院后予以经口气管插管、有创机械通气、冰帽保护脑组织、降温、补液、镇静镇痛、脱水、抗炎、抑酸护胃、CRRT、补凝抗凝、胰岛素泵入降血糖、营养支持等治疗。患者于 7 月 23 日康复出院。

本案例患者的主要临床表现为高热，无汗，意识障碍（昏迷、抽搐），多器官（≥2 个，如肝脏、肾脏、胃肠等）功能损伤表现和凝血功能障碍。患者存在的护理问题有：体温过高；体液不足；电解质紊乱；气体交换受损；潜在并发症：出血；潜在并发症：VTE。围绕这些护理问题，制定了详细的护理措施。

针对本案例患者主要临床表现——高热，介绍了具体的院前与院内降温措施。最后，热射病重在预防，在掌握热射病相关知识及治疗护理的同时，应加强对患者防暑降温知识宣教。

思政元素

降温是热射病患者救治的首要措施，在护理过程中，护士应主动观察降温工具是否有效工作，按时、准确记录患者的核心温度变化，是否在 30 分钟内降至 39℃以下，2 小时内降至 38.5℃以下，从而为调整降温措施提供依据。此外，患者器官功能损伤与疾病预后相关，护士持续关注肝、肾、胃肠、心脏等功能指标变化，观察尿液颜色、皮肤黏膜出血等凝血功能障碍与横纹肌溶解综合征表现，做到早发现、早干预。在此过程中充分体现了护士的责任与担当，以及严谨、求实的职业素养。

诠释与研究

血液净化治疗在热射病患者中的应用

连续性血液净化（CBP）指把患者血液引出体外并通过一种血液净化装置，除去其中的某些致病物质，达到净化血液和治疗疾病的目的，是热射病脏器支持的重要手段，同时可实现血管内降温作用。CBP方式包括血液透析、血液滤过、血液灌流、血浆置换和免疫吸附等。CBP在重症热射病患者的治疗中有四大作用，包括：①实现有效地血管内降温，是住院热射病患者最为有效的降温手段之一。其原理是将血液引出体外，且使用透析或置换液，通过控制体外加温装置的温度，同时结合病房控温，可实现较快速的降温。血流速越快，置换液量越大，降温越迅速。持续静脉－静脉血液透析滤过（CVVHDF）模式能实现更高的透析或置换液流速，降温更快。②对于合并急性肾损伤的患者可辅助实现精确容量管理：CBP可精准超滤，控制液体出入量平衡，有助于减轻补液治疗造成的器官水肿和循环负荷。③纠正电解质紊乱和酸中毒，维持内环境稳定。④清除致病介质，减轻继发性损伤：可清除内毒素、乳酸、肌红蛋白、肌酸激酶、肌酐、尿素氮、肿瘤坏死因子－α、白细胞介素（IL－6、IL－8）等致病因子。

热射病患者CBP治疗的启动时机：①一般物理降温方法无效且体温持续2小时以上＞40℃。②血钾＞6.5mmol/L。③肌酸激酶（CK）＞5000U/L，或上升速度超过1倍/12h，出现急性肾损伤表现。④少尿、无尿，或难以控制的容量超负荷。⑤血肌酐每日递增值＞44.2μmol/L。⑥难以纠正的电解质和酸碱平衡紊乱。热射病患者出现以上任何一条可以考虑行CBP，如果出现两条或以上者应立即行CBP。停用指征：①生命体征和病情稳定。②CK＜1000U/L。③水、电解质和酸碱平衡紊乱得以纠正。④尿量＞1500ml/d或肾功能恢复正常。

（张川林）

参考文献

［1］汪正权，陆雯，高金丹，等．热射病的降温方式进展［J］．中华急诊医学杂志，2021，30（9）：1157－1160.

［2］全军热射病防治专家组，热射病急诊诊断与治疗专家共识组．热射病急诊诊断与治疗专家共识（2021版）［J］．中华急诊医学杂志，2021，30（11）：1290－1299.

［3］全军热射病防治专家组，全军重症医学专业委员会．中国热射病诊断与治疗专家共识［J］．解放军医学杂志，2019，44（3）：181－196.

［4］谢超宇，许硕贵．热射病综合治疗方法进展［J］．中华急诊医学杂志，2021，30（9）：1153－1156.

［5］张波，桂莉．急危重症护理学［M］.4版．北京：人民卫生出版社，2017.

［6］葛均波，徐永建，王辰．内科学［M］.9版．北京：人民卫生出版社，2020.

［7］张先翠，车恒英，陶秀彬．内科护理教学案例分析［M］．合肥：安徽大学出版社，2021.